临床药师参与临床实践的模式与方法

典型案例分析

主　编　何忠芳
副主编　周素琴　杨孝来

科学出版社
北　京

内 容 简 介

本书剖析了药师深入临床实践探索以患者为中心的临床药学服务模式。第 1 章为总体介绍，第 2 章至第 7 章分别介绍了药学会诊、药学监护、药物不良反应、临床用药评价、治疗药物监测与药物基因检测、临床用药决策系统的开发与其典型案例分析。分享的案例共 57 例，其中药学监护 18 例，包括神经系统疾病、呼吸系统疾病、抗感染及抗凝等治疗的药学监护，药物不良反应 18 例，药物评价 11 例，药学会诊 4 例，治疗药物监测与药物基因检测 4 例，临床用药决策系统的开发 2 例。

本书的适用人群为临床药学本科实习学生、临床药师和医师等。

图书在版编目（CIP）数据

临床药师参与临床实践的模式与方法：典型案例分析 / 何忠芳主编. —北京：科学出版社，2023.3

ISBN 978-7-03-074955-0

Ⅰ.①临… Ⅱ.①何… Ⅲ.①临床药学－案例 Ⅳ.①R97

中国国家版本馆CIP数据核字（2023）第034247号

责任编辑：高玉婷 / 责任校对：郭瑞芝
责任印制：赵 博 / 封面设计：龙 岩

科学出版社 出版
北京东黄城根北街 16 号
邮政编码：100717
http://www.sciencep.com

保定市中画美凯印刷有限公司印刷
科学出版社发行 各地新华书店经销
*
2023 年 3 月第 一 版 开本：787 × 1092 1/16
2024 年10月第二次印刷 印张：15 1/2
字数：368 000

定价：108.00 元

（如有印装质量问题，我社负责调换）

编者名单

主　审　武新安　焦海胜　葛　斌

主　编　何忠芳

副主编　周素琴　杨孝来

编　委（按姓氏笔画排序）

王　霞　甘肃省人民医院
王庆庆　延安大学附属医院
王法琴　兰州大学第二医院
王晓华　兰州大学第一医院
王晓霞　甘肃宝石花医院
王燕萍　兰州大学第一医院
刘　芳　北京大学第三医院
刘世栋　兰州大学第一医院
关　丽　西安秦皇医院
孙乐维　天水市第三人民医院
李　斌　兰州大学第一医院
李卫伟　兰州大学第二医院
李波霞　兰州大学第一医院
杨　飞　兰州大学第二医院
杨孝来　甘肃省人民医院
何苗苗　酒钢医院
何忠芳　兰州大学第一医院
宋　霞　兰州大学第二医院
张　文　西北师范大学生命科学学院
张　冰　北京中医药大学
张建萍　兰州大学第一医院
张鸿燕　兰州大学第二医院
陈　军　兰州大学第一医院
武新安　兰州大学第一医院
果茵茵　兰州大学第二医院
周　玲　苏州大学附属第一医院
周素琴　兰州大学第二医院
郑茂华　兰州大学第一医院
赵　慧　兰州大学第二医院
赵小丽　甘肃省人民医院
饶　志　兰州大学第一医院
姜　娟　兰州大学第二医院
袁海玲　西安国际医学中心医院
贾　海　甘肃省人民医院
党子龙　兰州大学第一医院
党翔吉　兰州大学第二医院
徐　航　南京大学医学院附属鼓楼医院
高　琲　甘肃省人民医院
郭未艳　西安市第一医院
陶丽君　宁夏回族自治区人民医院
萨日娜　甘肃省人民医院
葛　斌　甘肃省人民医院
焦海胜　兰州大学第二医院
曾　露　华中科技大学同济医学院附属同济医院
温　辉　中国人民武装警察部队重庆市总队医院
游丽娜　昆明市延安医院
翟　晶　甘肃省人民医院
魏　婷　兰州大学第一医院
魏玉辉　兰州大学第一医院

序

从现实案例开始，学会独立的专业思考。

好像是第一次被邀请写“序”。认识主编多年，看到她在付出艰巨的努力后，从普通的调剂药师成长为有专业自信的资深临床药师，在多学科诊疗（MDT）中发挥着越来越重要的作用。主编出于培养年轻临床药师的责任感，以典型案例分析的方式，对既往临床药学工作做一个小结，同时让年轻的临床药师获得有现场感的高质量培训。这是一种CBL（case based learning）教学，是基于案例的学习方法，这种学习方法有利于更快更好地掌握所学的知识，培养分析问题和解决问题的能力。该书中的案例均来自各位药师的临床实践过程，从一份份案例、一个个患者中体现了临床药师的爱心、专业性和使命感。各位药师编者也是从初入临床的迷茫、恐慌中，逐步深入到临床的一个个切入点，在帮助医师解决临床问题的过程中，探索药师参与临床实践的模式和方法，渐渐得到了临床的认可，满足了与临床医师的合作需求。

纳入该书的案例均是在临床药物治疗中遇到问题、解决问题的真实案例。例如，用维生素 B_1 治疗韦尼克脑病，静脉给药为超说明书用药，药师基于循证医学证据给出大剂量维生素 B_1 静脉给药的方案，通过 MDT 采纳实施后，患者获得了良好的临床治疗效果。也有对临床药物治疗进行的基础研究，如中国创伤性颅脑损伤 ICU（重症监护室）患者肾功能亢进的横断面研究等，以临床问题为导向的研究提升了药物治疗水平，成功的案例不胜枚举。相信该书的出版能帮助年轻药师学习鲜活的案例，从而尽快地成长，同时也能在临床治疗中对临床药师和医师起到指导和参考作用。

该书收集案例 57 个，主要为甘肃省的兰州大学第一医院、兰州大学第二医院、甘肃省人民医院的临床药师提供的，其中主编何忠芳就贡献了 29 个。所有的案例都经过同行专家评审并被高质量期刊所收录，每一个案例都饱含临床药师在转型过程中付出的心血，每一个案例也都体现了药师发挥的临床价值，所以本人积极推荐该书的出版，希望通过该书的出版分享一线临床药师的工作模式和方法，分享临床药师的专业思想和情感，进一步推动临床药学工作的深入进行，促进医院药学工作的高质量发展，最终使患者的药物治疗更有价值、更加合理。

没有一个案例是完全相同的，案例的学习不仅仅是学习案例！

翟所迪

北京大学第三医院

2023 年 3 月

前　言

随着我国医疗体制改革的深入和“健康中国”战略的推进实施，迫切需要提供高质量的医疗服务，这样才能满足人民群众日益增长的医疗卫生健康需求。高质量的医疗服务离不开以合理用药为核心的临床药学服务保障。同时，国家卫生健康委员会要求转变药学服务模式、提供高质量的药学服务。近 10 年来，临床药师通过参与临床查房、病例讨论、实施药学监护、药物重整、用药教育、用药咨询、药学会诊、多学科诊疗（MDT）、不良反应监测、临床用药综合评价、治疗药物监测（TDM）、药物基因检测、临床用药决策系统的开发、药学门诊、药学科普等形式加快药学服务转型，提升合理用药的水平。在这个过程中，临床药师积累了很多典型案例，并进行挖掘、总结及经验分享，这对促进药师参与临床实践具有借鉴意义。

本书的编者为资深的临床药师，在和临床医师、护士组成的药物治疗团队中发挥了不可或缺的作用。本书首先简单回顾了临床药物治疗实践的国内外发展历程、人才培养和临床实践药学学科建设情况，然后重点围绕典型案例浅析了药师参与临床实践的模式和方法。本书选取的不同案例都有其各自的亮点，且编者对其切入点和关键点进行了深入剖析，希望通过阅读本书，能对临床药学本科学生的实习和年轻药师的成长起到启迪和指导作用，也能对医师和药师在解决临床问题时起到借鉴作用。

本书的编写得到了兄弟医院药师们的大力支持和帮助；同时，主审老师们给予了许多建设性指导意见；另外，本书也参考和引用了国内外一些相关书籍和文献，在此一并表示诚挚的谢意！

由于本书收录了各专业临床案例，涉及很多相关专业复杂的药物治疗问题，虽然经过反复审查核对，但由于能力与水平所限，仍会有疏忽或不当之处，恳请同行专家和广大读者批评指正。

何忠芳
兰州大学第一医院
2023 年 3 月

目 录

第1章 临床药师参与药物治疗实践的模式与方法

药物治疗是临床疾病预防和治疗的重要手段，药师作为药物治疗团队中的一员，通过参与临床药物治疗，实施药学服务，在促进合理用药、保障患者用药安全方面发挥着不可替代的作用。随着社会的进步和人民生活水平的提高，人们对卫生健康服务有了更高的需求，药学服务的内涵已发生转变，即从“以药品为中心”转变为“以患者为中心”，从“以保障药品供应为中心”转变为“在保障药品供应的基础上，以重点加强药学专业技术服务、参与临床用药为中心”。药师参与临床药物治疗实践的模式和方法也随之发生了深刻变革。

第一节 药师参与药物治疗的发展历程

20世纪50年代后期，欧美国家制药工业开始快速发展，新药大量研发，随着药品品种和临床使用的增加，临床不合理用药现象显现，严重的药物不良反应也不断增多，患者用药风险增加，以合理用药为核心的临床药学学科应运而生。同时，随着老龄化社会的到来，人类面临严重的疾病负担，慢性病及其他疾病的药物治疗问题也愈加复杂，合理用药成为全球共同关心的热点问题。

一、国外药师参与药物治疗的发展历程

为促进药物合理使用，人才培养至关重要。美国首先提出高等医药院校设置6年制临床药学专业 Pharm D. 课程教育，培养临床型药学专业技术人才。1997年6月，美国药学教育委员会官方公布新的认证标准，要求 Pharm D. 作为唯一、第一药学学位。美国临床药师的工作模式包括医嘱审核、查房、带教及研究（制订院内药物治疗指南）、药物重整、抗菌药物管理、用药教育等，这些工作内容由功能强大的信息系统支持，并有明确的考核指标和方式。另外，美国药师具有处方权，分为协议处方权和单独处方权。药师通过为住院患者提供客观、循证的治疗信息，不仅取得了良好的治疗效果，同时也减少了用药错误，降低了医疗费用，保障了用药安全。近年来美国将临床药师的工作拓展至门诊，有临床药师管理门诊和临床药师参与门诊两种模式，加强对门诊患者的监护，改善慢性病的管理，提高公众的健康状况，大大降低了国家医疗成本。临床药师提供的药物治

疗管理服务已扩展至全美几乎所有医疗保健相关机构，包括医院、诊所及社区药房。经过多年发展，美国临床药学的作用已得到普遍认可，多项公众调查显示，药师已成为全美最受尊敬的职业之一。

20世纪的日本药学教育是以学术研究能力培养为核心，先发展传统药学教育，后改革并重点发展专业学位。2006年日本正式实施药学六年制教育，以培养能够在不断发展的医疗领域承担药物治疗管理的药剂师为目标，重视标准化的实习资格评定，学生在进入医院药学部前要参与临床前实践培训，掌握药品管理、静脉药物配制、药学信息咨询服务与患者用药指导等的方法和技能，通过考核后授予药学学士学位并获得参加国家药师考试的资格。日本的药学教育改革可为我国应用型药学教育改革与发展提供参考。

二、我国药师参与药物治疗的发展历程

自改革开放以来，我国制药工业快速发展，国外制药企业大量进入，药品品种和临床使用也大量增加，医药流通领域不规范竞争加剧，临床不合理用药日趋严重，损害了患者的身心健康。因此，医院药学的发展迫使药师的业务工作已经由传统的调配、发药、保障药品供应转变为以患者为中心的药学服务的新模式，以促进合理用药。为此，我国卫生部于2007年出台了《临床药师制试点工作方案》及其配套实施细则，标志着我国临床药师制的正式确立。2011年出台的《医疗机构药事管理规定》也明确要求医疗机构要建立医师、临床药师、护士等组成的临床治疗团队，临床药师应当全职参与临床药物治疗工作，指导患者安全用药。临床药师的人才培养和学科建设在逐步完善，至今，我国医院临床药师的数量不断增加，国家临床药师培训基地已培养1万余名临床药师，但这支队伍的人员数量较临床需求还有明显差距。在高校教育方面，临床药学本科的专业教育在加强，临床药学相关专业研究生招生规模也在适度扩大。临床药学在迅速发展，从大型医院逐步扩展到小型医院，以临床药师为主体的临床药学服务体系已经初步形成。临床药师在各级医疗机构内得到了很好的发展，已经成为医院药学工作中的重要组成部分。药师参与药物治疗的主要模式从初期的处方审核、用药交代、处方点评、治疗药物监测、不良反应的上报逐渐转变为专职临床药师深入临床，参与临床查房、病例讨论、实施药学监护、药物重整、用药教育、用药咨询、药学会诊、MDT、不良反应监测、临床用药综合评价、TDM、药物基因检测、临床用药决策系统的开发、药学门诊、药学科普等，但各级医疗机构临床药师的工作模式和方法不尽相同，参与临床的程度和成效也不同，因此，探索适合临床药学发展的具体工作模式和方法，是我们的职责所在。

我国台湾地区的临床药学借鉴美国的经验，发展相对较成熟，临床药师已成为临床药物治疗的积极参与者和安全用药的助推者。临床药师的主要工作包括参与医师查房及院内用药讨论、病区用药医嘱审核、患者用药教育、器官移植药品相关工作、抗生素使用统计、药品使用评估、不良反应通报、用药疏失管理和药物经济学研究等，并已实现临床药学工作全面电子化。台湾地区临床药学发展的成功经验值得我国其他地区借鉴。

三、我国药学服务模式的转变及发展要求

随着我国医疗体制改革的深入，药品加成被取消，医院药学部门面临巨大的挑战。努力开展以患者为中心、以合理用药为核心、以临床需求为导向的临床药学工作，是医院药学发展的必然趋势。近年来，我国对临床药师队伍的建设越来越重视，临床药师在医疗机构中的作用逐步显现。

2017 年 7 月，国家卫生和计划生育委员会与国家中医药管理局联合印发《关于加强药事管理转变药学服务模式的通知》，要求各级卫生行政部门及医疗机构提高对药事工作重要性的认识、不断加强药学服务能力建设、提升科学管理水平。

2018 年 11 月，国家卫生健康委员会和国家中医药管理局联合印发的《关于加快药学服务高质量发展的意见》指出，药学服务是医疗机构诊疗活动的重要内容，是促进合理用药、提高医疗质量、保证患者用药安全的重要环节。要求各级卫生健康行政部门、各级各类医疗机构从提高重视程度、推进分级诊疗建设构建上下贯通的药学服务体系、加快药学服务转型、加强药师队伍建设、推进"互联网＋药学服务"5 个方面加强药学学科建设，加快药学服务高质量发展。

2020 年 2 月，国家卫生健康委员会联合 6 部门印发《关于印发加强医疗机构药事管理促进合理用药的意见的通知》再次强调，临床药师要积极参与临床治疗，为住院患者提供用药医嘱审核、参与治疗方案制订、用药监测与评估及用药教育等服务。在疑难复杂疾病多学科诊疗过程（multi-disciplinary treatment，MDT）中，必须要有临床药师参与，指导精准用药。还要探索实行临床药师院际会诊制度等。

2021 年 10 月，国家卫生健康委员会在总结地方经验、广泛征求意见的基础上，发布了《关于印发医疗机构药学门诊服务规范等 5 项规范的通知》，5 项规范包括医疗机构药学门诊服务规范、医疗机构药物重整服务规范、医疗机构用药教育服务规范、医疗机构药学监护服务规范和居家药学服务规范。该通知为我国医疗机构药学服务提供了明确的规范和标准。

国家从卫生健康委员会层面连续发文，强调医疗机构要提供高质量的药学服务，促进合理用药，药师务必抓住这个历史机遇，发挥专业特长，在各自的临床实践中深入开展以患者为中心的临床药学工作，并不断探索创新工作模式和方法。

第二节　临床药师参与药物治疗实践的模式与方法

药学查房是指临床药师在病区内对患者开展以合理用药为目的的查房过程，包括药师独立查房，药师与医师、护士等医疗团队的联合查房。专科临床药师应选择专业对口的临床科室，开展常规性药学查房工作，药学常规查房的开展场所应为病房床旁，在条件允许的情况下可参与或开展远程药学查房。药学查房是临床药师日常工作的重要内容，也是参与临床药物治疗实践的基础。

通过药学查房了解患者整个诊疗过程中的所有疾病和药物相关信息，获取患者治疗需求。重点关注患者用药问题，核实患者是否按医嘱用药、用药后的反应、是

否有不适情况、嗜好、生活方式、日常饮食习惯及现阶段服用的保健品等信息，以便有针对性地进行用药教育，指导患者正确使用治疗药物。同时，评估患者药物治疗的获益和风险，从药物的有效性、安全性、经济性和适宜性等方面对重点监护患者的治疗方案进行评价，为药学监护的制订和实施提供基础信息和客观证据。通过药学查房，重点开展下列药学服务。

（一）药学监护

药学监护是指药师应用药学专业知识为住院患者提供直接的、与药物使用相关的药学服务，以提高药物治疗的安全性、有效性与经济性。临床药师根据入院药学评估结果，整理出患者用药问题，分析问题并制订药学监护计划。药学监护计划应包括患者症状及各项检查检验指标的变化、用药依从性、不良反应的观察与判断、给药方案的变化、是否需要调整给药方案等。

药学监护的服务对象为住院患者，重点关注以下特殊人群：特殊病理生理状态、特殊疾病状态、特殊用药情况及特殊治疗的患者。①特殊病理生理状态：儿童、老年人、妊娠期妇女、哺乳期妇女及脏器功能损害的患者；②特殊疾病状态：重症感染、高血压危象、急性心力衰竭、急性心肌梗死、哮喘持续状态、癫痫持续状态、甲状腺危象、酮症酸中毒、凝血功能障碍、出现临床检验危急值的患者，以及慢性心力衰竭、慢性阻塞性肺疾病、药物中毒患者等，既往有药物过敏史、上消化道出血史或癫痫史等患者；③特殊用药情况：应用治疗窗窄的药物、抗感染药物、抗肿瘤药物、免疫抑制剂、血液制品等，接受溶栓治疗，有基础疾病的患者围术期用药，血药浓度监测值异常，出现严重药物不良反应，联合应用有明确相互作用的药物，联合用药 5 种及以上，接受静脉泵入给药、鼻饲或首次接受特殊剂型药物治疗者；④特殊治疗情况：接受血液透析、血液滤过、血浆置换、体外膜肺氧合的患者。

住院患者药学监护服务应贯穿患者药物治疗的全过程，从确认患者为监护对象开始，至治疗目标完成、转科或出院为止。如患者经历转科，再次转回病区后，应重新评估是否将其列为药学监护对象。对患者开展药学监护服务，包括用药方案合理性的评估、疗效监护、药物不良反应监护、药物治疗过程监护、患者依从性监护、药物基因检测和治疗药物监测等结果解读。

（二）药物重整

国际药学联合会（FIP）注意到监护过渡期是用药差异和用药错误频发的阶段，这可能导致患者发生继发性疾病、住院或死亡等不良事件。而药物重整是减少由用药差异导致用药错误的关键策略之一，有助于最大限度地减少药物伤害，实施以药师为主导的药物重整极具必要性。药师在住院患者入院、转科或出院等重要环节，通过与患者沟通、查看相关资料等方式，了解患者用药情况，比较目前正在使用的所有药物与用药医嘱是否合理一致，给出用药方案调整建议，并与医疗团队共同对不适宜用药进行调整。对使用重点药物及各专科相关重点药物的患者进行重点监护。

药物重整应重点关注：①核查用药适应证及禁忌证；②核查是否存在重复用药问题；③核查用法用量是否正确；④关注特殊剂型 / 装置药物的给药方法是否恰当；⑤核查是否需要调整用药剂量，重点关注需根据肝肾功能调整剂量的药物；⑥关注有潜在临床意义相互作用、发生不良反应的药物，考虑是否需要调整药物治疗方案；⑦关注有症状缓解作用的药物，明确此类药物是否需要长期使用；⑧关注特殊人群用药，如老年人、儿童、妊娠期与哺乳期妇女、肝肾功能不全者、精神疾病患者等，综合考虑患者药物治疗的安全性、有效性、经济性、适宜性及依从性；⑨核查拟进行特殊检查或医疗操作前是否需要临时停用某些药物，检查或操作结束后，需评估是否继续使用；⑩关注静脉药物及有明确疗程的药物是否继续使用。

（三）用药教育

用药教育指药师为患者提供合理用药指导、普及合理用药知识等药学服务的过程，以提高患者用药知识水平，提高用药依从性，降低用药错误发生率，保障医疗质量和医疗安全。教育对象包括任何需要进行用药教育的患者，重点教育对象包括：使用高警示药品、易发生用药错误的药品或有特殊注意事项药品的患者；多重用药的患者；老年人、妊娠期或哺乳期妇女、儿童等特殊人群。对于住院患者，应于患者床旁以口头、书面材料、实物演示、视频演示等方式进行用药教育。

用药教育内容包括：①药物（或药物装置）的通用名、商品名或其他常用名称，以及药物的分类、用途及预期疗效；②药物剂型、给药途径、剂量、用药时间和疗程，主要的用药注意事项；③药物的特殊剂型、特殊装置、特殊配制方法的给药说明；④用药期间应当监测的症状体征、检验指标及监测频率，解释药物可能对相关临床检验结果的干扰及对排泄物颜色可能造成的改变；⑤可能出现的常见和严重的不良反应，可采取的预防措施及发生不良反应后应当采取的应急措施，发生用药错误（如漏服药物）时可能产生的结果及应对措施；⑥潜在的药物 - 药物、药物 - 食物 / 保健品、药物 - 疾病及药物 - 环境相互作用或禁忌；⑦药品的适宜贮存条件，过期药或废弃装置的处理；⑧患者对药物和疾病的认知，提高患者的依从性；⑨饮食、运动等健康生活方式指导；⑩患者如何做好用药记录和自我监测，以及如何及时联系医师、药师；⑪对特殊人群、多重用药患者及认知、听力或视力受损的患者等，应当根据其病理、生理特点及药物代谢动力学、药效学等情况，制订个体化的用药教育方案，保障患者用药安全、有效。

（四）用药咨询

用药咨询是指药师利用药学专业知识和工具，向患者、患者家属和医务人员等提供药物信息，宣传合理用药知识，交流与用药相关问题的过程。用药咨询内容包括药品的名称、规格、用法用量、用药疗程、适应证、禁忌证、用药注意事项、药理作用、药物 - 药物及药物 - 食物相互作用、贮存方法、药品有效期识别、药物不良反应识别及处置、个体化用药建议、特殊剂型使用指导、特殊人群用药指导、患者用药教育、患者用药依从性教育和疾病的预防等。

用药咨询原则：①药师应遵守国家相关法律法规、规章制度及诊疗指南等要求。②药师应基于药品说明书、循证数据库或专业参考文献，结合医学和药学专业知识，对所回复的咨询内容做到有据可查，注重证据的实效性。对于暂时无法核实或确定的内容，药师应向咨询者解释，需要经核实或确定后再行回复。③如用药建议与医师治疗方案不一致，药师应与医师进一步沟通后再告知患者，明确治疗方案。④药师应注意保护患者隐私，药师应拒绝回复以患者自我伤害或危害他人为目的的用药咨询。⑤药师应严谨理性地回复患者，提高风险防控意识。⑥对超出职责或能力范围的问题，药师应及时将患者转诊给医师或告知患者咨询去向。

（五）药学会诊

药学会诊是临床药师的重要工作内容，《医疗机构药事管理规定》《抗菌药物临床应用管理办法》及《关于加快药学服务高质量发展的意见》等多项政策文件均强调临床药师应参与疑难复杂病例的会诊，提供或调整药物治疗方案，与医师共同对药物治疗负责。

药学会诊是指医疗机构药师应临床科室或医务部门的邀请，出于诊疗需要对患者的药物治疗方案进行优化和药学监护的药学服务。通过药学会诊，临床药师参与发现、分析、解决临床治疗中的药物相关问题，包括分析解决疑难患者的药物选择、剂量调整、药物相互作用、药物不良反应或药源性疾病的鉴别，制订和优化个体化药物治疗方案、药学监护方案等。

药学会诊内容主要包括①药物选择：临床用药品种多，尤其是新药在临床的使用，临床医师对患者药物治疗方案中的非专科用药和药物相互作用存在疑问时，需要临床药师会诊解决药物选择的问题。例如，制订患者多重耐药菌感染或特殊病原体感染的个体化治疗方案；患者围术期用药方案；疑难危重病例及有多种并发症患者的用药方案。临床药师可以针对整体治疗方案或药物治疗方案的具体实施细节进行建议。②剂量或频次调整：在临床药物治疗过程中，尽管药物选择合理，但给药剂量或频次不当同样可以导致治疗效果不佳或治疗失败。尤其是一些不良反应较大、治疗窗窄、个体差异大的药物，以经验用药的方式选择给药剂量对临床药师极具挑战。血药浓度监测为个体化给药提供了有力的保证，药师依据血药浓度监测结果及药物的药动学 / 药效学（PK/PD）理论，进行个体化给药剂量的调整；对于一些特殊患者，药师可以计算出药物在患者体内的药动学参数,从而根据患者个体情况调整给药剂量。③药物不良反应或药源性疾病的鉴别：在临床药物治疗过程中，医师对患者在临床上出现的症状或体征通过临床检验及检查无法排除是药物引起还是疾病所致时，需要临床药师进行会诊，包括患者药源性肝肾功能损害、各种类型的药物过敏反应（如药物热和药疹）的诊断及处理等。

药学会诊的形式主要有①全院大会诊：全院会诊由医务科负责通知相关科室参与会诊，会诊对象多为病情危重、用药复杂的患者或存在医疗纠纷隐患的患者。②普通会诊：普通会诊的目的大多是为患者制订或更改药物治疗方案、药物不良反应的判别及处置等。③特殊使用级抗菌药物会诊：《抗菌药物临床应用管理办法》和《抗菌药物临床应用指导原则》规定，特殊使用级抗菌药物会诊中要求临床药师参加。④点名会诊和院际会诊：类似于临床会诊，院内临床科室或其他医院会点名邀请相关优秀的专科临床药师参加会诊。

（六）临床药师参与多学科诊疗

2018 年发布的《关于加快药学服务高质量发展的意见》指出，针对疑难感染性疾病、恶性肿瘤等疑难复杂疾病，要有临床药师参与药物治疗和会诊，提供多学科诊疗服务。多学科诊疗是指以患者为中心，通过组织相关学科的专家针对患者的病情进行讨论、分析，共同制订最适合患者的治疗方案，从而获得最佳预后的诊治模式。药师应该抓住这一难得的发展机遇，积极参与所在医疗机构的多学科诊疗工作，探索建立标准化的多学科药学服务流程和模式，开展相关临床研究，及时进行经验总结和分享，推进多学科诊疗药学服务的可持续发展，充分发挥药师在保障患者用药安全中的作用。需要多学科诊疗的患者往往同时患有多种疾病，病情复杂或危重，存在用药种类多、用药方案复杂、医疗交接频繁、药物不良反应/不良事件和相互作用多等情况，因此，药师参与多学科诊疗的重要性日渐凸显。

同时，药师参与药物治疗临床路径的制订，药物治疗临床路径是以药物为主线，在明确诊断、手术类型等前提下，对患者住院过程中的药物治疗提出规范化、同质化的药物治疗方案。药物治疗临床路径与临床路径是补充与协作关系，既可写入临床路径，又可在未纳入临床路径疾病的治疗中规范用药。在按疾病诊断分组（DRG，也称按病种付费）/疾病诊断干预分组（DIP，也称按病种分值付费）医保支付方式背景下，药师联合医师针对每个 DRG/DIP 制订规范化的药物治疗临床路径是一种有益的尝试。

目前已有越来越多药师参与多学科诊疗的报道，诸如代谢减重药物治疗管理、晚期肺癌患者精准用药方案制订、难治性癌痛患者镇痛药物优化、支气管扩张患者感染耐碳青霉烯类铜绿假单胞菌的个体化用药、野生蘑菇中毒患者的救治、老年患者多重用药管理、妊娠期哮喘管理等。药师出于自身的教育背景、知识结构和职业敏感性，通过进行药物重整、参与治疗方案制订、开展药学监护和患者用药教育等工作，与团队中其他医务人员密切配合，互相支持，提高了疑难复杂病例药物治疗的安全性。

（七）药物警戒、药品不良反应与药源性疾病的监测与防治

《中华人民共和国药品管理法》第十二条规定，“国家建立药物警戒制度，对药品不良反应及其他与用药有关的有害反应进行监测、识别、评估和控制”。药物警戒贯穿从药物研发到使用的全生命周期，其核心思想是防控用药风险，保障患者与公众安全。

世界卫生组织（WHO）关于“药物警戒”的定义是：药物警戒是发现、评估、理解和预防药物不良作用或任何其他与药物相关问题的科学与活动。从内容范围上看，药物警戒包含从风险发现、识别、评估到控制的全过程。药物不良反应是指合格药品在正常用法用量下出现的与用药目的无关的或意外的有害反应。以欧盟为例，药物警戒的内容包括不良反应的收集和报告、风险信号的检测、药品定期安全性报告、药品上市后安全性研究、药品风险管理、药品风险沟通等一系列内容。我国目前在不良反应信息的收集和报告方面已经趋于成熟，但在风险的识别和评估方面还处于初期发展阶段，并且缺乏法律法规和技术体系的强有力支撑。

1987 年 12 月制定的《卫生部药品不良反应监测试点工作方案》指定在北京、上海等地开展药物不良反应监测试点工作。1989 年 11 月卫生部成立国家药品不良反应监测中心，并组织起草了《药品不良反应监测管理办法》，为药物不良反应监测工作在中国的建立与发展打下了基础。1998 年 3 月，我国被 WHO 接纳为“世界卫生组织国际药物监测合作计划”第 49 个成员国。2012 年 9 月，由卫生部牵头的合理用药国际网络（International Network for the Rational Use of Drug，INRUD）中国中心组成立了临床安全用药组并建立了全国临床安全用药监测网，同时确定了全国 31 家医院（来自 31 个省级行政区）为临床安全用药监测一级网络单位。从监测网成立

至2021年12月31日，共上报用药错误91 363例。《全国临床安全用药监测网年度报告（2021）》中用药错误内容主要是用量、品种和给药频次；居错误发现人员前3位的分别是药师、患者/家属和医师；用药知识欠缺是用药错误的首要因素。

随着《中华人民共和国药品管理法》的实施，药物不良反应监测工作扩展到药物警戒范畴。医疗机构作为药品使用的主要场所和药物警戒的关键参与方，应构建本机构的药物警戒体系，医疗机构的所有医务人员都应该是用药风险的防范者与报告者。为进一步提升药物不良反应监测能力，保障公众用药安全，国家药品监督管理局于2016年启动了药物不良反应（ADR）监测哨点医院建设试点工作，并成立了国家ADR监测哨点联盟。同时开发了基于医院信息系统（HIS）主动获取药械警戒信息的"中国医院药物警戒系统"（China Hospital Pharmacovigilance System，CHPS）。CHPS是帮助监测哨点发现、报告、评价药械不良反应事件、开展重点监测和再评价、获取药械警戒信息的信息化系统，可以解决药物不良反应上报过程中存在的漏报率高、报告及时性差、报告效率低等诸多问题。2020年7月30日，国家药品监督管理局发布《关于进一步加强药物不良反应监测评价体系和能力建设的意见》，要求持续加强药物不良反应监测评价体系建设，不断提高监测评价能力，全面促进公众用药用械用妆安全。2022年7月，国家卫生健康委员会发布了《关于进一步加强用药安全管理提升合理用药水平的通知》，强调了降低用药错误风险，提高用药安全水平。

药源性疾病指在预防、诊断、治疗疾病过程中，因药物本身的固有作用、药物之间的相互作用及药物的不合理使用等，而发生的异常生命活动过程，并引发一系列代谢、功能、结构的变化，表现为症状、体征和行为的异常。药源性疾病不仅包括药物正常用法用量下产生的不良反应，还包括由超量、误服、错误应用及不正常使用药物等情况而引起的疾病。近年来，随着药物种类和数量的增加，加之用药不当事件频发，药源性疾病有增多趋势。药师在临床实践中，及时识别、发现各种药源性疾病，采取有效措施，是合理使用药物的关键，可避免因用药不当引起的严重后果。

（八）药物评价和药品临床综合评价

药物评价是指从药物发现到临床应用的整个过程中，从药学、药理学、毒理学、临床医学、管理学、经济学及社会学等多个维度对药物进行认识。对一个具体药品而言，药物评价是药物研制与应用全过程的工作内容，完整的药物评价应贯穿于整个药品的生命周期，按药物上市前后可将药物评价分为上市前评价和上市后评价。临床上，药物评价有合理用药评价、循证评价、药物经济学评价及药品临床综合评价等。

不合理用药是极为严重的全球性问题，WHO指出，采用客观评价方法准确地监测评估用药有利于促进合理用药。合理用药评价可在医疗机构、地区甚至国家之间进行比较，2010年3月，卫生部印发了《医院处方点评管理规范（试行）》的通知，详细描述了点评方法及评价指标，评价指标遴选于WHO合理用药评价指标，包括平均处方药品数、抗菌药物处方率、注射剂处方率、基本药物比例、通用名使用率、平均处方费用。此外，增加了医疗机构处方点评小组对处方合理性的判别，包括合理处方与不合理处方，其中不合理处方包括不规范处方、用药不适宜处方及超常处方。该规范广泛应用于我国医疗卫生机构，主要用于发现临床用药中存在的问题，并进行汇总分析，提出质量改进建议，实施定期监测，提高用药安全性。

20 世纪 90 年代，循证医学理念被引入药学领域，催生了循证药学。循证药学是指通过系统收集文献，评价药物研究证据，获得药物疗效、安全性、经济性等资料，评估其在制订合理用药方案中的作用，并以此作为临床药物治疗的决策依据。系统评价是指针对某一具体临床问题（如疾病的病因、诊断、治疗、预后、护理等），系统全面地收集所有已发表或未发表的临床研究，采用临床流行病学严格评价文献的原则和方法，筛选出符合质量标准的文献，进行定性或定量合成，得出综合可靠的结论。同时，随着新的临床研究结果的出现，还要及时更新系统评价，随时提供更新的知识和信息作为临床实践和研究的决策依据。当系统综述用定量合成方法对资料进行统计学处理时称为 Meta 分析，如对临床中超说明书用药的安全性和有效性的 Meta 分析。

据国家卫生健康委员会《2021 年我国卫生健康事业发展统计公报》报道，我国的药品费用占卫生总费用的比例远高于其他国家和地区的平均水平。在长期实践过程中发现，为了获得足够的偿还和支付服务费用，必须对医疗干预方案进行药物经济学评价。药物经济学评价是应用现代经济学的研究手段，结合流行病学、生物统计学等多学科研究方法，全方位地分析、识别、测量和比较不同药物、治疗方案及不同卫生服务项目的成本、效益或效果和效用，评价其经济学价值差别，进而形成决策所需的优选方案，旨在提高医药资源使用的总体效率。

2019 年，国家卫生健康委员会发布的《国家卫生健康委关于开展药品使用监测和临床综合评价工作的通知》提出，药品使用监测和临床综合评价是促进药品回归临床价值的基础性工作，是巩固完善基本药物制度的重要措施，是健全药品供应保障制度的具体要求。实施药品临床综合评价的机构要根据实际需要，充分运用卫生技术评估方法及药品常规监测工具，融合循证医学、流行病学、临床医学、临床药学、循证药学、药物经济学、卫生技术评估等知识体系，综合利用药品上市准入、大规模多中心临床试验结果、不良反应监测、医疗卫生机构药品使用监测、药品临床实践真实世界数据及国内外文献等资料，围绕药品的安全性、有效性、经济性、创新性、适宜性、可及性 6 个维度进行定性、定量数据整合分析。2021 年 7 月，国家卫生健康委员会办公厅印发《关于规范开展药品临床综合评价工作的通知》，明确各地按照《药品临床综合评价管理指南（2021 年版试行）》的具体要求执行。2022 年 6 月，国家药物和卫生技术综合评估中心会同有关单位制定了《心血管病药品临床综合评价技术指南（2022 年版试行）》《抗肿瘤药品临床综合评价技术指南（2022 年版试行）》《儿童药品临床综合评价技术指南（2022 年版试行）》。国家在药品临床使用中引入卫生技术评估方法，强调循证用药，意味着我国药品临床应用管理进入了新阶段。

临床药师在临床实践的过程中运用循证药学的方法，指导临床实践的药物治疗和药学监护；同时基于药品的安全性、有效性和超说明书用药等进行系统评价或 Meta 分析；运用药物经济学评价方法，从患者角度或医保支付角度进行药物经济学评价；为药品临床综合评价提供了基础数据。药品临床综合评价工作是多学科交叉、多部门参与、多专业融合的系统工程，但药师在药品临床综合评价的团队中将发挥重要作用。

（九）治疗药物监测与精准用药

2018 年发布的《关于加快药学服务高质量发展的意见》中强调，充分发挥临床药师作用，为门诊和住院患者提供个体化的合理用药指导。治疗药物监测和精准用药实践是实现个体化用药的重要手段。治疗药物监测（therapeutic drug monitoring，TDM）是通过测定患者体内的药物暴露、药理标志物或药效指标，利用定量药理模型，以药物治疗窗为基准，制订适合患者的个体化给药方案，提高药物疗效、降低毒副作用，同时通过合理用药最大化节省药物治疗费用。TDM 的实施不仅提供检测数据结果，更重要的是通过科学解读检测数据提出合理的药物治疗建议，保障患者用药安全、有效、经济和适宜。《治疗药物监测结果解读专家共识》指出，在临床实践中，临床药师是TDM结果解读的主体，通过结合患者个体情况（包括人口学数据、生理病理特征、遗传学信息、临床特殊诊疗操作、用药情况、依从性、生活及饮食习惯等），分析与解读检测结果，实施定量计算，为临床干预提供建议，并根据结果实施药学监护。

生命科学技术的进步促进了精准医学的发展，同时也促进了临床药学监护模式从合理用药向精准用药模式的发展。精准用药是指根据患者的基因组学、蛋白组学、代谢组学等组学信息，结合生物大数据、信息科学等技术，对特定患者或特定疾病进行正确的诊断、在正确的时间给予正确的药物、使用正确的剂量，以达到个体化精准治疗的目的。临床药师已经成为临床多学科团队中不可或缺的力量，越来越多的临床药师参与了精准用药实践，成为临床一线最早接受、掌握和传播药物基因组学等知识的人才队伍，共同致力于精准临床药学的发展。精准用药的推广将给临床药学服务带来前所未有的机遇。目前，首都医科大学附属北京朝阳医院作为建立健全现代医院管理制度的试点医院，已开设了精准用药门诊，为患者提供个性化精准用药方案。

模型引导的精准用药（model-informed precision dosing，MIPD）通过数学建模与模拟技术，将患者、药物和疾病等相关信息进行整合，为患者精准用药提供依据。相较于经验用药，MIPD 是一种基于患者生理、病理、遗传、疾病等特征制订给药方案的新方法，可提高药物治疗的安全性、有效性、经济性和依从性。基于研究技术和应用场景，常用的模型主要包括群体药动学（population pharmacokinetic，PPK）模型、药动学 / 药效学（pharmacokinetic/pharmacodynamic，PK/PD）模型、群体药动学 / 药效学（population pharmacokinetic/pharmacodynamic，PPK/PD）模型、生理药动学（physiologically based pharmacokinetic，PBPK）模型、人工智能（artificial intelligence，AI）模型等。

氯吡格雷广泛用于缺血性脑卒中、急性冠脉综合征及血栓栓塞疾病的预防，其为前体药物，本身无活性，必须通过 CYP2C19 为主的一系列肝药酶代谢，转化为有活性的代谢产物，不可逆地抑制 P2Y12 受体活性而发挥抗血小板聚集的作用。中国人群 *CYP2C19* 基因分布中，14% 为弱代谢型，而弱代谢型或功能缺失型等位基因携带患者服用氯吡格雷后依然有缺血事件及死亡的高风险。因此，基于

CYP2C19 基因检测结果调整患者抗血小板给药方案能达到精准用药的目的。

万古霉素为特殊使用级抗菌药物，为耐甲氧西林金黄色葡萄球菌（MRSA）感染的首选治疗药物，其药动学特征受个体年龄、肥胖和肾功能等多种因素影响，从而导致疗效的个体差异。疗效评价最佳的指标为药 - 时曲线下面积（AUC）/ 最低抑菌浓度（MIC），同时，基于大样本的群体数据可建立群体药动学模型。目前，已有万古霉素群体药动学软件应用于临床的个体化给药。如万古霉素个体化用药平台，在平台中录入患者信息后（年龄、性别、身高、体重、肌酐），平台可基于群体药动学模型和患者基本特征制订万古霉素初始给药方案，而且可以结合患者既往给药方案和血药浓度测定结果，基于贝叶斯反馈法调整万古霉素给药剂量，还能结合已有的血药浓度监测信息和贝叶斯反馈法更精准地预测血药浓度，辅助临床医师和药师进一步优化给药方案。

华法林是临床上用于抗凝治疗的一线药物，维持剂量个体差异和种族差异大，存在形成血栓和引发出血的安全性问题，建立华法林给药预测模型具有重要价值。有学者研究基于 NONMEM 法建立并经内部验证有效性与稳定性良好的华法林 PPK/PD 模型，可结合患者个体信息，通过贝叶斯反馈法模拟个体化国际标准化比值(INR)预测值，不仅利用了患者的特征信息和 INR 监测值，而且充分考虑了华法林在个体间和个体内的变异，从而更加准确地预测华法林的维持剂量。

（十）药师参与临床用药决策系统及慢性病管理平台的开发

2018 年《医疗机构处方审核规范》中明确指出“医疗机构应当积极推进处方审核信息化，通过信息系统为处方审核提供必要的信息”。合理用药软件是以临床用药数据库为基础所构建的药物信息平台，为临床诊治及临床药学工作提供及时的信息支持。目前我国三甲医院使用的合理用药软件以美康、大通及逸曜三家公司的产品为主，嵌入医疗 HIS 系统，通过事前干预或拦截不合理处方优化患者就诊流程和审方效率。此外，部分合理用药软件还提供了临床用药分析、处方点评的功能。合理用药软件的核心是药物知识库系统，同时，药师可基于最新临床指南、共识和本医院特色科室、特殊疾病对药物知识库进行修订和完善，对临床用药进行实时干预和管理。

人工智能和大数据分析等技术引入医疗领域之后，为临床决策支持系统（clinical decision support system，CDSS）的开发提供了强大的技术支撑。CDSS 是一个利用计算机技术，针对临床医学问题，通过人机交互的方式为临床医师提供决策辅助诊疗的系统。CDSS 通过为医务人员提供大数据的检索，致力于改善医疗质量，在提高诊疗有效性、辅助合理用药、辅助护理管理等方面表现尤为突出。临床用药决策支持系统是将临床指南等循证医学证据转化为计算机语言，助力医师的处方行为，有效地解决由临床医师、药师知识局限性带来的问题，减少用药差错，提升工作效率，降低不必要的医疗成本，从而提高合理用药水平。

不论是合理用药软件还是临床用药决策系统，核心都是药品规则库，研究显示，药师利用 PDCA 循环法持续优化合理用药软件药品规则库，提高了合理用药软件工作的质量与效率。药师也可以将规则嵌入临床用药决策系统，通过制订和优化用药规则进行精细化管理，如针对医院全院层面或临床科室层面进行抗菌药物的科学化管理。因此，针对不同药物管理需求开发临床用药决策系统是临床药师信息化工作的方向。

医疗大数据平台作为公共服务大数据的组成之一，对于实施互联网医疗与自我健康管理有着推动性的作用。现阶段，老龄化已成为我国日益严峻的社会问题，随之而来的是我国慢性病患者人口也在逐年增多，针对慢性病患者合并用药多、用药不规范、依从性差、经济负担重等突出问题，利用互联网医疗技术和健康医疗大数据，逐步形成慢性病患者的药物治疗管理等服务是目前亟须解决的问题。为应对慢性病的长期治疗，自20世纪90年代起，美国开始开展药物治疗管理（medication therapy management，MTM），我国的药物治疗管理服务尚处于起步阶段，北京、南京等地陆续有医院通过借鉴美国的成功经验，探索符合我国国情的药物治疗管理的工作模式和发展方向，并取得了初步成绩。但是，目前这种药学服务多是药师为自己的患者手工建立档案，覆盖面小，信息采集不够全面，无法实现信息的共享和利用。互联网技术和健康医疗大数据的发展为慢性病患者药物治疗管理数据的采集、储存、检索、共享和分析提供了契机。有研究报道，通过探索建立慢性病医疗数据平台系统，进行处方审核、处方点评、慢性病医疗服务等，有效地提高了患者用药的合理性和慢性病管理的服务效率。《"健康中国2030"规划纲要》要求，基本实现高血压、糖尿病患者管理干预全覆盖，到2030年，实现全人群、全生命周期的慢性病健康管理。因此，药师参与慢性病管理平台的开发尤其是慢性病药物治疗的管理势在必行。

综上所述，临床药师通过参与临床查房、药学会诊及MDT，实施药物重整、药学监护、用药教育、药物不良反应及药源性疾病的防治、临床用药评价、TDM与药物基因检测、临床用药决策系统的开发等，在医药护的治疗团队中展现了药师的价值和作用。随着"互联网＋医疗健康"的推进和DRG/DIP付费制度改革的落地，通过信息化、智能化实现"互联网＋药学服务"和实施药物治疗路径管理，将是临床药师工作的方向和重点。本书就临床药师在实践过程中参与和干预的典型案例进行总结和分享，探索药师参与临床的模式和方法，以期为临床药师和临床药学的发展提供一定的借鉴和参考。

（何忠芳　魏　婷）

参考文献

陈慧，党爱民，汪芳，等，2017. 基因多态性与抗栓药物临床应用专家建议 [J]. 福建医药杂志，39(S1): 9-19.

陈志东，2010. 台湾地区临床药学的现状及对大陆临床药学的建议 [J]. 中国医院药学杂志，30(18): 1590-1591.

黄晓晖，周国华，2019. 精准医学时代下临床药学监护模式新进展 [J]. 医学研究生学报，32(5): 455-461.

焦正，李新刚，尚德为，等，2021. 模型引导的精准用药：中国专家共识 (2021 版)[J]. 中国临床药理学与治疗学，26(11): 1215-1228.

李慧博，翟所迪，2021. 质子泵抑制剂合理用药中临床支持决策系统的作用 [J]. 临床药物治疗杂志，19(4): 67-71.

李明亚，2015. 临床药物治疗学 [M]. 2 版．北京：中国医药科技出版社．

李琴，李晓宇，刘皋林，2014. 美国伊利诺伊州大学芝加哥分校医学中心门诊临床药师的工作模式 [J]. 药学服务与研究，14(2): 148-150.

李影影，王烨，孙艳萍，等，2015. 临床药师在老年患者多学科诊疗模式中的作用 [J]. 中国现代应用药学，32(4): 501-504.

连金芳，刘亦伟，林翠鸿，等，2022. 华法林 PPK/

PD 模型与多元回归法剂量模型的预测准确度比较 [J]. 中国临床药理学与治疗学, 27(3): 267-273.

梁蔚婷, 王剑, 马宇翔, 等, 2020. 临床药师在难治性癌痛多学科诊疗团队中的实践与体会 [J]. 中国临床药学杂志, 29(5): 389-392.

刘成裕, 刘广宜, 2019. 药物经济学：评价与应用 [J]. 中国药物经济学, 14(2): 122-128.

刘芳, 李赟, 赵荣生, 2021. 药师参与多学科诊疗, 保障用药安全 [J]. 药物不良反应杂志, 23(11): 561-563.

刘皋林, 吕迁洲, 张健, 2019. 药源性疾病 [M]. 北京：人民卫生出版社.

柳鹏程, 朱珠, 刘芳, 2022. 医疗机构药物警戒体系建设专家共识 [J]. 中国药物应用与监测, 19(3): 135-144.

吕勋国, 翟晓波, 王振霞, 等, 2020. 临床药师参与耐碳青霉烯类铜绿假单胞菌重度肺部感染伴支气管扩张患者的多学科诊疗实践 [J]. 中国临床药学杂志, 29(3): 219-223.

马岩, 许霞青, 王蓓蓓, 等, 2022. 临床药师参与代谢减重多学科协作诊疗的实践 [J]. 医药导报, 41(4): 554-558.

聂小燕, 唐宁佳, 李潇潇, 等, 2021. 日本高等药学教育改革对我国临床药学教育的启示 [J]. 药学教育, 37(6): 1-6, 17.

施亮, 俞婷婷, 王增, 等, 2017. 我国医疗机构合理用药软件使用现状 [J]. 海峡药学, 29(7): 240-242.

孙维阳, 蒋红莲, 张曦文, 等, 2022. 国际药师处方权模式及其对我国的启示 [J]. 中国医院药学杂志, 42(2): 196-201.

万瑾瑾, 张军, 熊刚, 等, 2021. 戴明循环法持续优化合理用药软件规则库的实践及效果分析 [J]. 药品评价, 18(12): 712-715.

汪燕, 王宏, 李海蛟, 等, 2018. 临床药师参与多学科协作救治 7 例野生蘑菇中毒患者的实践 [J]. 中国药房, 29(17): 2403-2406.

王丹, 彭丽丽, 刘翠丽, 等, 2017. 药物警戒解析及与药品不良反应监测的区别 [J]. 中国药物警戒, 14(3): 150-152, 157.

王燕婷, 杨珺, 李国辉, 2019. 美国肿瘤专科临床药师工作模式介绍 [J]. 中国医院药学杂志, 39(7): 657-661.

吴菲, 沈爱宗, 李民, 2020. 基于“中国医院药物警戒系统”ADR 主动监测模块的研究与应用 [J]. 中南药学, 18(1): 154-157.

吴永佩, 颜青, 2008. 临床药师参与临床药物治疗工作模式探讨 [J]. 中国药房, 19(20): 1588-1590.

吴永佩, 颜青, 2014. 我国临床药学发展的回顾与思考 [J]. 中国临床药学杂志, 23(1): 1-8.

谢怡琼, 刘文渊, 葛卫红, 等, 2022. 世界卫生组织和国际药学联合会用药安全相关文件和药师工具包 [J]. 医药导报, 41(8): 1088-1091.

徐伟佳, 高勇, 吴雪, 2021. 临床药师参与晚期肺癌的多学科协作诊疗及药学实践体会 [J]. 中国药物应用与监测, 18(4): 242-244.

张宏亮, 章忠明, 陈凤磊, 等, 2022. DRG 背景下基于循证药学制订药物治疗临床路径实践探索 [J]. 中国医院, 26(2): 16-18.

张伶俐, 梁毅, 胡蝶, 等, 2011. 循证药学定义和文献的系统评价 [J]. 中国循证医学杂志, 11(1): 7-13.

赵蕾, 钟丽红, 崔晶, 等, 2020. 基于药物治疗管理的慢病医疗数据平台的探索研究 [J]. 药学研究, 39(2): 115-117.

中国药理学会治疗药物监测研究专业委员会, 中国药学会医院药学专业委员会, 中国药学会循证药学专业委员会, 等, 2020. 治疗药物监测结果解读专家共识 [J]. 中国医院药学杂志, 40(23): 2389-2395.

周宏灏, 2022. 基因组医学时代的临床药学发展契机 [J]. 中国临床药学杂志, 31(1): 1-4.

周歧骥, 廖英勤, 黄祖良, 2022. 临床药学国内外发展现状及发展建议 [J]. 临床合理用药杂志, 15(4): 178-181.

第2章 药学会诊与典型案例分析

第一节 概　　述

我国药学会诊于1999年已经起步，但前期发展较慢，自2009年后迅速发展，临床药师会诊工作的能力和水平逐年提高，药学会诊工作逐渐得到医院管理层面和临床医师的支持和认可。药学会诊主要集中在三级医院，数量明显高于二级医院。三级甲等医院药学会诊的研究表明，临床邀请药师参与会诊的目的主要为协助制订药物治疗方案、规避药物相互作用、识别药物不良反应和解决涉药纠纷等；会诊内容绝大多数与抗菌药物有关，还涉及抗凝治疗、营养支持及TDM等；会诊覆盖医院大部分的临床科室。

药学会诊是药师为临床提供的高质量药学服务，是对临床药师综合素质的考验。2022年3月，药学会诊纳入北京市医保甲类报销范围，这意味着对药学会诊提出了更高的要求，其工作制度、管理模式、标准流程、质量控制等虽已初步建立，但作为付费药学服务，其模式、流程和质量控制指标需进一步标准化和规范化。

1. *药学会诊的标准化模式*　北京大学第三医院在国内较早开展了药学会诊工作并积累了一定的经验，在此基础上探索采用PDCA循环法构建标准化药学会诊模式，为付费药学会诊服务的质量控制和优化提供了参考。标准化药学会诊模式包括制度制（修）订、流程优化和模板建立等核心内容。

（1）标准化流程：①接受药学会诊；②判断药学会诊的目的；③浏览患者的治疗经过，包括疾病情况、检验检查和药物治疗；④与医师和患者沟通，明确会诊的问题；⑤查阅药学资料、医学资料或咨询其他药师，包括药品说明书、指南或共识、研究证据、高年资药师经验；⑥撰写会诊意见；⑦会诊随访与评价，会诊后应继续追踪和监护患者治疗的效果和不良反应，决定是否需要调整或停药，以确保治疗的安全有效。对治疗的评估和监护也是对患者负责的态度，更能提升药师的专业技能，积累经验，也是保证会诊质量不可或缺的重要环节。

（2）药学会诊模板：根据药学会诊的临床需求和各个医院专科药师配备结构，构建标准化药学会诊模板，如①通用模板（药物不良反应处置、TDM及个体化给药、药物相互作用处置）；②横向专业模板（抗感染、抗凝、镇痛、营养）；③专科模板（如儿科）等。

2. *药学会诊质控*　会诊制度是医疗核心制度之一，是疑难、危重患者诊治过程中的常见措施，会诊质量是衡量医院医疗质量的重要指标，包括药学会诊。有学者评价了药学会诊的质量，结果显示，对于药师会诊提出的建议，临床医师整体采纳率均在 90% 以上，患者的治疗有效率在 90% 左右，说明我国临床药师参与临床会诊取得了一定的成效，但其工作方法和模式有待进一步探讨和规范。例如，临床药师抗感染会诊至今在国内外尚无统一的标准及实践指南可供参考，各医疗机构根据各自的会诊模板，主要依靠药师个人的专业知识储备及临床实践经验进行会诊意见的书写。因此，随着药学会诊的内容逐步拓宽，覆盖面不断扩大，有必要建立临床药师会诊意见的标准模板及质控评价体系，以实现会诊工作标准化，提高会诊质量与效率。

笔者所在的医院为三级甲等医院，且为教学医院，药学会诊已成为日常的临床药学工作之一，会诊量逐年上升。据统计，临床接受率均在 90% 以上。如“大剂量维生素 B_1 治疗韦尼克脑病”，经过全院 MDT，药师依据国外指南和循证医学证据为患者选择了维生素 B_1 大剂量和静脉给药的方式，属于超剂量和超给药途径，医师当时也有迟疑，因为毕竟是第一次超说明书用药，但经过肌内注射 100mg 后，未有反应，后在密切监护下，给予第一剂大剂量静脉给药后，进行后续治疗，在医药护团队的通力合作下取得了良好的治疗效果。后来有多例韦尼克脑病的患者，以此方案治疗，效果显著。又如，“1 例耐碳青霉烯类肺炎克雷伯菌新生儿化脓性脑膜炎抗感染治疗”，药师会诊时综合考虑了国内外治疗指南、药物的 PK/PD 理论、ADR 后，为特殊群体新生儿选择左氧氟沙星治疗，安全有效。现就临床会诊工作中的典型案例进行分享，供各位医师、药师和学生参考。

（何忠芳）

第二节　典型案例分析

一、1 例大剂量维生素 B_1 治疗韦尼克脑病

韦尼克脑病（Wernicke encephalopathy，WE）是一种由维生素 B_1（又名硫胺素）缺乏引起的破坏性急性或亚急性神经疾病，典型的临床症状包括眼部症状、小脑功能障碍和意识模糊。常见的病因是慢性酒精中毒和长期酗酒，少数可见于急性胰腺炎后、神经性厌食、长期静脉高营养、妊娠剧吐和消化道疾病。其治疗主要是补充足量的维生素 B_1，且越早用药恢复越好。而维生素 B_1 注射液说明书中的用法仅注明肌内注射，未提及静脉注射的用法，如果按照说明书用法给药则无法达到足量补充维生素 B_1 治疗韦尼克脑病的目的。笔者报道 1 例基于循证医学证据制订静脉注射大剂量维生素 B_1 成功治疗妊娠剧吐致韦尼克脑病的案例。

【病例概况】

患者，女性，35 岁，主因“停经 8 月余，恶心、呕吐 10 余天，加重 3 天”于 2019 年 5 月 16 日收住兰州大学第一医院妇产科。5 月 20 日出现头晕、眼花、视物模糊、复视、视野有黑影，后出现意识障碍、言语混乱、步态不稳，因患者不配合，未行头颅磁共振（MRI）检查。5 月 24 日因胎心搏动微

弱行剖宫产，产一男婴，经抢救无效死亡，患者术中出现休克，经抢救治疗休克未纠正，即转入重症医学科治疗。5月28日行头颅MRI平扫：①乳头体、双侧第三脑室旁、背侧丘脑条片状T_2高信号影，考虑WE；②双侧额顶叶皮质下、半卵圆中心多发缺血脱髓鞘灶；③双侧蝶窦、筛窦、上颌窦炎，双侧乳突炎症，透明隔间腔；④左侧大脑前动脉A1段未显示，左侧横窦及乙状窦纤细。诊断：①休克；② WE；③妊娠剧吐合并电解质紊乱；④妊娠合并肝功能损害；⑤血小板减少；⑥中度贫血；⑦妊娠35^{+6}，G3P2，臀位，已产一男婴；⑧瘢痕子宫；⑨高龄产妇；⑩腹水；⑪低T_3综合征。患者6月6日转入神经内科治疗，经前期异甘草酸镁保肝、肠内营养乳剂等营养支持治疗，电解质紊乱、肝功能损害、血小板减少和中度贫血已纠正，诊断为WE。查体：体温36.8℃，脉搏100次/分，呼吸21次/分，血压125/93mmHg；神经系统查体：神志清楚、精神差，情绪不稳定，声音低沉，反应较迟钝，可与他人对答，水平及垂直眼震明显，四肢肌张力低，双上肢肌力3^-级，双下肢肌力2^+级，双上肢肌腱反射减弱，双下肢肌腱反射消失，病理征阴性。四肢手套袜套样痛觉减退，音叉振动觉、关节位置觉、复合觉正常；血常规：白细胞计数10.54×10^9/L，中性粒细胞百分比0.84，血红蛋白120g/L，血小板计数519×10^9/L；生化检查：丙氨酸转氨酶（ALT）35U/L，天冬氨酸转氨酶（AST）24U/L，尿素12.26mmol/L，肌酐36μmol/L，K^+ 3.81mmol/L，Na^+ 139mmol/L，Cl^- 107mmol/L，葡萄糖4.7mmol/L；心电图正常。患者10年前行子宫下段剖宫产术，30年前行阑尾切除术，否认外伤史、肝炎结核病史及药物过敏史。

【治疗过程及药学会诊】

患者转入神经内科后组织MDT会诊，临床药师建议，针对WE的治疗方案如下：维生素B_1注射液500mg，静脉滴注，tid，连续2天；之后，250mg静脉滴注，qd，连续5天；再100mg肌内注射，qd；溶剂为氯化钠注射液100ml。因维生素B_1注射液的用法用量为超说明书用药，建议加强输注过程的监护，静脉滴注时间至少30分钟，并严密监测生命体征及过敏情况等。6月6日（MDT会诊当日）即给予维生素B_1注射液（山东方明药业集团股份有限公司，批号：19012443；规格：每支100mg）肌内注射100mg，观察无任何不适；第2日在做好急救准备的情况下静脉给予维生素B_1注射液500mg，医师和护士全程密切观察，顺利完成输注，未发生任何不适。随后按照药师的建议：6月7～8日，维生素B_1注射液500mg，静脉滴注，tid；6月9～13日，250mg静脉滴注，qd；6月14～21日出院，维生素B_1注射液100mg肌内注射，qd。

经过治疗，患者WE症状逐步缓解，精神状态明显好转，6月12日（治疗第6日）神经系统查体：有水平眼震，无垂直眼震；6月18日（治疗第12日）眼震消失。患者情绪逐渐稳定，四肢肌力恢复至4级。6月21日（治疗第15日）头颅MRI：乳头体、双侧第三脑室旁、背侧丘脑条片状T_2高信号影消失，提示治疗有效。患者病情好转，意识清楚，情绪稳定，四肢肌力4级，于6月21日出院。出院后继续口服维生素B_1片10mg，tid，甲钴胺片500μg，tid，叶酸片5mg，qd。半年后随访，患者四肢肌力恢复正常，走路不稳未完全恢复。

【讨论与分析】

WE是一种急性或亚急性中枢神经系统营养障碍性疾病，死亡率为10%～

20%。WE 是由维生素 B_1 缺乏所致。维生素 B_1 主要来源于摄入的糖类，一个健康成年人每日消耗维生素 B_1 1 ～ 2mg，正常人体的储备量仅为 30 ～ 50mg，在不摄入维生素 B_1 的情况下，储备会在 4 ～ 6 周完全耗尽。任何原因引起维生素 B_1 摄入不足、吸收转运障碍或者消耗过多均可导致维生素 B_1 缺乏，引起 WE。本例患者妊娠期剧烈呕吐，进食和进水后呕吐加重，因无法进食，导致维生素 B_1 摄入明显减少；出现眼震、精神差及情绪不稳定，早期即有意识障碍、言语混乱、走路不稳，结合头颅 MRI 平扫示乳头体、双侧第三脑室旁、背侧丘脑条片状 T_2 高信号影，综上考虑患者为维生素 B_1 缺乏导致的 WE。治疗 WE 应尽早补充足量的维生素 B_1，如果治疗不及时或维生素 B_1 用量不足，可能导致不可逆脑损伤，死亡率约为 20%。而对于维生素 B_1 的给药途径和剂量，国内尚无统一的标准和相关指南的推荐。维生素 B_1 注射液的说明书、《中国医师药师临床用药指南（第 2 版）》推荐的用法仅有肌内注射 50 ～ 100mg，tid，无法保证足量维生素 B_1 的补充。根据《马丁代尔药物大典》，用肠外维生素 B_1 治疗 WE 时，首选静脉注射以确保有足够的吸收，低剂量的肠外疗法（100 ～ 250mg/d）并不能改善营养状态和维生素缺乏症状。2017 年，Boulanger 等系统综述了过去 15 年来发表的有关维生素 B_1 预防和治疗 WE 的文献，推荐对于门诊患者首选肌内注射，而对于住院患者则建议静脉注射。建议维生素 B_1 治疗方案：静脉注射 500 mg，tid，用药 3 ～ 5 天，再静脉注射 250mg，qd，用药 3 ～ 5 天。《欧洲神经科学协会联盟韦尼克脑病的诊断、治疗和预防指南》推荐维生素 B_1 用法为 200mg，tid，更支持通过静脉注射而非肌内注射，推荐维生素 B_1 注射液用氯化钠或 5% 葡萄糖注射液 100ml 稀释后滴注至少 30 分钟。Koguchi 等报道，糖酵解的激活会消耗维生素 B_1，易感患者在补充维生素 B_1 前静脉内给予葡萄糖可诱发 WE。因此，维生素 B_1 静脉滴注时应采用氯化钠注射液作为溶剂，不宜用葡萄糖注射液稀释；若以葡萄糖注射液稀释，则之前应给予维生素 B_1。根据维生素 B_1 的药动学特点，小剂量的维生素 B_1 在口服后可经胃肠道很好地吸收，但吸收剂量在超过 5mg 时非常有限；肌内注射也可以很快地吸收；静脉给药时，慢速静脉滴注更优于快速或静脉推注。游离维生素 B_1 在血液中的半衰期仅 96 分钟，每日给药 2 ～ 3 次较单次给药能更好地维持血药浓度及透过血脑屏障。基于以上循证医学证据、维生素 B_1 的药动学特征及 WE 治疗早期需大剂量维生素 B_1 的要求，且肌内注射一次量过大会造成吸收缓慢、局部疼痛，临床药师建议给予本病例大剂量维生素 B_1 静脉滴注至少 30 分钟的方案。

WE 的预后与是否早期诊断及是否及时足量补充维生素 B_1 密切相关。若诊断、治疗及时，则 WE 预后良好。眼征恢复最快，共济失调改善相对缓慢，而认知功能改善最慢，甚至可能伴随一生；意识模糊在治疗数日或数周后好转，随着临床症状的改善，MRI 中的异常信号消失。早期治疗反应可能代表一种生物化学（而非器质性）病变的恢复。本例患者的情况与上述报道相似：眼震消失最快，然后 MRI 中 T_2 高信号影消失，共济失调改善较慢，6 个月后随访时未完全恢复。

有研究考察了 WE 对胎儿和孕妇的影响，结果显示在伴有剧吐的 WE 孕妇中，50% 的胎儿因为自然流产不能存活（71/142 例），5% 的孕妇死亡（9/177 例）。常见治

疗中维生素 B_1 补充不足，亚治疗剂量（＜500mg/d）占 63.6%（70/110 例），这可能反映了在此疾病的治疗上缺乏共识。为了根除妊娠期 WE，静脉或肌内给予维生素 B_1 100mg 以预防持续性或严重晚发性呕吐的妊娠期剧吐是必要的。

维生素 B_1 注射液说明书提示大剂量肌内注射时，需注意过敏反应，表现为吞咽困难，皮肤瘙痒，面、唇、眼睑水肿，喘鸣等。注射时偶见过敏反应，过敏性体质者慎用。《新编药物学》、《中国药典临床用药须知》等专业书籍也对其使用有一定的限制，“其容易发生过敏性休克，故除急需补充的情况外很少采用注射”，有使用时需做过敏试验等要求。欧洲神经科学协会联盟的相关指南提出，在任何给药途径下，维生素 B_1 注射液的整体安全性非常好（B 级）。在英国，每给予 500 万个肌内注射剂量有 1 例过敏反应的报道，每给予 100 万个静脉剂量有 4 例过敏反应的报道。文献调研显示，国外均以维生素 B_1 静脉注射治疗 WE；国内有 8 篇静脉注射的描述，但对其不良反应没有描述。国内在 WE 治疗上以前期肌内注射给药的最多，并逐渐降低剂量或改为口服给药；有关不良反应的报道认为其过敏反应也可能与药物剂量效应有关。国内有 1 例维生素 B_1 皮试强阳性的 WE 患者在脱敏的同时采用大剂量静脉滴注的方案治疗妊娠剧吐合并 WE 成功的案例报道。鉴于本例患者病情较重，临床药师和医师达成共识，在严密监护下使用该方案。结果表明，该患者静脉内给予维生素 B_1 疗效显著且无任何不良反应。

【总结】

在本病例治疗中，临床药师通过发挥专业特长，基于循证医学证据并结合药物的药动学特征制订大剂量维生素 B_1 治疗 WE 的给药方案并进行药学监护，提高了药物治疗的安全性和有效性，值得推荐。但因静脉滴注维生素 B_1 注射液属于超说明书用药，如何在国内临床合理使用维生素 B_1 注射液，安全、有效地治疗 WE，值得进一步探讨和规范。

（何忠芳　杨蓉蓉　朱　琳
陈　军　陈江君　梁　莉）

二、1 例耐碳青霉烯类肺炎克雷伯菌新生儿化脓性脑膜炎的抗感染治疗

细菌性脑膜炎在生命中的第 1 个月比任何其他时间都更常见。尽管婴儿重症监护不断取得进展，但新生儿脑膜炎仍然是一种毁灭性的疾病。B 组链球菌（GBS）、大肠埃希菌和其他革兰氏阴性菌是最常见的新生儿化脓性脑膜炎的致病菌。新生儿化脓性脑膜炎的危险因素包括低出生体重（出生体重＜2500g）、早产分娩（＜37 孕周）、胎膜早破、脓毒症或创伤性分娩、胎儿出生缺氧、母亲围生期感染、半乳糖血症等。

近几年，碳青霉烯类药物的广泛应用引起了耐碳青霉烯类肺炎克雷伯菌（carbapenem-resistant Klebsiella pneumoniae，CRKP）的显著传播，新生儿重症监护病房（NICU）中 CRKP 相关感染的发生率明显升高，对临床治疗提出了严峻的挑战。有研究显示，CRKP 感染 28 天的致死率高达 40%。为了治疗 CRKP 相关感染，临床医师可能会根据药敏试验结果将氟喹诺酮类药物与其他药物联合使用，但氟喹诺酮类药物作为儿童抗感染治疗的安全性、有效性和药动学尚不清楚，尤其是在新生儿中。中枢神经系统感染时，抗菌药物透过血脑屏障到达脑脊液中的程度是临床治疗能否成功的关键因素。本文旨在突出 CRKP 相关性儿童

化脓性脑膜炎的药物治疗，探讨左氧氟沙星在儿童中使用的安全性。合理的抗感染治疗方案常难以制订，因为指南推荐方案中的一些药物不适用于儿童，尤其是新生儿，如多黏菌素、替加环素、氨基糖苷类药物、磺胺类药物等。本文分析讨论了左氧氟沙星联合氨曲南治疗 1 例 CRKP 感染新生儿化脓性脑膜炎的病例，并对近年来氟喹诺酮类药物用于儿童抗感染治疗的研究进行文献综述，为儿童合理用药提供新的思路。

【病例概况】

患儿，女，22 日龄，体重 3.5kg，因“皮疹 2 天，发热 1 天”入院。患儿系 G1P1，孕 39^{+6}，顺产，无胎膜早破，羊水清，父母身体健康。患儿入院前 2 天颜面部出现皮疹，并于次日增多至全身。入院 1 天前夜间出现发热，热峰 38℃，毛细血管再充盈时间（CRT）＜3 秒，血压 54/38mmHg，C 反应蛋白 25.1mg/L，降钙素原 0.33ng/ml。当地医院给予头孢哌酮舒巴坦钠、毛花苷丙、多巴胺、多巴酚丁胺、肾上腺素等药物治疗；之后患儿出现抽搐，表现为四肢抽动，给予苯巴比妥治疗后症状好转。因患儿仍持续发热，遂转诊兰州大学第二医院。

入院查体：体温 38℃，脉搏 162 次 / 分，呼吸 56 次 / 分，血压 133/91mmHg，未吸氧下 SpO_2 96%。身长 54cm，头围 35.5cm，胸围 36cm。营养中等，神志清，精神反应差，皮肤发花，脐窝可见渗血。血液检查显示白细胞计数 12.8×10^9/L；白细胞分类计数，中性粒细胞百分比 0.61，淋巴细胞百分比 0.23，血红蛋白 129g/L，血小板计数 184×10^9/L；C 反应蛋白 58.4mg/L，降钙素原 0.812ng/ml；血培养和脑脊液培养均无细菌生长；脑脊液常规：潘氏试验阴性，白细胞计数 6.0×10^6/L；速检脑脊液生化：蛋白 0.78g/L，葡萄糖 2.8mmol/L，氯化物 115.2mmol/L；经颅彩色多普勒超声显示双侧室管膜下少量出血（吸收期）。入院诊断：①发热；②败血症；③化脓性脑膜炎？

【治疗过程及药学会诊】

患儿入院后给予间歇性鼻导管吸氧、保暖、补液、静脉营养、鼻饲配方奶及抗感染治疗。入院第 1 ～ 8 天，给予美罗培南 0.07g（20mg/kg），ivgtt，q8h 抗感染治疗。入院第 3 天血培养检出阳性球菌（但未做药敏试验），患儿仍间断发热，热峰 39℃，第 3 ～ 8 天加用万古霉素 0.04g（10mg/kg），ivgtt，q8h。第 9 天给药后，患儿全身皮疹症状加重，主要集中在面部、前胸，呈红色，突出皮肤，部分融合，呈片状，小部分破溃。考虑病毒性疱疹，停用美罗培南及万古霉素，于第 9 ～ 16 天给予阿昔洛韦 0.06g（15mg/kg），ivgtt，q8h 抗病毒治疗；甲泼尼龙琥珀酸钠 4mg（1mg/kg），ivgtt，qd 抗过敏治疗。入院第 12 天，患儿出现呼吸暂停，第 12 ～ 13 天给予经鼻持续气道正压通气（nCPAP）有创呼吸机辅助通气。复查经颅彩色多普勒超声显示双侧室管膜下少量出血（大部分吸收）。入院第 16 天，患儿仍有间断发热，热峰 38.6℃；脑脊液二代基因测序（NGS）检测：肺炎克雷伯菌；痰培养：CRKP 阳性，药敏试验提示仅对氨曲南、氨基糖苷类、氟喹诺酮类药物敏感；脑脊液常规：潘氏试验弱阳性，白细胞计数 22.0×10^6/L；速检脑脊液生化：蛋白 2.14g/L，葡萄糖 2.3mmol/L，氯 116.3mmol/L；经颅彩色多普勒超声未见明显异常，诊断为化脓性脑膜炎。遂停用阿昔洛韦，征得父母同意（签署知情同意书）后，第 16 ～ 32 天给予氨曲南 0.11g（30mg/kg），ivgtt，q8h 联合左氧氟沙星 0.04g（10mg/kg），ivgtt，qd 治疗；在治疗过程中，患儿出现了间歇性、不自主、不对称的四肢抖动，每次持续数秒至数十秒，因此，第16～38天给予左乙拉西坦溶液0.4ml（10mg/kg），口服，bid（3月18日～4月8日）。入院第25天，患儿发热、皮疹、四肢抖动症状较前好转；经颅彩色多普勒超声未见明显异常；脑脊液常规：潘氏试验阳性，白细胞计数$3.0 \times 10^6/L$；速检脑脊液生化：蛋白0.95g/L，葡萄糖2.2mmol/L，氯117.3mmol/L，较前好转；同时给予针灸治疗缓解四肢抖动症状，给予吞咽功能障碍训练、粗大运动功能训练、语言功能训练促进发育。入院第32天，患儿精神状态好转，无发热，偶有四肢抖动，面部有少量散在皮疹，未吸氧下无呼吸急促及呼吸困难。复查经颅彩色多普勒超声未见明显异常，停用左氧氟沙星及氨曲南。

患儿住院用药期间没有明显的药物不良反应，临床医师应随访监测常见的、预期的、潜在的不良反应，如皮疹、腹泻和潜在的肌肉骨骼或神经系统反应。

图2-1为患儿药物治疗变化的时间表。在患儿住院期间，已咨询并获得了患儿家属的知情同意，可在学术期刊上发表本病例报告和所有检查结果的图像。在涉及人类参与者的研究中所执行的所有程序都符合伦理道德机构和（或）国家研究委员会的标准，以及《赫尔辛基宣言》（2013年修订）。

【讨论与分析】

化脓性脑膜炎的诊断标准是从脑脊液培养中分离出细菌性病原体即可诊断为化脓性脑膜炎。新生儿化脓性脑膜炎最常见的临床症状是体温不稳定、易怒或嗜睡、进食困难或呕吐、囟门膨出和颈部僵硬。脑脊液检测结果异常，如脑脊液白细胞计数升高、蛋白升高、葡萄糖降低等；外周血细胞计数异常，如白细胞计数高或低、血小板计数低等。患儿入院第16天，依据脑脊液NGS和痰培养结果、临床体征、实验室检查、脑脊液检查结果，诊断为化脓性脑膜炎。

新生儿化脓性脑膜炎的支持治疗包括充分的氧合、预防低血糖、有效的抗癫痫治疗、控制颅内压升高和营养支持。在我国，新生儿化脓性脑膜炎的抗感染治疗多采用氨苄西林联合头孢噻肟治疗早发性感染（0～6日龄），氨苄西林联合第三代头孢菌素通常用于社区新生儿晚发性感染（6日后获得），出生后住院的新生儿通常使用万古霉素联合第三代头孢菌素或美罗培南。新生儿发生耐碳青霉烯类肺炎克雷伯菌化脓性脑膜炎时，抗菌药物选择有限，致死率高，及时有效的抗感染方案是治疗成功的关键。我们对使用氟喹诺酮类药物作为新生儿抗感染治疗的风险和益处的评

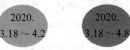

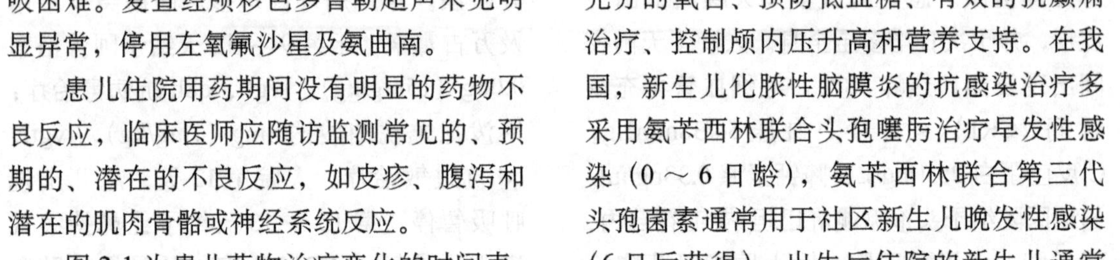

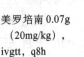

图2-1 本病例患儿药物治疗变化的时间表

估表明，在没有安全有效的抗感染药物替代时，使用氟喹诺酮类联合其他敏感药物，可降低耐碳青霉烯类革兰氏阴性菌新生儿化脓性脑膜炎的死亡风险。但在用药期间必须监测药物的不良反应。此外，患者出院后应长期随访患儿的预后。定期行骨关节的 X 线或 MRI 检查，以发现任何与氟喹诺酮类相关的肌肉骨骼等不良事件。

1. *耐碳青霉烯类肠杆菌科细菌（CRE）的耐药机制*　CRE 的耐药机制与其分子多样性有关，包括质粒介导的肺炎克雷伯菌碳青霉烯酶（Klebsiella pneumoniae carbapenemase，KPC）和金属 β- 内酰胺酶，染色体编码的 β- 内酰胺酶和广谱 β- 内酰胺酶的孔蛋白改变。肺炎克雷伯菌对碳青霉烯类抗生素的耐药机制，包括产生碳青霉烯酶，AmpC β- 内酰胺酶的过度表达和外膜孔蛋白的丢失，以及碳青霉烯类高亲和位点 PBP2 的数量下降、缺失或亲和力下调等。常见碳青霉烯酶包括：① A 类 KPC（KPC-2，KPC-3）；② B 类金属酶类碳青霉烯酶（金属 -β- 内酰胺酶）；③ D 类碳青霉烯酶。最常见的 CRE 是产生碳青霉烯酶的肺炎克雷伯菌。本例患儿感染了 CRKP，但是，我们没有分析碳青霉烯酶的类型。

2. *儿童 CRKP 治疗的抗菌药物选择*　对于 CRKP 的抗感染治疗，依据药敏试验结果需要至少两种抗菌药物的联合治疗，但目前尚不确定抗菌药物的最佳组合。联合治疗的原因包括严重的 CRKP 感染的死亡率较高，有证据表明联合治疗方案与降低死亡率和担心单药治疗耐药有关。

依据药敏试验结果，首选多黏菌素或替加环素联合氨基糖苷类、氟喹诺酮类、米诺环素、磺胺甲噁唑 - 甲氧苄啶。多黏菌素不推荐用于儿童，因其可导致肾损伤；替加环素和米诺环素可能导致儿童牙齿的永久性变色；氨基糖苷类有较大的耳毒性与肾毒性；磺胺甲噁唑 - 甲氧苄啶可致肝、肾损害，血小板减少及再生障碍性贫血，可引起胆红素脑病，因此禁用于新生儿及 2 月龄以下的婴儿。2017 年美国感染病学会《医疗相关性脑室炎和脑膜炎治疗指南》推荐对 β- 内酰胺类抗生素过敏或有美罗培南禁忌证者使用氨曲南或环丙沙星治疗革兰氏阴性菌感染（强、中）。

本例报告中，患者为晚期新生儿（22 日龄），诊断为化脓性脑膜炎、新生儿肺炎。患儿有间断性高热，同时存在感染 CRKP 的高危因素，如静脉营养、呼吸机辅助呼吸、长期使用广谱抗生素等。患儿入院前，外院使用头孢哌酮舒巴坦钠 1 次后出现皮肤发花，不排除头孢菌素类药物引起的过敏性休克。患儿入院给予美罗培南之后，患儿全身皮疹症状加重，可能存在对美罗培南过敏的情况。因此根据药敏试验结果，同时考虑到左氧氟沙星穿透血脑屏障的能力较好，临床药师建议使用左氧氟沙星联合氨曲南进行抗感染治疗，并密切监测患儿生命体征的任何变化。该方案治疗 1 周后，患儿感染相关指标、脑脊液常规、生化分析及临床症状均有明显好转。

3. *氟喹诺酮类在儿童人群中的安全性*　2019 年美国食品药品监督管理局（Food and Drug Administration，FDA）和欧洲药品管理局（European Medicines Agency，EMA）的研究报告指出，2013 ～ 2018 年使用氟喹诺酮类药物（环丙沙星、左氧氟沙星、莫西沙星）的所有患者（包括成人及儿童），其严重不良事件包括肌腱断裂、视网膜脱离、听力损失、QT 间期延长和主动脉瘤。一项纳入 2523 例 6 个月至 16 岁儿童的随机、双盲、前瞻性、长期随访的临床疗效研究表明，在 12 个月的随访中，左氧氟沙星组的肌肉骨骼不良事件多于对照组，但在5年的随访中，左氧氟沙星组与对照组的肌肉骨骼不良事件无明显差异。其他研究表明，接受氟喹诺酮类药物治疗后，儿童关节软骨损伤的发生率和严重程度远低于动物。中国食品药品监督管理局（CFDA）、FDA及EMA已批准左氧氟沙星用于治疗≥6个月儿童患者的吸入性炭疽（暴露后）；FDA和EMA批准环丙沙星用于治疗1～17岁儿童的复杂性肾盂肾炎和严重复杂的尿路感染；FDA已批准左氧氟沙星用于治疗≥6个月儿童及成人的鼠疫。因此，权衡利弊后，儿童使用氟喹诺酮类药物可能是适合的。在治疗期间，应严密监测常见的、严重的、潜在的不良事件，如潜在的肌肉骨骼或神经系统事件。

本报告中，给予患儿左氧氟沙星0.04g（10mg/kg），ivgtt，qd，治疗16天后，症状好转，未发生明显的神经、骨骼、关节、肌腱或心脏的不良事件。患儿出院后需要长期随访以监测其预后，并定期进行骨骼和关节的X线或MRI检查，以监测任何长期的肌肉骨骼不良事件。

4. *氟喹诺酮类药物及氨曲南的血脑屏障渗透性* 为了有效治疗颅内感染，抗菌药物穿过血脑屏障并达到脑内最低抑菌浓度（minimum inhibitory concentration，MIC）的能力是关键因素。多数氟喹诺酮类药物分子量约为300Da，血浆蛋白结合率较低（20%～40%），中度亲脂，在正常脑脊液和血浆中一般不解离；在脑膜无炎症时，氟喹诺酮类药物的血脑屏障透过率远高于β-内酰胺类药物（如左氧氟沙星可以高达71%）。在脑膜出现炎症时，氟喹诺酮类药物的血脑屏障透过率可以超过70%。药动学分析显示左氧氟沙星脑脊液/血浆曲线下面积（AUC）比值可达到0.4～0.6或更高。

氨曲南在脑脊液中的浓度可以达到除鲍曼不动杆菌以外的大多数革兰氏阴性菌的MIC，且发生脑膜炎症时，氨曲南也具有良好的血脑屏障通透率。Modai等的研究表明，在患者治疗的2～4天、11～20天分别采集样品，测得的氨曲南的血脑屏障通透率分别为14.2%～18.4%和5.3%～22.9%。氨曲南对多数β-内酰胺酶也较稳定，可用于治疗产β-内酰胺酶的病原菌引起的脑膜炎。

因此，患儿使用左氧氟沙星联合氨曲南治疗颅内感染可达到较高的脑脊液浓度，以获得较好的抗感染效果。

5. *左氧氟沙星的剂量选择* 《美国儿科和新生儿剂量手册》（*Pediatric & Neonatal Dosage Handbook*）推荐：对于6个月至5岁的儿童，左氧氟沙星口服或静脉剂量为8～10mg/kg，q12h，但无小于6个月儿童的推荐剂量。《马丁代尔药物大典》阐明：对于儿童和青少年，不应绝对禁止应用氟喹诺酮类药物，在权衡利弊的情况下，儿童和青少年可以使用氟喹诺酮类药物，剂量为8mg/kg（不超过250mg），q12h。相关药动学研究显示，对于6个月以上的儿童，年龄越大，左氧氟沙星的半衰期越长，然而新生儿的肾功能与较大婴儿或儿童有所不同，肾小球滤过率及肾小管分泌率低，可能使左氧氟沙星的清除较慢，但目前没有左氧氟沙星在新生儿中的药动学研究。

因此，临床药师建议给予本例患儿左氧氟沙星10mg/kg，ivgtt，qd，治疗1周后，取得了较明显的治疗效果，治疗期间监测患儿的肝肾功能均无明显异常。出院后制订了长期的随访计划，包括定期做骨骼和关节的X线或MRI检查，以发现肌肉骨骼的不良反应，定期做经颅彩色多普勒超声或 MRI 以发现神经系统的不良事件，加强护理以预防再次感染，定期进行视力、听力、智力筛查。

6. CRKP 引起的新生儿化脓性脑膜炎的治疗建议 通过在新生儿化脓性脑膜炎治疗期间参与抗菌药物调整和剂量推荐，治疗儿童 CRKP 化脓性脑膜炎，临床药师建议根据药物敏感性的结果选择敏感抗生素联合治疗，可降低单药治疗的死亡率和耐药性。采用左氧氟沙星联合氨曲南，使得感染 CRKP 的新生儿化脓性脑膜炎得到控制和缓解。左氧氟沙星的疗程不宜太长，通常为 1 ～ 2 周。治疗过程中，在评价药物疗效的同时，也要注意药物的不良反应，并进行长期随访，并根据治疗效果和不良反应的发生情况动态调整药物。支持性治疗，如充分的氧合、预防低血糖、有效的抗癫痫治疗和营养支持也同样重要。还需要加强医院感染管理，如及时护理、手卫生、接触隔离和环境清洁等。

【总结】

临床药师参与了该例新生儿化脓性脑膜炎治疗过程中的抗菌药物调整和剂量推荐，从患儿最初的治疗效果不佳到最终好转出院，在促进临床安全、合理用药中发挥了一定的作用。关注患儿用药有效性的同时，监测药物不良反应并进行长期随访也很重要。临床药师应让临床医师了解最新的儿童应用氟喹诺酮类药物的用药信息。本案例通过对 CRKP 耐药机制、抗菌药物选择、氟喹诺酮类药物在儿童患者中的安全性、氟喹诺酮类药物的血脑屏障通透性及剂量选择等方面进行分析，采用个体化的联合给药方案治疗耐药菌感染，可增强治疗效果，并减少相关不良反应的发生。

（王法琴　姜　娟　史国琴
王君棪　周素琴）

三、1 例基于 PK/PD 理论对术后颅内感染并发骨髓抑制患者药物治疗方案的调整

颅内感染是颅脑术后常见严重并发症之一，一旦发生将延长患者的住院时间，严重者危及生命。临床药师作为医疗团队成员，应发挥药学人员的专业特长，准确判断及处理药物不良反应，并对治疗方案进行调整，实施药学监护，协助医师为患者提供安全、有效的药物治疗。本文就临床药师对 1 例术后颅内感染并发骨髓抑制患者药物治疗方案的调整及药学监护进行分析总结。

【病例概况】

患者，男，41 岁，体重 65kg，于 2012 年 7 月 16 日因“间歇性右耳溢液伴头痛、发热半月余”入院。入院查体：体温 37.5℃，脉搏 89 次 / 分，呼吸 21 次 / 分，血压 100/60mmHg。神经系统查体：生理反射正常，病理反射未引出。专科检查：耳、耳廓，无畸形；乳突，有压痛，右侧耳后沟乳突区压痛；鼓膜，完整；耳道，干燥，无分泌物；鼓室，窥不入。既往史：12 岁右耳流脓，诊断为中耳炎；2002 年患脑膜炎，否认肝炎史及外伤史，预防接种按期按序进行。过敏史：否认食物、药物过敏。MRI 示①右侧乙状窦旁，乳突内良性病变：表皮样囊肿？蛛网膜囊肿？②右侧乳突炎；③双侧筛窦炎。初步诊断：①乳突占位性病变，表皮样囊肿？蛛网膜囊肿？②乳突炎（右）；③脑膜炎；④脑脊液耳漏（右）?。出院诊断：①先天性中耳胆脂瘤（右）；②颅内感染。

【治疗过程及药学会诊】

患者入院后完善各项化验、检查，排除了手术禁忌证后，于 7 月 28 日行先天性

中耳胆脂瘤切除术，术前0.5小时（在手术室）给予头孢曲松钠2.0g，ivgtt，预防围术期感染，术程顺利。术后继续予头孢曲松钠2.0g，ivgtt，q12h。8月8日出现高热和感染症状，体温达38.9℃，外周血常规：白细胞计数12.33×10⁹/L，中性粒细胞百分比0.74，血小板计数233×10⁹/L。血生化：ALT 20U/L，AST 12U/L，肾功能未见异常。腰椎穿刺结果：脑脊液（CSF）中白细胞计数950×10⁶/L，中性粒细胞百分比0.7，蛋白质2.0g/L，葡萄糖0.59mmol/L，较术前的白细胞320×10⁶/L，中性粒细胞百分比0.51，有所上升，说明抗感染治疗疗效不佳，脑脊液细菌涂片和培养结果为阴性，所以经验性更换治疗方案为哌拉西林钠/他唑巴坦钠4.5g，ivgtt，q8h。随着治疗的进行，血常规和CSF的感染性指标呈进行性下降。8月16日，CSF中白细胞计数110×10⁶/L，中性粒细胞百分比0.1。8月25日，患者突然出现高热（达39.2℃），外周血常规：白细胞计数1.0×10⁹/L，中性粒细胞百分比0.21，血小板计数54×10⁹/L。血生化：ALT 450U/L，AST 594U/L。CSF中白细胞计数36×10⁶/L，中性粒细胞百分比0.15，具体变化趋势见表2-1，此时，临床科室请求临床药师会诊。

1. *治疗方案调整及药学监护* 临床药师建议：①此患者出现的高热和外周血细胞减少考虑为哌拉西林钠/他唑巴坦钠的不良反应，建议停用。②依据抗菌药物的PK/PD特征，将抗感染治疗方案调整为头孢他啶2.0g，ivgtt，q12h，联合阿米卡星0.6g，ivgtt，qd。③对肝功能损伤与医师达成共识，予还原型谷胱甘肽1.2g，ivgtt，qd行保肝治疗。

药学监护点：①抗感染治疗的有效性。②监测血常规，关注骨髓抑制的恢复情况。③肝、肾功能的监测，耳毒性的监测（指导患者观察有无耳鸣、听力减退等现象的出现）。

2. *调整后的治疗效果及治疗终点的确定* 该患者治疗方案调整中对骨髓抑制未进行干预，仅做停用可疑药物哌拉西林钠/他唑巴坦钠的处理。停药后外周血细胞呈上升趋势，第4天（8月29日）血常规恢复正常：白细胞计数6.02×10⁹/L，中性粒细胞百分比0.33，血小板计数169×10⁹/L；肝功能也在逐渐好转，第6天（8月31日）血生化：ALT 163U/L，AST 35U/L；脑脊液细胞学检查结果显示抗感染治疗有效

表2-1 患者治疗期间血常规、血生化及脑脊液的检验结果

指标	8月8日	8月16日	8月25日	8月29日	8月31日	9月1日	9月4日
白细胞计数（×10⁹/L）	12.33	—	1.0	6.02	—	—	8.7
中性粒细胞百分比	0.74	—	0.21	0.33	—	—	0.53
血小板计数（×10⁹/L）	233	—	54	169	—	—	150
ALT（U/L）	20	—	450	—	163	—	—
AST（U/L）	12	—	594	—	35	—	—
CSF中的白细胞计数（×10⁶/L）	950	110	36	—	—	30	—
CSF中的中性粒细胞百分比	0.70	0.10	0.15	—	—	0.10	—

（9 月 1 日，CSF 中白细胞计数 30×10^6/L，中性粒细胞百分比 0.1）；肾功能无异常，耳毒性的表现均未出现。治疗终点的确定，依据 Martindale 推荐的对革兰氏阴性杆菌所致脑膜炎的治疗疗程至少为 3 周，以及《抗菌药物临床合理应用》推荐的对革兰氏阴性杆菌所致颅内感染疗程为 4 周，该患者至 9 月 4 日抗感染治疗疗程达 4 周，且该患者 CSF 感染性指标逐渐趋于正常，细菌培养仍为阴性，因此与医师沟通建议停药，继续观察。9 月 4 日血常规：白细胞计数 8.7×10^9/L，中性粒细胞百分比 0.53，血小板计数 150×10^9/L（未再出现骨髓抑制），予以出院，后继续保肝治疗，2 周后随访结果显示肝功能恢复正常。

【讨论与分析】

1. *高热和粒细胞缺乏、血小板减少考虑为哌拉西林钠 / 他唑巴坦钠的不良反应* 此患者首先经过头孢曲松治疗，脑脊液中白细胞计数和中性粒细胞的百分比未见下降反而上升，说明抗菌治疗疗效不佳，随着抗感染方案调整为哌拉西林钠/他唑巴坦钠，外周血常规和 CSF 中的白细胞计数和中性粒细胞呈进行性下降，说明治疗有效，但后期出现高热和粒细胞缺乏、血小板减少，同时 CSF 显示颅内感染仍在控制中，所以考虑高热和粒细胞缺乏、血小板减少为哌拉西林钠 / 他唑巴坦钠的不良反应。据文献报道，哌拉西林钠 / 他唑巴坦钠长期使用可出现白细胞减少和骨髓抑制，此患者已使用 17 天，未联合其他药物，考虑与哌拉西林钠 / 他唑巴坦钠的相关性强，经后期停药和更换抗菌药物后，血常规各项指标恢复为正常，进一步证实高热和骨髓抑制为哌拉西林钠 / 他唑巴坦钠的不良反应。同时，考虑肝功能损伤也与哌拉西林钠 / 他唑巴坦钠的不良反应相关，因患者仅使用此种药物，且文献报道在使用哌拉西林钠 / 他唑巴坦钠的过程中，有出现肝功能指标异常的可能。

2. *颅内感染的病原学分析及药物选择*

（1）颅内感染的病原学分析：此患者脑脊液涂片染色和细菌培养均为阴性，经验性治疗需考虑可能的病原体。首先经过哌拉西林钠 / 他唑巴坦钠抗感染治疗，脑脊液中白细胞计数和中性粒细胞下降，说明抗感染治疗有效，同时参考卫生部全国细菌耐药监测网和兰州大学第一医院《微生物检验通讯》数据，院内感染常见细菌为铜绿假单胞菌、鲍曼不动杆菌等革兰氏阴性菌，且为多药耐药型（MDR），再者，哌拉西林钠 / 他唑巴坦钠治疗有效，结合以上两点考虑铜绿假单胞菌感染的可能性大。

（2）基于 PK/PD 的药物选择：中枢神经系统是人体防御功能最薄弱的区域，因为血脑屏障的存在和淋巴系统的缺乏，此处体液免疫和细胞免疫功能显著降低，所以抗感染治疗必须选择高效、广谱的杀菌剂，并且应为血脑屏障透过能力强，血清蛋白结合率低的药物，故针对可能的病原体选择头孢他啶与阿米卡星联合抗感染治疗。头孢他啶为杀菌性广谱抗生素，且可耐受大多数的 β- 内酰胺酶，其抗菌谱包括革兰氏阴性菌中的铜绿假单胞菌及其他假单胞菌属，肺炎克雷伯杆菌及其他克雷伯杆菌属等；头孢他啶可分布于脑脊液中，其穿透完整的血脑屏障的能力差，而当脑膜有炎症时，脑脊液内则会有更高的治疗浓度；头孢他啶与血清蛋白的结合率较低，约为 10%。依据《抗菌药物临床应用指导原则》，针对铜绿假单胞菌所致的颅内感染，宜选的药物为头孢他啶联合氨基糖苷类，所以选择阿米卡星联合治疗。阿米卡星对铜绿假单胞菌及其他假单胞菌、不动杆菌属、产碱杆菌属等亦有良好作用；在组织分布方面，尽管阿米卡星透过血脑屏障的能力差，但如果细菌性脑膜炎患者入院时脑脊液中的葡萄糖小于1.0mmol/L，则阿米卡星可在脑脊液中获得较高的浓度；阿米卡星的血清蛋白结合率低，约为4%。此外，依据PK/PD理论，头孢他啶为时间依赖性抗菌药物，选择q12h的给药频次，而阿米卡星为浓度依赖性抗菌药物，选择qd的给药频次。综上，头孢他啶和阿米卡星的抗菌谱、组织分布、血清蛋白结合率等PK/PD特征符合颅内感染的治疗要求，在此基础上，选择合理的剂量和给药频次，从而达到预期的临床治疗效果。

【总结】

本文探索了临床药师参与术后颅内感染患者的临床实践模式。分析了骨髓抑制与治疗药物的相关性，并为术后颅内感染并发骨髓抑制患者调整治疗方案、实施动态药学监护。结果显示，调整治疗方案后患者的骨髓抑制明显改善，颅内感染得到良好的控制。临床药师通过发挥专业特长，分析临床问题，结合药物的PK/PD理论，解决临床问题，提高了药物治疗的安全性和有效性。

（何忠芳　王晓华　武新安　陈小婉）

四、1例颅后窝术后颅内感染患者治疗方案的调整及围术期感染的危险因素分析

神经外科术后颅内感染是术后常见的并发症之一，也是严重的院内感染，严重影响了手术效果，直接影响患者的预后。其中颅后窝术后颅内感染是幕上开颅术后的3～6倍，更为高发，治疗起来也非常棘手。临床药师作为医疗团队成员，应发挥药学人员的专业特长，对药物治疗方案进行优化和调整，并实施药学监护，协助医师为患者提供安全、有效、经济的药物治疗。本文就临床药师对1例颅后窝术后颅内感染患者治疗方案的调整及围术期感染的危险因素进行分析总结。

【病例概况】

患者，男性，54岁，体重60kg，于2011年7月20日因“渐进性双下肢无力伴上肢麻木30年，声音嘶哑2年余”以小脑扁桃体下疝畸形入院。入院查体：体温36.5℃，脉搏78次/分，呼吸19次/分，血压108/78mmHg。神经系统查体：神清，精神可，语畅，双侧瞳孔等大正圆，直径3mm，对光反应灵敏，脑神经未见明显异常，颈软，无抵抗，克尼格征阴性，痛、温觉明显减退，全身深感觉存在，双上肢肌力5级，双下肢肌力4级，肌张力高，膝腱、跟腱反射亢进，左侧病理征阳性。头部、脊髓MRI：小脑扁桃体下疝畸形，脊髓空洞症。诊断：小脑扁桃体下疝畸形，脊髓空洞症。

【治疗过程及药学会诊】

患者入院后完善各项化验、检查，排除了手术禁忌证后，于7月21日行颅后窝减压术、小脑扁桃体切除术，术前0.5小时（在手术室）、术后都予头孢硫脒2.0g，iv，预防围术期感染，术程顺利，手术持续时间8小时，术后予依达拉奉清除自由基、血凝酶止血、胞磷胆碱促进脑代谢、复方氨基酸等营养支持和预防感染等治疗。7月25日出现高热症状，体温达39.0℃，当日行腰椎穿刺，26日行腰大池引流术，并做相应的脑脊液（CSF）化验。

1. 患者体温变化　患者7月21日至8月10日共21天，一直以来神清、精神可，体温分别为38.1℃、38.3℃、39.1℃、

37.8℃、39.0℃、39.0℃、37.2℃、37.8℃、37.0℃、37.0℃、36.5℃、37.8℃、37.0℃、37.0℃、37.4℃、37.4℃、37.2℃、36.3℃、37.0℃、37.0℃、37.0℃。

2. 患者脑脊液引流情况　7 月 26 日至 8 月 12 日每天腰大池引流出淡黄色至黄色的脑脊液，量为 350 ～ 400ml/24h。

3. 患者 CSF 常规、生化、细胞学检查及细菌培养、涂片情况　7 月 25 日至 8 月 17 日做 CSF 检查共 15 次，包括 CSF 常规、生化、细胞学检查。CSF 常规：颜色为淡黄色、黄色。蛋白质定性：阳性；透明度：浑浊—微浑—透明。CSF 生化：蛋白质，0.73～2.12g/L ↑（正常参考值 0.15～0.45g/L）；氯化物，106.02 ～ 117.61mmol/L ↓（正常参考值 120 ～ 130mmol/L）；糖，0.56 ～ 2.33mmol/L ↓（正常参考值 2.5 ～ 4.4mmol/L，其中 8 月 10 日为 3.44mmol/L）。CSF 细胞学检查结果见表 2-2。7 月 28 日、7 月 30 日连续 2 次 CSF 涂片染色未查到细菌，8 月 1 日 CSF 细菌培养结果为 48 小时无细菌生长，8 月 3 日结果为未查到细菌，无细菌生长。

4. 治疗方案调整及药学监护　8 月 6 日，临床医师要求临床药师会诊，患者体温 37.2℃，血常规无异常，抗感染治疗为头孢硫脒 2.0g，iv，q12h，治疗 4 天（7 月 22 日至 7 月 25 日）；头孢曲松 2.0g，iv，q12h，7 月 25 日至 8 月 6 日（已治疗 12 天）；利奈唑胺 0.6g，iv，bid，7 月 27 日至 8 月 6 日（已治疗 10 天）；替硝唑 0.4g，iv，bid，治疗 3 天（7 月 27 日至 7 月 29 日）；氟康唑，0.2g，iv，qd，7 月 30 日至 8 月 6 日（已治疗 7 天）。结合患者症状和实验室检查结果，明确为颅内感染，与医师交流后建议将药物治疗调整为加用哌拉西林 / 他唑巴坦，4.5g，iv，q8h；甲硝唑 0.5g，iv，q8h，停用利奈唑胺，余治疗方案不变，医师采纳。并针对新的治疗方案进行药学监护，监测肝、肾功能及密切观察有无癫痫发作等。

5. 调整后治疗效果　治疗方案调整后患者的脑脊液细胞学检查结果显示，脑脊液白细胞计数和中性粒细胞百分比一直呈下降趋势，具体结果见表 2-2。说明抗感染治疗有效，药学监护结果显示无异常。由于经济原因，8 月 22 日患者要求出院，出院带药继续治疗至 4 周。

【讨论与分析】

1. 方案调整依据

（1）颅内感染可能的病原体：此患者脑脊液涂片染色和细菌培养均为阴性，经验性治疗需考虑可能的病原体。首先经过上述抗菌药物治疗，脑脊液中白细胞计数和中性粒细胞出现下降后又回升，说明抗菌治疗开始有效，随着治疗的进行，病原体出现变迁，治疗无效。分析如下：利奈唑胺为唑烷酮类合成抗生素，抗菌谱覆盖

表 2-2　患者住院期间的 CSF 细胞学检查结果

	日期														
	7.25	7.26	7.27	7.28	7.29	8.1	8.2	8.3	8.4	8.5	8.7	8.9	8.10	8.15	8.17
白细胞计数（$\times 10^6$/L）	4000	6240	5120	680	66	650	840	1030	770	1230	430	110	60	50	47
中性粒细胞百分比	0.96	0.94	0.97	0.88	0.90	0.85	0.87	0.80	0.87	0.85	0.70	0.35	0.20	0.30	0.40

革兰氏阳性（G^+）菌，包括耐甲氧西林的菌株，在合理的剂量和频次下治疗10天，治疗无效需考虑感染可能的病原体为革兰氏阴性（G^-）菌；头孢曲松虽对G^-菌的抗菌活性强，但由于中枢神经系统感染治疗的复杂性，可能与抗菌力度不足有关。此外，患者的颅内感染为院内感染，院内感染常见菌为G^-菌，参考神经外科细菌培养多显示铜绿假单胞菌、鲍曼不动杆菌等G^-菌，且为多药耐药型，结合以上两点考虑为G^-菌感染的可能性大，也不排除厌氧菌混合感染。

（2）药物的选择：中枢神经系统是人体防御功能最薄弱的区域，由于血脑屏障的存在和淋巴系统的缺乏，此处体液免疫和细胞免疫功能显著降低，抗感染治疗必须选择高效、广谱的杀菌剂，必须透过血脑屏障的能力强。所以针对可能的病原体（主要考虑铜绿假单胞菌）选择哌拉西林/他唑巴坦，以加强G^-菌治疗，针对厌氧菌选择甲硝唑；且此2种药物符合上述要求，依据药动学/药效学理论，其为时间依赖性抗菌药物，所以选择q8h的给药频次，治疗疗程为4周。

2. *术后颅内感染的危险因素及预防*　国外报道颅脑术后颅内感染发生率为1%～8%，将欧洲与北美洲的术后感染进行系统评价，结果显示欧洲发生率为北美洲的近3倍。国内各地报道不一，洪有波等报道颅脑术后颅内感染率为3.13%；唐莎等报道其发生率为15.51%。导致颅脑术后感染的常见危险因素有①开颅手术：患者往往手术创面大，手术暴露时间长，并且会破坏血脑屏障及脑膜的保护作用。②术后置管引流也为细菌生物膜的形成提供了有利条件，从而增加感染的危险性。有研究报道术后引流可使感染危险增加8.4倍。③脑室外引流也容易引起颅内感染发生，其发生率与引流时间有关，前4天内发生率最低，第10～12天发生率最高，感染发生的平均时间为6.8天，在必须行脑室外引流时应尽量缩短引流时间，＜5天为佳。④术后脑脊液漏：脑脊液漏液时间越长，感染概率越大。其中，颅后窝术后感染率远高于幕上开颅手术，陆健报道幕下开颅手术后颅内感染率为8.7%，幕上开颅手术后的颅内感染率为2.5%。其主要原因有①颅后窝手术操作复杂，手术难度往往较大，手术切口暴露时间长，部位深，有利于细菌繁殖。②颅后窝手术一般有骨质缺损，且硬膜很难缝合严密，切口直接与硬膜及脑脊液接触，不易愈合，易形成切口脑脊液漏，致使颅内感染。

针对神经外科手术和颅后窝手术特点，以及围术期感染的危险因素，依据《卫生部办公厅关于抗菌药物临床应用管理有关问题的通知》（卫办医政发〔2009〕38号），临床药师建议如下：①颅后窝手术预防用抗菌药物最好选择头孢曲松，因其长达8小时的半衰期和良好的透过血脑屏障的能力等药动学特征，选择于术前0.5小时或麻醉诱导时在手术室给药；②若手术时间超过3小时或失血量＞1500ml，术中一定要追加1次剂量（头孢曲松除外）；③术中严密缝合硬脑膜；④尽量缩短手术时间；⑤正确放置引流管，使其位置略低于脑室水平，防止引流液反流入颅内；⑥引流管放置时间，引流管一般在术后24小时拔除；⑦将脑室外引流者安置在消毒隔离的病房内，当一侧脑室引流时间过长时，应更换至另一侧脑室引流；⑧手术过程中应用过滤净化空气，因空气污染可成为主要的污染来源。

【总结】

本文就临床药师对 1 例颅后窝术后颅内感染患者治疗方案的调整及围术期感染的危险因素进行总结分析，依据颅内感染和医院细菌耐药情况，结合抗菌药物的抗菌谱、药动学特征，调整治疗方案并进行药学监护。同时进行文献分析，总结颅脑手术围术期感染的危险因素，提出预防建议。调整治疗方案后，患者的脑脊液实验室检查指标明显改善，取得了良好的治疗效果。

此病例为临床药师介入临床的一个成功案例。从此病例可看出，临床药师协助医师解决临床问题是临床药师切入临床的有效途径，但需逐渐强化医学理论知识，培养临床思维能力，增进与患者和医护人员的交流，为患者优化、调整、制订治疗方案并提供个体化的药学监护，提升药物治疗的安全性、有效性和经济性。

（何忠芳　郑茂华　徐吉光　雒以诚）

参考文献

何忠芳，王晓华，武新安，等，2014. 基于 PK/PD 理论对术后颅内感染并发骨髓抑制患者药物治疗方案的调整 [J]. 中国新药杂志，23(12): 1462-1464.

何忠芳，杨蓉蓉，朱琳，等，2022. 大剂量维生素 B_1 治疗韦尼克脑病 1 例 [J]. 中国新药与临床杂志，41(2): 122-124.

何忠芳，郑茂华，徐吉光，等，2012. 后颅窝术后颅内感染患者治疗方案的调整及围术期感染的危险因素分析 [J]. 中国药房，23(38): 3629-3631.

刘建昆，苏红艳，曾小燕，等，2015. 我国临床药师参与临床药物治疗会诊现状文献分析 [J]. 中国药房，26(23): 3297-3300.

彭官良，邢翔飞，贾亮亮，等，2019. 基于文献分析的三级甲等综合医院药学会诊工作现状 [J]. 中国临床药学杂志，28(3): 223-226.

周鹏翔，董淑杰，李潇潇，等，2022. 基于 PDCA 循环法构建标准化药学会诊模式 [J]. 中国医院药学杂志，42(20): 2177-2181.

Wang FQ, Jiang J, Shi GQ, et al, 2020. Anti-infective treatment of purulent meningitis caused by carbapenem-resistant Klebsiella pneumoniae in a newborn: a case report[J]. Transl Pediatr, 9(5): 713-719.

第3章　药学监护与典型案例分析

第一节　概　　述

20世纪90年代初，美国明尼苏达大学药学院的Hepler和Strand教授首次提出了药学监护（pharmaceutical care，PC）的概念，这一概念的出现标志着医院药学的发展进入了一个崭新时代。药学监护是指药师应用药学专业知识向公众提供直接、负责任、与药物使用有关的监护，以期提高药物治疗的安全性、有效性与经济性。近年来，药学监护已成为国内外医院药学的热门领域，也是药学工作模式改革的重要方向。

国家卫生健康委员会也在近30年的医院药学工作推进中，逐渐从呼吁药师参与临床合理用药工作，到现在的全面推进拓展药学服务内涵,从政策层面给予大力支持。国家卫生健康委员会办公厅《关于印发医疗机构药学门诊服务规范等5项规范的通知》（国卫办医函〔2021〕520号）和中国医院协会关于发布《医疗机构药事管理与药学服务》九项团体标准的通知（2022年1月1日实施），将药学监护确定为核心内容之一。药学监护的服务对象和药学监护的内容已在第1章进行了阐述，为实现同质化、规范化、标准化的药学监护，中国医院协会药事专业委员会组织编制了药学监护标准，标准分为总体要求、服务过程（监护对象、监护内容、监护结果、监护记录、监护时限）、质量控制与评价改进3个关键环节。此标准为建立药学监护收费标准管理体系提供了基础。

药学监护标准建议有条件的医疗机构参考护理分级，根据患者病情和（或）用药情况进行评定而确定监护级别，监护级别的制定依据患者生理特点、特殊疾病特点、特殊用药情况、接受特殊治疗和其他方面可分为3级，其中一级监护最为复杂，对人员资质要求最高，其后依次为二级监护、三级监护。值得注意的是，标准对药学监护的质量控制、成效评估及持续改进均提出基本要求，医疗机构应在管理制度中明确考核内容、考核标准并组织实施。药学监护的考核内容应包括：药师实施药学监护的患者范围和数量、监护要点、用药建议内容、药物不良反应处置过程及上报情况、针对患者用药依从性的措施等。评价药学监护质量，可开展有效性评价、安全性评价、患者用药依从性评价等。具体形式与内容可匹配国家或地方在等级医院评审及绩效考核中的相关要求。近年来，已有医疗机构利用先进的信息技术手段，开发构建电子药历管理平台或智慧临床药师工作站，协助药师开展药学服务工作，使更多的患者接受药学监护，也便于对药学监护的考核。

王智超等学者调查国内医院药学监护现状的结果表明，我国三级医院住院患者药学监护工作的开展率为 78.5%，二级医院开展率为 33.3%。骆丽芳等对我国药学监护文献进行分析，从监护病种看，排名前五的疾病是感染性疾病、呼吸系统疾病、肿瘤疾病、心血管疾病、免疫系统疾病。从监护结果看，我国药学监护工作起步较晚，近年来发展才相对加快，临床药师的工作能力和水平也逐年提高，但是药学监护工作的广度和深度还需加强。

对于初步开展临床药学工作的药师，药学监护可以从某个疾病药物治疗方案的合理性评价到治疗方案的优化由浅至深逐渐过渡。如在“1 例帕金森病患者的药学监护实践”中，作者对患者的全程药物治疗做了全面梳理，对多巴丝肼服药时间及注意事项、金刚烷胺的选择及服药时间、催眠药物的更换、通便药物的替代方案及出院教育进行了全程管理。“1 例甲氨蝶呤治疗银屑病合并脑梗死患者的病例分析”中，患者经甲氨蝶呤治疗后出现严重黏膜炎、骨髓抑制等问题，作者通过梳理患者药物治疗经过及用药后出现的新的临床问题，分析明确与甲氨蝶呤相关，及时对症治疗并密切监测直到患者症状完全缓解出院。“1 例艾滋病伴自身免疫性溶血性贫血及多种机会性感染患者的药学监护”中，临床药师在指导糖皮质激素类药物合理使用、监测抗结核药物的不良反应、识别药物性肝损伤、协助医师评估及调整药物治疗方案等多个方面对患者实施了药学监护，提高了患者用药的安全性及有效性。本章收集了神经系统疾病、感染性疾病、呼吸系统疾病、消化系统疾病及抗凝治疗的药学监护的典型案例，涉及特殊人群、特殊疾病状态和特殊药物等，临床药师关注了全程的药物治疗并实施药学监护，发挥了药学人员的专业特长，协助医师为患者提供安全、有效、经济的药物治疗，也体现了临床药师较为扎实全面的药学知识储备及日臻成熟的临床药学思维，希望能为药师实施规范的药学监护提供思路和参考。

（周素琴）

第二节　典型案例分析——神经系统疾病治疗的药学监护

一、1 例帕金森病患者的药学监护实践

帕金森病是一种中老年人常见的运动障碍疾病，起病缓慢，逐渐进展，药物治疗是整个治疗过程中首选的主要治疗手段。然而，在发病和治疗过程中，某些药物会引起或加重病情，因此需要高度关注药物的规范合理使用、相互作用和不良反应等。临床药师作为医疗团队成员，应发挥药学人员的专业特长，对药物治疗方案进行全程监护和优化，协助医师为患者提供安全、有效、经济的药物治疗。本文就临床药师对 1 例帕金森病患者实施的药学监护总结分析如下。

【病例概况】

患者，女，68 岁，主因“行走缓慢伴四肢不自主抖动 1 年余”于 2011 年 12 月 21 日以帕金森病收住院。入院查体：体温 36.3 ℃，脉搏 70 次 / 分，呼吸 19 次 / 分，

血压 110/70mmHg。神经系统查体：神清，精神差，言语不清，声音嘶哑，查体欠合作，慌张步态，颈有抵抗，克尼格征（–），布鲁津斯基征（–），双瞳孔等大正圆，左：右 =3.0mm ：3.0mm，双眼球各方向运动自如到位，双侧对光反应灵敏，双侧面肌对称，伸舌居中，咽反射迟钝，四肢肌张力高，双上肢肌力 4 级，双下肢 3^{+} 级，双上肢腱反射活跃，双下肢腱反射正常，双侧指鼻试验、跟膝胫试验不合作，全身深浅感觉、皮质复合感觉检查未见明显异常，双侧巴宾斯基征（–）。既往史及用药史：高血压 1 年余，血压最高达 210/110mmHg，2010 年 7 月始长期服用利血平 2 片，bid 或 tid；2010 年 11 月被诊断为帕金森病，开始服用多巴丝肼（美多巴）0.125g，bid，后期自行调整为 0.25g，bid；长期服用脑心通、银杏叶片、复方丹参片等；睡眠障碍时，睡前服用艾司唑仑 1mg。不良反应史：服用多巴丝肼时出现胃部不适和性欲亢进的不良反应。否认糖尿病、心脏病病史。入院诊断：帕金森病，高血压 3 级（极高危组）。

【治疗过程及药学监护】

入院后给予多巴丝肼（美多巴）0.125g，bid，后减为 0.0625g，tid；金刚烷胺 0.1g，bid；氨氯地平 5mg，qd；其他辅助和对症支持治疗，治疗 10 天后，症状明显缓解，出院后继续治疗。

1. 多巴丝肼片服药时间及注意事项 该患者在入院前诊断为帕金森病（虽然 2010 年 7 月开始服用利血平，同年 11 月诊断帕金森病，但家属诉在服利血平前已有帕金森病症状，未就诊），服用多巴丝肼治疗，在治疗过程中，因症状控制不佳，自行加量，并出现头痛、头晕等症状。此次入院后，医师调整剂量，临床药师同时做好用药指导，多巴丝肼片的服药时间为餐前 1 小时或餐后 1.5 小时，同时避免与高蛋白饮食同服，如与牛奶、鸡蛋等错开服用。

2. 金刚烷胺的选择及服药时间 此患者帕金森病症状的表现为四肢抖动和活动困难，查体尤以下肢的肌张力高为著，且有利血平服药史。依据金刚烷胺对肌强直和运动迟缓比抗胆碱药更为有效及其对药物诱发的锥体外系疾病有效，与医师沟通后建议联合金刚烷胺 0.1g，bid，最后一次于下午 4 时前服用。

3. 催眠药物的更换 患者于 12 月 26 日出现失眠，入院前服用艾司唑仑，建议医师更换为唑吡坦 5mg，qn，改善睡眠效果明显。

4. 通便药物的替代 12 月 24 日患者诉 5 天（入院前 2 天，入院后 3 天）未大便，及时给予开塞露入肛。25 日家属诉未能大便，予苁蓉通便口服液，但当时医院临时缺药，临床药师建议使用聚乙二醇电解质散（舒泰清），医院现有的品种为复方聚乙二醇电解质散（和爽），规格为 68.56g，结合患者需要通便的目的，建议取出 1/5 包，冲成 200ml 溶液，口服，且与其他口服药物间隔 2 小时服用。结果为服药 2 次后，开始排便。

5. 出院教育 资料显示，住院患者的用药教育是临床药学工作的切入点。患者有高血压，入院后停用利血平，更换为氨氯地平 5mg，qd，降压治疗。同时，临床药师做好用药教育：遵医嘱服用多巴丝肼、金刚烷胺，不得随意增减剂量或停药；不得随意更换降压药，避免服用北京降压 0 号、复方降压片等，因上述复方制剂中均含有利血平；并定期监测肝、肾功能和血压，嘱患者和家属做好服药与症状改善跟踪记录，以便下次就诊时供医师参考。

【讨论与分析】

1. 药物对帕金森病的影响 本例患者

在服用利血平降压治疗时，帕金森病的症状在加重，所以患者自行将多巴丝肼片加量，可能与使用利血平加重帕金森症状有关。因利血平为中枢性降压药，可使囊泡功能不全，使神经末梢失去浓缩和贮存去甲肾上腺素、多巴胺的能力，加重帕金森病的发展。医师和药师一致认为应立即停用，更换其他降压药。

2. *关注药物的吸收与分布*　口服药物的吸收和分布是药物发挥疗效的重要环节。多巴丝肼片中左旋多巴的吸收是经芳香氨基酸主动转运系统从小肠吸收，左旋多巴的吸收率与吸收量受胃排空率、胃液 pH 及药物接触胃和小肠黏膜降解酶时间的长短等因素影响。在小肠，因与食物中氨基酸竞争吸收位，可显著影响左旋多巴的吸收。基于以上原因，应餐前 1 小时或餐后 1.5 小时服用，提高其生物利用度；左旋多巴需要进入中枢神经系统发挥作用，其通过血脑屏障进入中枢神经系统的过程也是一个由芳香氨基酸载体介导的主动转运过程，饮食蛋白与左旋多巴的竞争可以发生在此水平，所以应避免多巴丝肼片与高蛋白饮食同服，促进左旋多巴在脑内的分布，以发挥其最大疗效。

3. *关注药效学与药动学*　临床药师在医疗团队和药物治疗中应充分发挥药学的专业特长，熟练应用药理作用和药动学特征，解决临床问题。关于患者便秘的处理，开塞露无效，考虑口服制剂，因酚酞片禁用于高血压患者，故欲用舒泰清，但医院现有的品种只有和爽（为全肠灌洗制剂），依据舒泰清的各组分比例，建议和爽的通便用法为取出 1/5 包，冲成 200ml，口服，作用机制为聚乙二醇 4000 为长链线性聚合物，口服后几乎不吸收，不分解，和水分子结合形成较稳定的氢键，进入肠道后，使肠道内容物的水分不被结肠过分吸收，有效增加肠道体液成分，刺激肠蠕动，促进结肠恢复正常生理运动，且处方中无机盐成分与服用的适量水分保证了肠道与体液之间的水、电解质交换平衡。

患者出现睡眠障碍，院外服用艾司唑仑，依据《中国帕金森病治疗指南（第二版）》，帕金森病患者睡眠障碍的治疗可选用短效的镇静催眠药，所以建议选择唑吡坦。美国《精神障碍诊断和统计手册（第四版）》（DSM-Ⅳ）中提到非苯二氮䓬类催眠药物唑吡坦可作为原发性失眠的首选药物，由于药物选择性拮抗 GABA-BZDA 复合受体，故只有催眠作用而无镇静、肌肉松弛和抗惊厥等作用，可改善患者的睡眠结构，不容易产生失眠反弹和戒断综合征等。唑吡坦的 $t_{1/2}$ 为 2.4 小时，作用持续 6 小时，为短效制剂，且此患者为 68 岁老年患者，建议为 5mg，qn 更适合。

4. *关注药物的相互作用*　患者入院前合用利血平与多巴丝肼片，利血平可能通过排空中枢多巴胺而对抗左旋多巴的抗帕金森病作用，英国注册药物信息建议两者应避免合用。鉴于有害的相互作用，所以入院后立即停用利血平。

入院前艾司唑仑与多巴丝肼片合用，资料表明艾司唑仑可减弱左旋多巴的疗效。研究报道显示，在同时使用左旋多巴和苯二氮䓬类如地西泮、硝西泮或氯氮䓬的患者中出现了帕金森综合征的可逆性恶化。基于以上两点，艾司唑仑与多巴丝肼片不宜合用，入院后更换了催眠药物艾司唑仑。

聚乙二醇电解质散说明书中的药物相互作用提示，本品用于肠道清洁时，服用前 1 小时服用的其他口服药物可能会被从胃肠道冲走而不被吸收。虽本患者的治疗目的为通便，但为了减少相互作用，建议此患者服用该药最好与其他口服药物间隔2小时，以免影响其他口服药物的吸收。

5. 关注药物的不良反应 金刚烷胺的不良反应有失眠等，此患者时有失眠发生，据此指导患者最后一次服药时间为下午4时前，以免引起失眠。患者在入院前服用多巴丝肼片0.25g，bid时，出现胃部不适和性欲亢进的不良反应，入院后继续观察，减量为0.0625g，tid时，未再出现性欲亢进的不良反应，胃部不适明显减轻，增加了药物治疗的依从性。

在本病例的治疗过程中，临床药师和医师、护士对患者进行密切的观察，与患者家属进行良好的沟通，使患者及其家属积极配合治疗，疗效显著。因此，临床药师只有真正深入临床，才能真正了解病情、观察用药效果和不良反应的情况，从而发挥专业特长，解决临床问题，在此过程中让医护人员认识到临床药师在药物治疗团队中的作用，为临床药学工作的顺利开展奠定了基础。

【总结】

本文探讨了帕金森病患者药学监护的内容和模式，以保障用药的安全有效。临床药师根据患者的用药史和病情变化提供用药指导和相关治疗建议，与临床医师讨论，共同制订个体化的治疗方案。结果显示：临床药师通过实施药学监护，优化了治疗方案，解决了临床问题。建议临床药师积极参与临床实践，发挥药学专业特长，可提高药物治疗的有效性、安全性和依从性。

（何忠芳 王天红 陈 军）

二、1例重症脑出血患者的药学监护实践

脑出血是指非创伤性脑实质内的出血，主要是因脑内小动脉或毛细血管破裂，血液流入脑实质而引起的一系列症状和体征。脑出血急性期患者极易发生脑疝、中枢性高热、电解质紊乱、应激性溃疡、压疮等并发症。而重症多数为老年患者，抢救治疗时大多进行各种侵袭性操作，易引起肺部感染、消化道感染和泌尿系感染等，从而导致病情恶化，甚至死亡。临床药师作为医疗团队成员，应发挥药学人员的专业特长，对药物治疗方案进行全程监护，协助医师为患者提供安全、有效、经济的药物治疗。本文就临床药师对1例脑出血患者在血压控制、消化道感染、肝肾功能监测等方面所做的药学监护进行了分析总结。

【病例概况】

患者，女，60岁，于2010年3月7日因突发意识不清伴呕吐1小时余，以脑出血入院。查体：体温36.5℃，脉搏78次/分，呼吸15次/分，血压210/110mmHg；神经系统查体：中度至深度昏迷，双侧瞳孔等大正圆（d=2.5mm），对光反应无，余神经系统无法查；头颅CT：右侧丘脑出血并破入脑室系统。入院诊断：①脑出血（右侧丘脑出血并破入脑室系统）；②高血压3级（极高危组）；③冠心病[经皮冠状动脉介入治疗（PCI）术后]；④2型糖尿病。既往史：高血压1年余，最高150/110mmHg，未正规服药；糖尿病10年，长期服用降血糖药，胰岛素治疗3年；否认食物药物过敏史，无输血史。当时急诊行“双侧侧脑室穿刺外引流术”，术后深昏迷，双侧瞳孔等大正圆（d=2.5mm），对光反应无，转入ICU治疗，先后以奥美拉唑预防应激性溃疡，甘露醇、甘油果糖降颅内压，氨溴索化痰，全肠外营养（TPN），胰岛素静脉泵入降血糖，乌拉地尔、硝普钠静脉泵入降血压，后过渡为固体制剂硝苯地平控释片，厄贝沙坦胃管注入降压，头孢哌酮钠/舒巴坦钠、

利奈唑胺、氟康唑等抗感染治疗，留置鼻胃管、导尿管，后行气管切开等，并进行心电监测、指脉氧监测、血糖监测、动态血压监测、吸痰、气管切开等护理。病情相对平稳后，3 月 29 日转入神经外科治疗，继续给予依达拉奉清除自由基，降颅内压、降血压、降血糖，治疗下呼吸道感染、消化道感染，化痰，营养支持，保肝等治疗，病情稳定，意识逐渐恢复。

【治疗过程及药学监护】

1. 降压药的调整　3 月 25 日、26 日该患者连续 2 天早上出现血压下降，26 日降至 90/60mmHg，当时即予多巴胺 180mg 静脉泵入升压治疗，之后血压基本维持在 120/80mmHg 左右。查看医嘱降压药为硝苯地平控释片 45mg，qd，胃管注入；厄贝沙坦 100mg，qd，胃管注入。询问 ICU 护士血压下降与服药时间的关系：服药时间为 7：00，出现血压下降的时间为 8：00。考虑血压下降与硝苯地平控释片的服用方法不当（研碎后胃管注入）有关，建议医师改为氨氯地平片或硝苯地平片，医师即时采纳，改为硝苯地平片 10mg，tid，胃管注入之后血压一直平稳，未再出现剧烈下降的情况。

2. 腹泻及消化道出血的治疗　4 月 2 日该患者出现腹泻，大便颜色发黑，每日达 3 ～ 5 次，医师给予蒙脱石散和盐酸小檗碱片治疗腹泻，同时予泮托拉唑 40mg，bid。4 月 6 日黑色水样便，达 7 ～ 8 次 / 日。粪便常规：隐血阳性（+++）。临床药师考虑腹泻及黑粪可能与长时间使用广谱抗菌药物头孢哌酮钠 / 舒巴坦钠有关，建议做粪便常规分析、便涂片检查、菌群分析，并加用甲硝唑片 0.4g，tid；复合乳酸菌胶囊 0.33g，tid；维生素 K_1 注射液 10mg，qd，im。以上建议医师当即采纳。4 月 8 日粪便常规：黄色软便，隐血弱阳性，回报菌群分析结果（4 月 6 日样本）球杆菌比为 16 ：1。继续上述治疗，腹泻逐渐好转，4 月 11 日大便颜色正常，停用维生素 K_1 注射液，大便频次逐渐趋于 1 ～ 2 次 / 日。4 月 16 日停用甲硝唑片、蒙脱石散和盐酸小檗碱片。

3. 蒙脱石散、微生态制剂与盐酸小檗碱片的服用间隔时间　临床药师建议蒙脱石散与其他药物的服用时间间隔为 2 小时，微生态制剂复合乳酸菌与盐酸小檗碱片也不要同时服用，最好间隔 1 小时，医师均予以采纳。

4. 肠内营养　4 月 9 日该患者意识状态为浅昏迷，鼻饲饮食，营养支持主要以 TPN 为主，腹泻好转。建议医师过渡为肠内营养，予以肠内营养乳剂（TP）500ml/d，温热后慢速鼻胃管滴入。观察患者耐受情况，连续 2 天耐受良好，后加量至 1000ml/d 进行肠内营养支持，并辅以米汤适量，基本满足卧床患者的热量需求，停止静脉营养。患者病情平稳，意识逐渐好转。

5. 监测肝肾功能　该患者应用多种药物治疗，应及时评估肝肾功能。3 月 31 日监测肝功能，ALT 112U/L、AST 73U/L，高于正常参考值。建议医师进行保肝治疗，予以葡醛内酯片 0.1g，tid，胃管注入。3 周后复查肝功能正常。

【讨论与分析】

1. 关注药物的特殊剂型和作用特点　本病例中使用的硝苯地平控释片，必须整片吞服，不能咬、嚼、掰断药片。由于其为控释制剂，通过膜调控的推拉渗透泵原理，在 24 小时内近似恒速释放药物，以达到长效、平稳降压的目的。本例患者采用研碎后胃管注入的给药方法，破坏了控释制剂的结构，使药物快速全部释放，吸收后血药浓度过高，使血压突然下降，以致出现低血压。临床医师应注意对意识障碍、不能进食、吞咽困难等患者不能选择此剂型，应选择半衰期长的钙通道阻滞药（如氨氯地平）等。

2. *关注患者症状和药物不良反应的相关性* 药物不良反应监测是临床药师为临床提供药学服务的重要工作内容之一。此患者出现腹泻，首先应考虑是否与使用药物引起的不良反应有关。纵观患者的治疗过程，抗菌药物的使用有阿莫西林克拉维酸钾、美罗培南、头孢哌酮钠/舒巴坦钠，均为广谱抗菌药，且使用时间较长，粪便球杆菌比16∶1（成人球杆菌比大于1∶3为肠道菌群失调），考虑此为抗生素相关性腹泻。腹泻黑粪为胃肠道出血，不考虑应激性溃疡所致，因其脑部情况稳定。考虑也许与使用头孢哌酮钠/舒巴坦钠引起的维生素K缺乏有关，其发生机制可能与头孢哌酮分子中含有*N*-甲基硫四氮唑侧链有关，该结构影响机体对维生素K的合成，引起机体内维生素K水平降低而导致凝血功能障碍。基于以上分析，首先应停用抗菌药物，4月4日痰培养结果回报：鲍曼不动杆菌。药敏试验结果显示，鲍曼不动杆菌只对头孢哌酮钠/舒巴坦钠和多黏菌素B敏感，余全耐药。因此不能停用抗菌药物，只能对症治疗。抗生素相关性腹泻大多由难辨梭状芽孢杆菌引起，治疗多选用甲硝唑口服或静脉滴注，或万古霉素口服，疗程一般在10天左右。胃肠道出血采用补充维生素K治疗。

3. *关注药物的相互作用* 临床上，患者的药物治疗通常是联合用药。临床药师必须关注药物与药物、食物间的相互作用，从吸收、分布、代谢、排泄等药动学环节和作用靶点、作用机制等药效学环节分析。如蒙脱石散可吸附多种病原体，同时可能影响其他药物的吸收，所以服用时必须与其他药物间隔1～2小时。微生态制剂是根据微生态学原理，利用对宿主有益的正常菌群或促进物质制成的生物制品，维持和调整微生态平衡。复合乳酸菌胶囊是含有乳酸杆菌、嗜乳酸杆菌和乳酸链球菌3种菌种的新型微生态制剂，而盐酸小檗碱片对细菌有抑制作用，尚未有资料表明盐酸小檗碱片与复合乳酸菌没有相互作用，故最好选择分开服用。

4. *营养支持* 依据《危重患者营养支持指导意见（草案）》和《中国卒中患者营养管理专家共识》，且数十年来大量强有力的证据表明，住院患者中存在普遍的营养不良，而这种营养不良（特别是低蛋白性营养不良）不仅增加了平均住院时间和医疗费用的支出，而且显著增加了住院患者的病死率，而早期适当的营养支持治疗则可显著降低平均住院时间与费用。在临床上，TPN和部分肠外营养（PPN）是积极给予的，而序贯营养支持过渡为肠内营养（EN）有待加强。系统评价EN和肠外营养（PN）的结果显示，当患者胃肠功能可以耐受时，应首选EN，因其可获得与PN相同的效果，且能减少感染等并发症，在医疗费用方面也优于PN。本病例患者使用肠内营养乳剂（TP）可能会出现恶心、呕吐或腹泻等胃肠道反应，临床药师指导患者少量多次、温热后给予，增加了患者的耐受性和依从性。

5. *监测肝肾功能、血常规、电解质* 重症患者治疗时大多数应用多种药物，而药物大多是通过肝脏代谢、肾脏排泄，或以原型从肾脏排泄或从肝肾双通道排泄，会影响肝肾功能，并且有血液系统和电解质紊乱的不良反应等。运用临床药师的药学思维方式，必须做好药学监护，密切监测生化指标（肝肾功能、血常规、电解质），分析其与药物不良反应的相关性，以便及时调整治疗方案或对症处理（如保肝治疗等），在保证药物治疗有效性的同时，提高其安全性。

【总结】

临床药师结合脑出血治疗原则及并发症处理原则，分析治疗方案，为 1 例重症脑出血患者制订个体化的药学监护计划并实施全程药学监护。对脑出血患者实施药学监护，可及时发现患者的药物治疗问题，避免了严重后果的出现，提高了药物治疗的依从性、安全性和有效性。

（何忠芳　郑茂华　徐吉光
雒以诚　陈广迪　武新安）

三、1 例甲氨蝶呤治疗银屑病合并脑梗死患者的病例分析

银屑病俗称牛皮癣，以青壮年发病为主，为免疫相关的慢性、复发性、炎症性皮肤病，治疗的目的在于控制病情，减缓向全身发展的进程，减轻自觉症状及皮肤损害，尽量避免复发，提高患者生活质量。甲氨蝶呤（methotrexate，MTX）于 1948 年问世，作为一种叶酸拮抗药，最初用于治疗儿童白血病。1951 年有报道称应用 MTX 治疗银屑病、银屑病性关节炎、类风湿关节炎具有较好的疗效。1971 年，FDA 正式批准 MTX 作为治疗银屑病的药物。长期小剂量 MTX 方案现已广泛用于治疗中、重度银屑病，具有价廉、疗效可靠的优点。而 MTX 不良反应主要为胃肠道反应、肝肾功能损害、口腔等黏膜溃疡、骨髓抑制等，大剂量尚可致高尿酸血症性肾病及明显骨髓抑制，甚或贫血和血小板下降而致皮肤或内脏出血。本研究通过临床药师参与 1 例给予 MTX 治疗后出现严重黏膜炎、骨髓抑制的银屑病合并脑梗死患者的治疗过程，探讨临床药师在参与临床实践、提供药学监护中的方法和作用。

【病例概况】

患者，男，78 岁，主因“口腔疼痛 8 天，加重伴红肿溃疡 4 天”入院。患者于 2017 年 1 月 13 日因银屑病复发，就诊于当地医院皮肤科，门诊予 MTX 2.5mg，bid，口服，复方丙酸氯倍他索软膏局部涂抹，2 天后出现口腔黏膜疼痛，未予重视。疼痛逐渐加重，红肿溃疡形成、出血，伴咽痛，进食水后加重，伴肛门溃疡，口腔、肛门疼痛明显，严重影响睡眠进食，无恶心呕吐，无皮疹，无尿血便血，无腹痛腹泻。于 2017 年 1 月 20 日就诊于甘肃省人民医院口腔科，给予聚维酮碘漱口，牛碱性成纤维细胞生长因子局部涂抹，自服阿莫西林每次 1 粒，bid，并停 MTX，病情无好转。为进一步诊治来甘肃省人民医院，当日血常规示白细胞计数 $2.9\times10^9/L$，血小板计数 $80\times10^9/L$，门诊以白细胞减少待查、口腔感染、肛周感染收入血液科。既往病史：高血压病史 30 余年，口服硝苯地平控释片 30mg，qd，厄贝沙坦氢氯噻嗪片 75mg，qd，血压控制可；脑梗死病史 20 余年，长期口服阿司匹林治疗，10 余年前再次发生腔隙性脑梗死（具体治疗不详）。

入院体格检查：体温 36.8 ℃，脉搏 91 次 / 分，呼吸 18 次 / 分，血压 135/89mmHg。痛苦面容，口唇大片溃疡，伴血迹，口腔黏膜红肿溃疡，上腭附着白斑，牙龈红肿溃疡，咽部充血明显，双侧扁桃体无肿大，其余无特殊。入院当日血常规示白细胞计数 $2.9\times10^9/L$，中性粒细胞百分比 0.615，红细胞计数 $4.13\times10^{12}/L$，血红蛋白 136.0g/L，血小板计数 $80\times10^9/L$，

葡萄糖 7.4mmol/L，钠 134.2mmol/L，钙 2.04mmol/L，磷 0.64mmol/L，超敏 C 反应蛋白 26.0mg/L。

【治疗过程及药学监护】

入院当日血常规：白细胞计数 2.9×10^9/L，属Ⅱ度骨髓抑制，予重组人粒细胞刺激因子 150μg 皮下注射升白细胞。患者目前存在骨髓抑制并预计存在较长时间骨髓抑制，且口腔、肛门等部位溃疡形成、出血，故给予头孢唑肟 2.0g，q12h，静脉滴注，联合伏立康唑 0.2g，q12h，静脉滴注，预防感染。给予碳酸氢钠、甲硝唑、亚叶酸钙等漱口，以预防口腔感染，促进黏膜修复；口服谷氨酰胺呱仑酸钠颗粒、泮托拉唑胶囊以保护肠道黏膜；外用重组牛碱性成纤维细胞生长因子凝胶涂于溃疡以促进创面愈合；继续服用硝苯地平控释片 30mg，qd；厄贝沙坦氢氯噻嗪片 75mg，qd，控制血压；同时加强静脉营养对症支持治疗。入院第 3 天，复查血常规：血小板计数 68×10^9/L，下降较快，给予酚磺乙胺、血凝酶等预防消化道出血，白介素 -11 升血小板。患者既往有脑梗死病史，长期口服阿司匹林治疗，但目前血小板计数较低，临床医师与临床药师讨论后，权衡出血与再发脑梗死风险，一致决定暂停服用阿司匹林，密切关注患者病情。1 周后，患者口腔黏膜红肿溃疡减轻，诉疼痛减轻，皮肤黏膜无黄染及出血点。复查血常规：白细胞计数 7.0×10^9/L，中性粒细胞百分比 0.622，淋巴细胞计数 1.16×10^9/L，红细胞计数 3.50×10^{12}/L，血红蛋白 114.0g/L，血小板计数 192×10^9/L，各项指标逐渐回升。停静脉液体，嘱继续漱口液漱口，口服叶酸片、甲钴胺片补充造血原料，促进病情恢复。10 天后，病情基本恢复，血常规正常，安排出院。

【讨论与分析】

MTX 作为一种叶酸还原酶抑制剂，主要抑制二氢叶酸还原酶而使二氢叶酸不能还原成有生理活性的四氢叶酸，从而使嘌呤核苷酸和嘧啶核苷酸的生物合成过程中的转移作用受阻，导致 DNA 的生物合成受到抑制。其主要作用于细胞周期的 S 期，属细胞周期特异性药物，不影响休止期细胞，呈时间依赖性，但因选择性差，干扰正常细胞的代谢，因而临床表现出不同程度的不良反应。通常以小剂量 MTX 治疗银屑病，患者耐受性较好，很少发生严重不良反应。结合本例患者现有病史及用药史，临床药师认为上述不良事件与 MTX 给药剂量、同时服用药物及患者自身 MTX 相关代谢酶基因存在一定关系。

1. MTX 给药剂量　MTX 作为系统治疗银屑病的一线药物，具有疗效佳和成本低的特点。《中国银屑病治疗专家共识（2014 版）》指出，可以每周单次或分 3 次口服、肌内注射或静脉滴注，通常用药 4 ～ 12 周临床显效。起始剂量每周 5 ～ 10mg，平均剂量每周 10 ～ 15mg；随着皮损改善，逐渐减量，每 4 周减 2.5mg。而老年人初始剂量应更低，每周 2.5 ～ 5mg（总量≤ 30mg）。给药剂量必须根据个体来决定，必须进行血液学监测，每周应用 1 次 MTX，24 小时后服用叶酸 5mg，之后每日 1 次，在不影响疗效的情况下可降低不良反应。

本例患者为老年人，院外口服 MTX 片，每次 2.5mg，bid，根据专家共识里的数据，给药剂量偏大。患者连续用药 2 天后出现口腔黏膜疼痛，未予重视，仍继续口服药物。后疼痛逐渐加重，红肿溃疡形成、出血，伴咽痛，进食水后加重，伴肛门溃疡，口腔、肛门疼痛明显，遂停服 MTX，此时 MTX

累计给药量达 35mg。MTX 常见不良反应有胃肠道刺激、黏膜溃疡、口腔炎等。短期应用有可能发生骨髓抑制，再生障碍性贫血；长期应用对肝功能可造成损伤。入院后，患者血小板减少明显，血常规逐渐降低，临床药师认为上述黏膜反应及骨髓抑制为 MTX 所致，且院外 MTX 口服剂量偏大。小剂量 MTX 治疗银屑病采用每周单次或分 3 次的给药方法，区别于传统的每日给药，患者误用的风险较高，可致严重不良反应。国内外均有 MTX 误用中毒的文献报道。CFDA 于 2017 年 5 月 5 日发布第 75 期《药品不良反应信息通报》提醒临床关注 MTX 的误用风险。临床药师需充分认识并重视 MTX 可能出现的患者使用错误问题，同时对服用该药患者应做好用药指导，详细告知患者及其家属正确的用药方法、疗程，加强依从性，遵医嘱使用，不可擅自停药，以免耽误疾病的治疗。

2. *药物相互作用*　阿司匹林可用于治疗感冒、发热、头痛、牙痛、关节痛、风湿病，还能抑制血小板聚集，预防和治疗缺血性心脏病、心绞痛、心肺梗死、脑血栓形成，也可用于血管形成术及旁路移植术。临床药师查阅相关药品说明书发现，阿司匹林与 MTX 同用时，因其竞争性与血浆蛋白结合，使 MTX 从血浆蛋白结合部位游离出来，导致血药浓度升高而增加不良反应。魏筱华等报道 MTX 不良反应的发生率直接取决于 MTX 血药浓度的高低和持续时间的长短。而本例患者脑梗死病史 20 余年，既往口服阿司匹林治疗脑梗死，阿司匹林可使血小板的环氧合酶乙酰化，减少血栓素 A2 的生成，对血栓素 A2 诱导的血小板聚集产生不可逆的抑制作用。结合阿司匹林长期用药史，临床药师认为阿司匹林与 MTX 同服也是此患者发生不良事件的重要因素之一。目前患者出现骨髓抑制，尤以血小板降低明显，若继续服用阿司匹林，为数不多的血小板聚集作用更弱，黏膜出血甚至颅内出血发生的风险增高；而阿司匹林停药可能再次出现脑梗死或心肌梗死。临床医师与临床药师共同讨论，权衡利弊，一致同意暂停服用抗血小板药阿司匹林，使用白介素 -11 升血小板的同时，密切监测血常规、凝血功能、血压控制情况。

3. *MTX 相关代谢酶基因*　MTX 在皮肤科应用广泛，但不良反应又限制了其临床使用。而且，其不良反应在不同患者间的差异较大，监测个体对 MTX 的反应具有重要临床意义。MTX 作为一种叶酸拮抗剂，对叶酸代谢途径中的多个酶具有抑制作用。亚甲基四氢叶酸还原酶（methylenetetrahydrofolate reductase，MTHFR）是 MTX 发挥药理作用最关键的调节酶，该调节酶活性的高低与 MTX 的临床疗效发挥及不良反应的发生有着密切的联系。近年来，国内外多个研究认为 *MTHFR* 基因位点 C677T、A1298C 多态性与 MTX 不良反应存在相关性。杨旭燕等报道，MTHFR677TT/CT 基因型患者使用 MTX 不良反应的发生率可能更高。本例患者为老年男性，给药前未行 MTX 相关代谢酶基因检测，若其为 MTHFR677TT/CT 基因型，则更易发生 MTX 相关的不良反应。鉴于患者服用 MTX 后出现上述一系列不良事件，建议下次用药前行 MTX 相关代谢酶基因检测，根据基因型调整给药剂量。

【总结】

本文通过对 1 例甲氨蝶呤治疗银屑病合并脑梗死患者的病例进行分析，为临床治疗过程中药物相互作用、不良事件的判断和治疗提供思路。临床药师参与 1 例给予甲氨蝶呤治疗后出现严重黏膜炎、骨髓抑制的银屑病合并脑梗死患者的治疗过程中，建议暂停服抗血小板药阿司匹林，密切监测血常规、凝血功能等情况。医师采纳临床药师建议，嘱患者暂停服阿司匹林，注射白介素-11升血小板的同时，密切监测血常规、凝血功能、血压控制情况。10天后，病情基本恢复，血常规正常，安排出院。临床药师在临床工作中应积极发挥应有作用，与临床医师通力协作，积极开展药品不良事件监测工作，详细询问患者既往用药史，采取有效的干预措施，共同促进合理用药，提升治疗效果。

（游丽娜　皮　婷　姜　坤　杨孝来）

四、药师对缺血性脑卒中二级预防用药依从性和危险因素控制的干预

脑卒中的高发病率、高复发率、高死亡率和高致残率严重危害着人民的健康和生活质量，已成为重大的公共卫生问题。我国缺血性脑卒中约占脑卒中的70%，且研究表明，其年复发率高达17.7%。目前，国内外已有循证医学证据表明，持续使用抗血栓药物和有效控制危险因素对改善患者预后非常关键，能减少可避免的脑卒中复发、残疾和死亡。患者对药物治疗的良好依从性是实现这一目标的重要途径。因此，本研究以兰州大学第一医院神经内科收住的急性缺血性脑卒中患者为研究对象，评价临床药师的干预对缺血性脑卒中患者抗血栓药物使用的依从性、危险因素的药物治疗及控制达标情况的影响。

【资料与方法】

1. 病例纳入、排除及剔除标准　纳入标准：①发病时间距离入院时间＜7天的急性缺血脑性卒中患者；②年龄≥18岁；③均经颅脑CT或MRI检查证实。排除标准：①短暂性脑缺血发作、脑出血、脑肿瘤、脑创伤、血液系统疾病等引起的脑卒中及其他非缺血性脑卒中；②有任何严重或威胁生命的基础疾病（心、肺、肝、肾衰竭，血液系统疾病，恶性肿瘤等）患者。剔除标准：随访期内因各种原因失访及死亡者。

2. 研究设计　前瞻性地依据纳入和排除标准入选2015年1月至2015年12月入住兰州大学第一医院神经内科的急性缺血性脑卒中（动脉粥样硬化血栓性脑梗死、脑栓塞、腔隙性脑梗死、脑分水岭梗死）患者，诊断依据为《中国急性缺血性脑卒中诊治指南2014》中的诊断标准。随机分组（随机数字表）进入干预组或对照组。制作缺血性脑卒中患者基线调查表及二级预防用药教育表，填写2组患者的年龄、性别、住院号、入院时的美国国立卫生研究院脑卒中量表（NIHSS）评分、日常生活活动能力量表-巴氏指数（ADL-BI）评分、血压、血糖（空腹）、糖化血红蛋白（HbA1c）、总胆固醇（TC）、甘油三酯（TG）、高密度脂蛋白胆固醇（HDL-C）、低密度脂蛋白胆固醇（LDL-C）、尿酸（UA）、纤维蛋白原（Fg）及同型半胱氨酸（Hcy），生活方式（吸烟、饮酒），既往病史（高血压、糖尿病、血脂异常及心房颤动等），既往用药史及血压、血糖等的监测、达标情况，住院期间的治疗药物及出院诊断，出院时的NIHSS、ADL-BI评分，出院带药（方案）等。同时，临床药师对干预组的出院带药（方案）在医师交代的基础上，进行纸质材料＋口头讲解的用药教育干预。

3. 干预方法　对照组：由医师常规进行疾病的药物治疗及二级预防的指导。干预组：在对照组的基础上，出院时由专职临床药师对出院带药（方案）编写用药教育材料、床旁讲解并和患者互动，让患者充分了解脑梗死二级预防的重要性。讲解

具体包括：①每种药物的治疗价值及作用；②服用疗程、服用时间（饭前、饭后、晨起、睡前）及频次，如抗血栓药物阿司匹林或氯吡格雷需要长期服用，降压药物需要晨起服用，降血糖药物阿卡波糖需要与第一口饭同服，餐时胰岛素门冬胰岛素注射液紧邻餐前皮下注射，降压药物、降血糖药物在服用的过程中务必进行血压、血糖的监测并要求达标；③特殊剂型的使用方法，如缓、控释制剂和肠溶制剂禁止研碎、嚼碎等；④不良反应的防范，如抗血栓药物的出血倾向监测等。

4. 随访及指标　由专职临床药师在出院后 6 个月对 2 组患者进行电话随访，随访内容及指标按标准操作流程进行：①询问患者康复情况，在 6 个月内有无再次发生脑梗死。②出院时二级预防药物的使用依从性：阿司匹林、氯吡格雷或华法林是否在持续服用，剂量有无调整（华法林的剂量依据 INR 的监测情况进行调整）；他汀类药物是否在持续服用；降压药物、降血糖药物持续服用的情况，有无监测及达标的情况。③有无不良反应的发生及处理情况。

5. 统计学方法　采用 SPSS 11.5 统计软件，计量资料以 $\bar{x} \pm s$ 表示，组间比较采用独立样本 t 检验，组内比较采用成对样本 t 检验；计数资料用百分率表示，组间比较采用 χ^2 检验，$P < 0.05$ 认为差异有统计学意义。

【结果】

1. 2 组患者基线资料及比较　依照纳入和排除标准共纳入 210 例患者，其中干预组 106 例，对照组 104 例，在出院后 6 个月随访时失访脱落 19 例（各种原因联系不到 14 例，死亡 5 例），未完成随访，所以剔除 19 例，最终纳入 191 例，其中干预组 97 例，对照组 94 例。基线特征包括 2 组患者的年龄、性别、生活方式（吸烟）、NIHSS 评分（入院、出院时），ADL-BI 评分（入院、出院时）、高血压患者数量、糖尿病患者数量及其空腹血糖、HbA1c、TC、TG、LDL-C、HDL-C、UA、Hcy、Fg 等，经过比较，差异无统计学意义（均 $P > 0.05$），具有可比性（表 3-1）。

表 3-1　2 组患者的一般资料比较

	干预组（n=97）	对照组（n=94）	P 值
年龄（岁）	65.46 ± 10.48	66.30 ± 12.07	0.72
男性例数（%）	59（60.82）	60（63.82）	> 0.05
吸烟例数（%）	31（31.96）	26（27.66）	> 0.05
NIHSS（入院时）	5.30 ± 3.96	5.49 ± 5.18	0.85
NIHSS（出院时）	2.79 ± 2.14[a]	2.31 ± 2.67[a]	0.35
ADL-BI（入院时）	70.81 ± 22.14	69.31 ± 25.88	0.77
ADL-BI（出院时）	83.60 ± 20.09[a]	88.43 ± 18.88[a]	0.24
高血压例数（%）	76（78.35）	64（68.08）	> 0.05
糖尿病例数（%）	35（36.08）	32（34.04）	> 0.05
空腹血糖（mmol/L）	11.76 ± 5.25 （35 例 DM）	13.27 ± 6.02 （32 例 DM）	0.49

续表

	干预组（n=97）	对照组（n=94）	P 值
糖化血红蛋白（%）	9.09±2.19 （35 例 DM）	8.93±2.03 （32 例 DM）	0.85
TC（mmol/L）	4.43±1.19	4.74±1.00	0.25
TG（mmol/L）	1.63±0.85	1.63±0.81	0.997
HDL-C（mmol/L）	1.13±0.26	1.15±0.32	0.67
LDL-C（mmol/L）	2.73±1.03	3.07±0.91	0.15
UA（μmol/L）	310.29±110.34	295.81±88.00	0.54
Fg（g/L）	2.99±0.59	3.03±0.63	0.81
Hcy（μmol/L）	18.66±9.30	16.74±6.38	0.32

注：a. 与入院时比较，$P < 0.01$。DM. 糖尿病。

2. 2 组患者出院后 6 个月随访时抗血栓药物服用的依从性比较　所有 2 组患者出院时均给予阿司匹林或氯吡格雷或阿司匹林联合氯吡格雷（双抗）或华法林的抗血栓治疗。干预组 97 例，其中 10 例为双抗治疗（出院时再次指导患者双抗治疗 21 天后调整为阿司匹林或氯吡格雷的单药治疗）；对照组 94 例，其中 8 例为双抗治疗。出院后 6 个月随访时 2 组患者为阿司匹林或氯吡格雷或华法林的单抗治疗，其中出院时服用华法林者均在坚持服用且 INR 在 2～3。与对照组相比，干预组有依从性较高的趋势，但差异无统计学意义（$P > 0.05$），详见表 3-2。

3. 2 组出院后 6 个月随访时他汀类药物使用的依从性比较　2 组患者出院时给予调脂和稳定斑块治疗的药物为阿托伐他汀钙片或瑞舒伐他汀钙片。与对照组相比，干预组 6 个月随访时他汀类药物使用的依从性高于对照组，差异具有统计学意义（$P < 0.05$），详见表 3-2。

表 3-2　2 组出院后 6 个月随访时抗血栓药物及他汀类使用的依从性比较［例（%）］

	干预组（n=97）	对照组（n=94）	P 值
出院时服用阿司匹林者	69	78	
出院时服用氯吡格雷者	28	12	
出院时服用华法林者	10	12	
6 个月时坚持服抗血栓药物者	84 （86.6）	76 （80.9）	＞0.05
出院时服用他汀类药物者	93	90	
6 个月时坚持服他汀类药物者	70 （75.3）	53 （58.9）	＜0.05

4. 2 组出院后 6 个月随访时降压药物使用依从性及血压监测和达标情况　比较 2 组患者出院时给予的降压药物为氨氯地平片、硝苯地平控释片、硝苯地平缓释片、厄贝沙坦、厄贝沙坦 / 氢氯噻嗪、美托洛尔、坎地沙坦、依那普利叶酸片、咪

达普利和缬沙坦等。干预组和对照组各 4 例患者因处于脑梗死急性期或血压低于 140/90mmHg 未给予降压治疗，干预组出院指导时告知急性期后应将血压控制在 140/90mmHg 以下。干预组 6 个月随访时降压药物的使用依从性与对照组相比，差异不具有统计学意义（$P > 0.05$）。但与对照组相比，干预组 6 个月随访时进行持续血压监测及达标的患者较多，差异具有统计学意义（$P < 0.05$），详见表 3-3。

表 3-3　2 组出院后 6 个月随访时降压药物使用依从性及血压监测和达标的情况比较［例（%）］

	干预组（n=97）	对照组（n=94）	P 值
高血压患者	76	64	
出院时服用降压药物者	72（94.7）	60（93.8）	> 0.05
6 个月时坚持服药者	65（85.5）	51（79.7）	> 0.05
6 个月时持续血压监测的患者	63（82.9）	44（68.8）	< 0.05
6 个月时血压达标的患者	60（78.9）	40（62.5）	< 0.05

5. 2 组出院后 6 个月随访时降血糖药物使用依从性及血糖监测和达标情况比较　2 组所有糖尿病患者出院时均给予降血糖的药物治疗，其药物为二甲双胍、阿卡波糖、甘精胰岛素、门冬胰岛素、预混胰岛素 30R、格列喹酮、格列美脲和瑞格列奈等。血糖综合控制目标为空腹血糖 4.4 ～ 7.0mmol/ L，非空腹血糖 10mmol/ L。干预组 6 个月随访时降血糖药物的使用依从性与对照组相比，差异不具有统计学意义（$P > 0.05$）。与对照组相比，干预组 6 个月随访时进行血糖监测的患者数量高于对照组，差异也不具有统计学意义（$P > 0.05$）。但与对照组相比，干预组 6 个月随访时血糖达标的患者数量高于对照组，差异具有统计学意义（$P < 0.05$），详见表 3-4。

表 3-4　2 组出院后 6 个月随访时降血糖药物使用依从性及血糖监测和达标的情况比较［例（%）］

	干预组	对照组	P 值
糖尿病患者	35	32	
出院时服用降血糖药物者	35（100）	32（100）	> 0.05
6 个月时坚持服用降血糖药物者	30（85.7）	26（81.3）	> 0.05
6 个月时血糖监测的患者	29（82.9）	20（62.5）	> 0.05
6 个月时血糖达标的患者	25（71.4）	15（46.9）	< 0.05

6. 2 组出院后 6 个月随访时出现药物不良反应、死亡及复发的例数比较　干预组 97 例中出现不良反应者 3 例：1 例服用二甲双胍后体重减轻，所以停药；1 例服用华法林后皮肤偶有前臂瘀青，但密切监测 INR，未停药；1 例服用华法林后 INR 升高至 2.67，自诉当时服用中药三七粉等，考虑与联合使用的药物有关，后密切监测 INR 未停药。在 6 个月的随访期内干预组死亡 2 例，无再发脑梗死的患者。对照组 94 例患者中出现不良反应 5 例，分别为胃部不适 3 例，后停药；2 例因担心他汀类药物影响肝功能而停药。在 6 个月的随访期内，对照组中死亡 3 例，没有再发脑梗死的患者。2 组在不良反应、死亡及复发率方面没有差异。

【讨论与分析】

缺血性脑卒中又称脑梗死，重在预防，其预防措施包括持续使用抗血栓药物和有效控制危险因素。临床上抗血栓药物主要包括抗血小板聚集药物（阿司匹林、氯吡格雷和替格瑞洛等）和抗凝药物华法林，危险因素主要包括高血压、糖尿病、血脂异常、心房颤动、高同型半胱氨酸血症、高尿酸血症和不健康的生活方式（吸烟、饮酒）等。患者在长期用药的过程中，随着症状的逐渐好转或完全康复或经济原因，用药的依从性逐渐下降，所以如何提高缺血性脑卒中患者二级预防药物治疗的依从性已成为该领域研究课题的一个重要分支。

本研究结果显示，2 组患者抗血栓药物的使用率在出院时为 100%，在 6 个月随访时干预组的依从性高于对照组，分别为 86.6% 和 80.9%，但没有显著性差异。研究报道（中国国家卒中登记数据库）9998 例缺血性脑卒中患者出院后 3 个月时抗血栓药物使用的依从性为 80.4%，本研究结果与之相比略高，这可能与近几年医院神经内科医师对脑血管病的科普宣教和规范治疗有关，同时也与神经内科有专职的临床药师参与用药教育有关。临床药师在参与查房和用药教育的过程中，调查发现阿司匹林和氯吡格雷的抗血栓剂量均在指南推荐的合理剂量范围内（75 ～ 150mg/d 和 75mg/d），但对服药时间和不良反应的认识不够，如阿司匹林肠溶片的用药误区是担心阿司匹林对胃的刺激作用，应选择餐后服用。事实上，餐后服用阿司匹林肠溶片，胃内 pH 升高，易导致阿司匹林肠溶片在胃内崩解，同时胃内容物的存在使阿司匹林在胃内滞留的时间延长，也导致崩解增多，这两方面增加了药物对胃的刺激，所以阿司匹林肠溶片宜餐前或空腹服用，由于空腹时胃内酸性环境强，肠溶衣不易溶解且胃排空速度快，在胃内停留时间短，从而可减少药物对胃黏膜的损伤，既可降低不良反应又可增加生物利用度。同时，临床药师通过向患者讲解抗血小板聚集药物的出血倾向及防范知识，可提高抗血栓药物使用的依从性。

胆固醇水平是影响缺血性脑卒中复发的重要因素，降低胆固醇水平可以减少缺血性脑卒中的发生、复发和死亡。他汀类药物降胆固醇的目标被进一步提升为降低动脉粥样硬化性心血管疾病（ASCVD，包括动脉粥样硬化相关的缺血性脑卒中）的风险，他汀类药物已成为 ASCVD 二级预防的基础治疗方案之一。研究报道缺血性脑卒中患者出院后 3 个月时他汀类药物使用的依从性为 62.3%，本研究 6 个月的随访结果为干预组、对照组他汀类药物的依从性分别为 75.3% 和 58.9%，即干预组高于对照组。这与药师向患者进一步讲解他汀类药物使用的重要性和其不良反应的防范有关。

高血压是脑卒中最重要的危险因素，研究显示，缺血性脑卒中患者中高血压的发生率为 70%，本研究显示，干预组和对照组缺血性脑卒中合并高血压的发生率分别为 78.35% 和 68.08%，与上述研究结果相似。研究报道缺血性脑卒中患者出院后 3 个月时降压药物使用的依从性为 79.2%，与本研究 6 个月随访时（干预组、对照组的依从性分别为 85.5% 和 79.7%）相似。研究显示我国高血压的治疗率和控制率均较低，分别为 34.1% 和 9.3%，本研究表明，缺血性脑卒中合并高血压患者出院后 6 个月随访时干预组治疗率、控制率分别为 85.5% 和 78.9%，对照组治疗率、控制率分别为 79.7% 和 62.5%，显著高于上述研究。且在控制达标率和血压监测方面，干预组高于对照组，差异存在统计学意义。这与脑梗死合并高血压患者对血压的管理比单纯高血压患者更重视有关，也与神经科医师对患者的反复宣教是分不开的；同时，药师也应讲解服用降压药物的重要性和注意事项，如缓释、控释制剂的特殊注意事项，避免研磨、压碎使用等；此外，还应指导患者进行血压监测和目标值的管理。通过上述细节的实施，有助于提高降压药的用药依从性和高血压的控制达标率。

糖尿病和糖尿病前期是缺血性脑卒中患者复发和死亡的独立危险因素。我国缺血性脑卒中患者糖尿病的患病率高达 45.8%，本研究显示，干预组和对照组缺血性脑卒中合并糖尿病的发生率分别为 36.08%和 34.04%，略低于上述研究结果。研究显示缺血性脑卒中患者出院后 3 个月时降血糖药物使用的依从性为 82.7%，与本研究 6 个月随访时（干预组、对照组的依从性分别为 85.7%和 81.3%）相似。但本研究干预组的血糖达标率高于对照组，与药师向患者的进一步宣教和血糖的目标管理有关。

本研究表明临床药师和医师组成医疗团队参与临床查房、用药教育和用药咨询等弥补了医师、护士工作繁忙与患者在用药细节方面沟通不足的问题。通过药学干预，提高了患者对所患疾病的重视，增加了相关用药知识，提高了患者二级预防用药的依从性和危险因素的控制达标率。研究表明临床药师在心血管疾病和糖尿病慢性病管理中发挥了举足轻重的作用。本研究的局限性在于纳入的患者为单中心、数量较少，随访时间较短，仅能反映药学干预对部分缺血性脑卒中患者用药依从性的影响，将来更重要的是规范二级预防流程，加强慢性病长期管理，可提高二级预防药物的实施率，从而降低脑血管病的复发率，提高患者的生活质量。

【总结】

本文评价了药师的干预对缺血性脑卒中患者二级预防用药依从性和危险因素控制达标情况的影响。前瞻性地入选某院神经内科收住的缺血性脑卒中患者，并将患者随机分为干预组和对照组。对照组：由医师常规进行疾病的药物治疗及二级预防的指导。干预组：在对照组的基础上，出院时由专职临床药师对出院带药（方案）和用药教育材料进行床旁讲解。出院后 6 个月由专职临床药师对 2 组患者进行电话随访。结果显示，共纳入 210 例患者，剔除失访脱落 19 例，最终纳入 191 例，其中干预组 97 例，对照组 94 例。2 组患者出院后 6 个月随访时：①抗血栓药物使用的依从性，干预组有依从性较高的趋势，但差异无统计学意义（$P > 0.05$）。②他汀类药物使用的依从性，干预组的依从性高于对照组，差异具有统计学意义（$P < 0.05$）。③降压药物使用依从性及血压监测和达标的情况，干预组降压药物的使用依从性与对照组相比，差异不具有统计学意义（$P > 0.05$）。但与对照组相比，干预组进行持续血压监测及达标的患者数量高于对照组，差异具有统计学意义（$P < 0.05$）。④降血糖药物使用依从性及血糖监测和达标的情况，干预组降血糖药物的使用依从性和血糖监测的患者与对照组相比，差异不具有统计学意义（$P > 0.05$）。但与对照组相比，干预组血糖达标的患者数量高于对照组，差异具有统计学意义（$P < 0.05$）。⑤出现药物不良反应、死亡及复发的例数，2 组无差异。结论为通过临床药师对缺血性脑卒中患者进行用药指导的干预，提高了二级预防用药依从性和危险因素的控制达标率。

（何忠芳　鲁雅琴　王　颖
陈　军　陈江君　刘　宁
王晓霞　陶丽君　成文媛
王庆庆　刘　琦）

五、1例二尖瓣机械瓣膜置换术后合并癫痫患者脑出血的用药分析

华法林为双香豆素类中效抗凝药，其作用机制为竞争性对抗维生素K的作用，抑制肝细胞中凝血因子的合成，还具有降低凝血酶诱导的血小板聚集反应的作用，因而具有抗凝和抗血小板聚集功能，广泛应用于人造机械心脏瓣膜术后的抗凝治疗，但是其不良反应导致的出血可发生在任何部位。本文通过对1例二尖瓣机械瓣膜置换术后合并癫痫患者脑出血的治疗过程中抗癫痫治疗方案的调整及分析，旨在为药物治疗在二尖瓣机械瓣膜置换术后合并癫痫患者脑出血的临床用药提供参考。

【病例概况】

患者，男，55岁，身高174cm，体重73kg。主因“突发四肢抽搐后右侧肢体无力2小时”急送往急诊科，行头颅CT提示左侧额顶叶出血，出血量约30ml，以脑出血收住脑血管病中心。患者有癫痫病史9年余、二尖瓣机械瓣膜置换术后7年余等既往病史，既往服用丙戊酸镁9年余，未规律服药，华法林钠片2.5 mg，po，qd，7年余。患者入院6天前有一次癫痫肌阵挛性发作，发作时四肢抽搐，无意识障碍，发作后当天开始规律服丙戊酸镁400mg，po，bid。

患者入院体检：体温36.8℃，脉搏93次/分，呼吸25次/分，血压134/100mmHg；右侧上肢肌力4级，右侧下肢肌力4级，其余专科检查未见明显异常；入院诊断：①左侧脑叶出血；②继发性癫痫；③二尖瓣机械瓣膜置换术后。出院诊断：①左侧脑叶出血；②继发性癫痫；③二尖瓣机械瓣膜置换术后。

【治疗过程及药学监护】

入院第1天，对患者行凝血常规检查：凝血酶原活动度21.00%，INR 3.75，活化部分凝血活酶时间82.7秒，凝血酶原时间37.4秒，结合患者既往无高血压、糖尿病史，给予新鲜血浆补充凝血因子，减少再次出血风险。根据《中国脑出血诊治指南》给予相关药物治疗：注射用血凝酶2单位，ivgtt，qd；华法林钠3mg，po，qd；丙戊酸镁0.2g，po，bid；曲克芦丁脑蛋白水解物注射液10ml，ivgtt，qd；注射用兰索拉唑30mg，ivgtt，qd。

入院第2天，复查凝血常规：凝血酶原活动度58.00%，INR 3.46，活化部分凝血活酶时间34.5秒，活化部分凝血酶比率1.01，凝血酶原比率1.35，凝血酶原时间17.8秒，纤维蛋白原3.84g/L。由于患者既往口服丙戊酸镁控制癫痫，临床药师与患者主治医师讨论后将丙戊酸镁替换为对华法林影响较小的左乙拉西坦，按照左乙拉西坦片说明书，给予初始剂量0.5g，po，bid，计划按疗程服用14天后用量增至1.0g，po，bid。

入院第3天，查凝血常规回报INR 3.05，复查头颅CT较前出血无变化，停用注射用血凝酶。

入院第15天，查凝血常规回报INR为2.72，患者病情稳定，根据左乙拉西坦说明书的药物调整方法及患者的耐受情况，治疗达2周左右时将左乙拉西坦加量至1.0g，po，bid。

入院第16天，查INR回报为2.55，第19天查INR回报为2.68。其间患者病情稳定，无新发阳性体征，药物治疗方案未做调整。

入院第20天，患者精神可，神经系统检查：神志清楚，双侧瞳孔等大等圆（约2.5mm），四肢肌力5级，肌张力适中，腱反射正常，生理反射存在，病理反射未引

出。病情稳定出院。由于患者有二尖瓣机械瓣膜置换术后病史，嘱长期服用华法林，定期检测 INR，根据监测结果调整华法林剂量。患者住院期间的主要药物治疗方案见表 3-5。

【讨论与分析】

华法林有很强的水溶性，口服经胃肠道迅速吸收，生物利用度 100%，吸收后与血浆蛋白结合率达 98% ～ 99%，经肝脏细胞色素 P450（CYP450）系统代谢，代谢产物由肾脏排泄。丙戊酸口服给药后吸收迅速，生物利用度≥ 80%，肝脏是丙戊酸代谢转化最主要的器官。约 97% 丙戊酸经由肝脏代谢，其中 40% 经线粒体 β 氧化途径，30% ～ 50% 经葡萄糖醛酸化途径，10% ～ 20% 参与肝脏 CYP450 介导的 ω 氧化代谢，这两种药物在肝脏内都是经过 CYP450 代谢，而丙戊酸镁对肝药酶有抑制作用，因此，该机制可导致华法林不能完全经过肝脏 CYP450 系统代谢，增加华法林在体内的蓄积，增强华法林的抗凝作用。

该患者有癫痫、二尖瓣机械瓣膜置换术后等既往病史，此次该患者以脑出血住院治疗，根据患者病史可排除由其他高危因素（如高血压、脑动静脉畸形、脑肿瘤、凝血功能障碍及脑外伤史等）引起；该患者长期服用华法林预防血栓形成，但在入院前最后一次癫痫发作前并未规律服用丙戊酸镁控制癫痫，患者只在入院前 6 天癫痫发作后才开始规律服用抗癫痫药，丙戊酸镁半衰期为 9 ～ 18 小时，血药浓度 2 ～ 4 天可达稳态，其间患者并未服用其他药物，因此可以考虑该患者脑出血很可能为华法林和丙戊酸镁联合使用引起的。

与其他抗癫痫药不同，左乙拉西坦的治疗指数大，有效量和中毒量相差远，成人的初始剂量为 0.5g，bid，最大剂量为 1.5g，bid，长期用药无耐药性或停药综合征出现。左乙拉西坦很少被代谢，服药 24 小时约 93% 药物被排出，其中 66% 以原型从尿中排出，27% 以无活性的代谢物被排出，代谢物中绝大部分是脱去氨基药物即 L057，L057 既不受肝 CYP 450 的作用，也不抑制或诱导 CYP 酶系，不通过 CYP 酶系与其他药物发生相互作用。因此，在了解了华法林与丙戊酸镁合用会增加出血风险后，在该患者的治疗方案上，将抗癫痫药物更换为对肝药酶无诱导或抑制作用的左乙拉西坦，在之后的治疗过程中有效降低了患者再次出血的风险。

左乙拉西坦最常见的不良反应有嗜睡、

表 3-5　患者住院期间的主要药物治疗方案

药品名称	用法用量	给药时间	用药目的
曲克芦丁脑蛋白水解物注射液	10ml，ivgtt，qd	12 月 4 日至 12 月 24 日	营养神经
注射用兰索拉唑	30mg，ivgtt，qd	12 月 4 至 12 月 11 日	抑酸
注射用血凝酶	2 单位，ivgtt，qd	12 月 4 至 12 月 6 日	止血
华法林片	3mg，po，qd	12 月 4 至 12 月 24 日	抗凝
丙戊酸镁片	0.2g，po，bid	12 月 4 日	抗癫痫
左乙拉西坦片	0.5g，po，bid	12 月 5 至 12 月 18 日	抗癫痫
左乙拉西坦片	1.0g，po，bid	12 月 19 至 12 月 24 日	抗癫痫

乏力和头晕，常发生在治疗的开始阶段，随着时间的推移，中枢神经系统相关的不良反应发生率和严重程度会随之降低，其不良反应没有明显的剂量相关性。该患者在调整治疗方案后并未发生相关不良反应，治疗依从性良好。

抗凝治疗是二尖瓣机械瓣膜置换术后药物治疗的重要组成部分，美国心脏协会（American Heart Association，AHA）和美国心脏病学会（American College of Cardiology，ACC）发布了《2014 心脏瓣膜病患者管理指南》关于二尖瓣机械瓣膜置换术后抗凝治疗的推荐中提示：机械主动脉瓣置换术后患者，如无其他栓塞事件的危险因素，建议抗凝治疗 INR 达到 2.5，对于机械二尖瓣置换术后患者，建议 INR 达到 3.0（Ⅰ类推荐）。

二尖瓣机械瓣膜置换术后的患者需要长期服用华法林进行抗凝治疗，可以有效防止血栓的形成，但也有可能引起出血的并发症，且和肝药酶抑制药联合使用会增加出血风险，本病例很有可能是由服用华法林与肝药酶抑制药丙戊酸镁而导致脑出血，因此在此次治疗过程中，根据相关指南和文献，将与华法林联合使用可导致出血风险增加的丙戊酸镁换为更安全且与华法林相互作用小的左乙拉西坦，并且在后来的治疗过程中抗癫痫疗效确切。

【总结】

本文探讨了华法林与丙戊酸镁联合使用导致出血高危因素的作用机制，为临床治疗中合理选择药物提供参考。临床药师对二尖瓣机械瓣膜置换术后合并癫痫的脑出血患者联合使用华法林和丙戊酸镁导致脑出血的抗癫痫药物治疗方案进行分析及调整：停用丙戊酸镁，换用左乙拉西坦 0.5g，po，bid，14 天后加量至 1.0g，po，bid，进行抗癫痫治疗，并对患者实施药学监护。结果显示患者住院 20 天后，INR 控制在 2.5 ～ 3.0，无癫痫症状发作，病情稳定出院。本案例表明，左乙拉西坦与华法林相互作用较小，可与华法林联合使用。

（孙乐维　张　文　高　琲）

六、1 例儿童脑动静脉畸形并出血患者的药学监护实践

脑动静脉畸形（cerebral arteriovenous malformation，CAVM）是一种因颅内血管异常发育导致的先天性脑血管疾病，其主要临床表现为颅内出血。自 1854 年 Luschka 首次对 CAVM 进行描述以来，全球 CAVM 的发病率每年为（1.1 ～ 1.4）/10 万，发病高峰多集中于 20 ～ 30 岁。与成人相比，儿童 CAVM 的病死率更高，预后差，严重影响患儿健康成长。笔者通过对 1 例 CAVM 患儿进行药学监护，总结对于儿童 CAVM 药物治疗中的监护细节，为规范临床用药方案在此类疾病药学治疗中的应用提供参考。

【病例概况】

患儿，女性，7 岁，身高 120cm，体重 27kg，以发热半天、呕吐 1 次为主诉入院。患儿于入院前半天无明显诱因出现发热，体温最高至 38.8℃，伴呕吐，呕吐物为胃内容物，量多，呈非喷射性，无寒战、惊厥，无咳嗽，无喘息，无声音嘶哑，无呼吸困难，无腹胀、腹泻，遂来医院就诊，门诊以急性扁桃体炎收入院。病程中，患儿神志清，精神差，萎靡，饮食、睡眠差，大小便正常。平素身体健康状况良好，无既往疾病史，无传染病史、外伤史、手术史、输血史，预防接种按时完成。否认食物药物过敏史。

专科检查：体温 38.8℃，心率 90 次 / 分，呼吸 20 次 / 分，血压 120/60mmHg（1mmHg=

0.133kPa)。患儿嗜睡，精神差，全身皮肤及黏膜无皮疹，无皮下出血点。颜面萎黄，口唇苍白，咽部充血明显，扁桃体 I 度肿大，心、肺、腹未查及异常。双侧瞳孔等大等圆，直径约3mm，对光反射存在，双侧眼球居中，双侧角膜反射存在，颈软无抵抗，克尼格征（+）、布鲁津斯基征（－）、四肢肌张力正常，肌力 5 级。四肢腱反射正常。

实验室及辅助检查具体如下。肺炎支原体血清学实验：肺炎支原体抗体阳性；血常规：白细胞计数 $17.2\times10^9/L$，中性粒细胞百分比 0.872，淋巴细胞百分比 0.085，中性粒细胞计数 $15.02\times10^9/L$，血小板计数 $304\times10^9/L$；生化全套＋心肌酶：碱性磷酸酶 279U/L，血磷 1.42mmol/L；脑脊液压力：170mmH$_2$O；脑脊液常规：红色、浑浊，红细胞计数 95 000/mm^3，白细胞计数 202/mm^3；脑脊液生化：蛋白质 2.39g/L；脑脊液涂片：未找到抗酸杆菌、墨汁染色阴性、革兰氏染色未见到细菌、偶见白细胞；头颅 CT 提示：颅内出血（破入脑室）。

【治疗过程及药学监护】

患儿入院时，以发热（38.8℃）、呕吐和扁桃体肿大为主要临床表现，考虑扁桃体感染，临床给予更昔洛韦注射液（135mg，q12h，ivgtt）抗病毒治疗；同时联合注射用青霉素钠（1.25g，q12h，ivgtt）抗感染治疗。入院 4 小时后，患儿出现嗜睡，颈抵抗，临床及时为其进行了腰椎穿刺，可见脑脊液呈血性，脑脊液压力 170mmH$_2$O。急查头颅 CT 示：颅内出血（破入脑室）。急诊行“全脑血管造影术”提示：双侧颈内动脉供血区域动静脉畸形。并行“开颅颅内血肿清除术”，给予气管插管，术前予苯巴比妥钠注射液（100mg，im）诱导麻醉，术后给予注射用氨甲环酸（1.25g，bid，ivgtt）促进凝血；甘露醇注射液（70ml，q8h，ivgtt）降低颅内压；枸橼酸舒芬太尼注射液（100μg，1.35μg/h）连续泵入镇痛治疗；咪达唑仑注射液（30mg，8mg/h）连续泵入镇静治疗。入院第 2 天，拔气管插管前，为抑制气道内炎症反应，减轻水肿，降低支气管反应性，使用吸入用布地奈德混悬液 0.5mg+0.9% 氯化钠注射液 2ml 混合液雾化吸入 1 次，拔管后每小时雾化 1 次，共 7 次。根据患儿血常规：白细胞计数 $17.2\times10^9/L$，中性粒细胞百分比 0.872，淋巴细胞百分比 0.085，中性粒细胞计数 $15.02\times10^9/L$，结合临床症状，倾向细菌性扁桃体炎诊断，停用更昔洛韦注射液。入院第 4 天，患儿体温波动在 36.1 ～ 37.5℃，扁桃体肥大减轻。血常规：中性粒细胞百分比 0.82，淋巴细胞百分比 0.107，中性粒细胞计数 $8.15\times10^9/L$。脑脊液培养提示无细菌、真菌生长。至入院第 6 天，患儿体温正常已达 3 天，停用注射用青霉素钠。行腰椎穿刺术，脑脊液压力为 140mmH$_2$O，较前降低明显，将甘露醇注射液减量为 70ml，q12h，ivgtt，并于入院第 10 天停药。患儿后续治疗中体温一直正常，未发生药物不良反应，后病情好转出院。

1. 甘露醇注射液用药分析及药学监护

CAVM 合并出血患者，其早期血肿的占位效应和血肿周围脑组织的水肿导致颅内压增高，继而可致脑疝，是 CAVM 出血患者死亡的主要原因。甘露醇注射液作为高渗脱水药，在降低颅内压方面有广泛的应用，但由于其可致水和电解质紊乱，大剂量快速静脉滴注时还可见渗透性肾病，使临床医师对甘露醇注射液的用药安全问题格外关注。为此，药师针对甘露醇注射液的药效学和药动学特点，制订相应监护要点：用药前重点关注患儿的心功能，关注患儿有无低血压；肾功能是否正常；用药过程中注意监测患儿电解质平衡；肾功能变化，每日出入量是否平衡；同时注意甘露醇注射液的用量每 4 小时小于 250mg/kg，30 ～ 60 分钟快速滴完，由于甘露醇注射液为渗透性脱水，过慢则药效降低，过快则易引起渗透性肾病。

患儿治疗过程中肾功能变化、电解质平衡、每日出入量监护结果详见表 3-6。

2. *造影剂的药学监护* 为进一步查明患儿脑出血的病因，行脑血管数字减影造影。造影剂为第三代等渗非离子型二聚体造影剂碘克沙醇注射液，渗透压（约300mOsm/L）与血浆渗透压相等，以药物原型从肾脏排泄，平均排泄半衰期约为 2 小时，约 80% 的注射量在 4 小时内排出。使用含碘造影剂可激发过敏样反应或腹部不适、感觉异常等不良反应。有研究表明，造影剂本身的高渗透性和化学毒性引起肾血流下降，高渗透效应及对肾小管的直接毒性作用共同导致造影剂肾病，已成为仅次于肾灌注不足和肾毒性药物引起医源性肾衰竭的第三大常见病因。药师在用药前重点关注患儿的心功能，关注患儿有无低血压；肾功能是否正常；碘过敏试验；用药过程中注意监测患儿电解质平衡；肾功能变化，每日出入量是否平衡；同时注意最大总剂量不超过 10ml/kg。

3. *镇痛镇静药物用药分析及药学监护* 镇痛镇静药物在脑损伤患者中的应用并不少见。其应用的目的主要包括：①控制焦虑、躁动和疼痛；②减轻应激反应；③提高机械通气的协调性；④减轻医疗护理操作对患者造成的伤害性刺激。

患儿行开颅颅内血肿清除术后，出现躁动，Ramsay 评分 1 分，临床拟给予枸橼酸舒芬太尼注射液联合丙泊酚中 / 长链脂肪乳注射液镇痛镇静治疗。经查阅文献，丙泊酚中 / 长链脂肪乳注射液的主要不良反应为大剂量给药时可导致血压下降，脑灌注压降低，以及最初发现于儿童的丙泊酚输注综合征，其主要表现为出现乳酸酸中毒和心电图改变，之后出现横纹肌溶解、肾衰竭和循环衰竭。为此，药师建议以枸橼酸舒芬太尼注射液联合咪达唑仑注射液作为镇痛镇静治疗的方案，其中枸橼酸舒芬太尼注射液镇痛作用强，使用安全范围大，适宜术后镇痛；咪达唑仑注射液半衰期短，常规使用蓄积少，对呼吸循环抑制小，药效强（为地西泮的 4 倍），因而更适用于儿童患者。

当以控制躁动为主要目的时，应定时监测患儿镇静程度。当镇痛和镇静不足时，患儿可能出现呼吸浅促、潮气量减少、氧饱和度降低等；镇痛和镇静过深时，患儿可能表现为呼吸频率减慢、幅度减小、缺氧和（或）二氧化碳蓄积等，应结合镇痛和镇静状态评估，及时调整治疗方案，维持较浅的镇静深度，避免发生不良事件。对此，临床药师制订了镇痛镇静治疗的监护要点：

表 3-6 患者肾功能变化、电解质平衡、每日出入量监护结果

时间	入液量（ml）	出液量（ml）	尿素（mmol/L）	肌酐（μmol/L）	血钠（mmol/L）	血钾（mmol/L）	血压（mmHg）
第 2 天	2620	1020	4.3	39.4	143.2	3.6	100/60
第 4 天	2532	2030	1.9	38.6	138.7	3.4	108/63
第 8 天	1499	1240	—	—	136.2	4.0	94/61

①以格拉斯哥昏迷量表（Glasgow coma scale，GCS）评分定时进行意识评估；②以Ramsay评分及时进行镇静评估；③以脸谱疼痛评分进行疼痛评分。患儿镇痛镇静治疗过程中的监护结果详见表3-7。

4. *类固醇激素用药分析及药学监护* 喉头水肿是气管插管最常见的并发症，是拔管后气道梗阻需要再次插管的主要原因。儿童由于喉部黏膜下组织较疏松，喉黏膜毛细血管丰富，机械通气时气管插管的损伤及气管导管对咽喉部的压迫及刺激，均存在不同程度的喉头水肿。拔管前，临床拟用地塞米松磷酸钠注射液5mg+0.9%氯化钠注射液20ml混合液雾化吸入预防。地塞米松磷酸钠注射液是一种人工合成的水溶性肾上腺糖皮质激素，结构上无亲脂性基团，难以通过细胞膜与糖皮质激素受体结合而发挥治疗作用；因为雾化吸入的地塞米松磷酸钠注射液与气道黏膜组织结合较少，导致肺内沉积率低，气道内滞留时间短，难以通过吸入而发挥局部抗炎作用；另外，由于其生物半衰期较长，在体内容易蓄积，对丘脑下部-垂体-肾上腺轴的抑制作用也增强，因此不推荐使用。吸入用布地奈德混悬液是一种新合成的非卤化糖皮质吸入激素，亲脂性强，与激素受体亲和力增强，可有效抑制气道内炎症反应，减轻水肿，阻止过敏介质的释放和降低各种过敏介质的活性，降低支气管反应性。且布地奈德首过代谢率高达90%以上，其雾化吸入的临床安全性更高，抗炎效应更强，约为地塞米松的980倍。

药师建议拔管前30分钟应用吸入用布地奈德混悬液0.5mg+0.9%氯化钠注射液2ml混合液雾化吸入1次，拔管后雾化每小时1次，共7次。吸入用布地奈德混悬液使用后可能产生声嘶、溃疡、咽部疼痛、舌部和口腔刺激、口干、咳嗽和口腔念珠菌病。药师嘱咐家属在患儿每次吸入后，即行口腔护理或漱口，可使念珠菌感染的发生率减至最低。

【讨论与分析】

对于CAVM合并出血的患儿，应注意脱水药物、造影剂、镇痛镇静药物和类固醇激素等的合理应用。临床药师通过学习相关疾病诊疗规范、指南及专家共识等加深对此类疾病的认识，结合患儿具体病情，协助临床合理选择药物，并在此基础上进行合理的药学监护，有利于患者用药安全、合理、有效。同时还应注意，CAVM是一种先天性发育异常产生的血管畸形，要做好相关阶段的宣教工作。嘱咐患儿术后应以卧床休息为主，避免情绪激动，下床活动时动作不宜过大及用力过度；多食易消化、营养丰富的食物，保持大便通畅；多饮水，防止泌尿系统感染；教会家属观察病情，出院后发现异常及时反馈，按要求服药，并按时复诊，保持良好的生活习惯，合理安排患者的活动

表 3-7 镇痛镇静治疗过程中的监护结果

时间	GCS 评分	Ramsay 评分	脸谱疼痛评分
术后 2 小时	2+T+4	1	8
术后 4 小时	3+T+4	1	8
术后 7 小时	3+T+5	2	6
术后 12 小时	4+T+6	2	2

注：T. T分，因气管插管或气管切开无法正常发声而无法进行语言评分。

及休息。临床药师通过直接与患儿及其家属沟通，让患儿及其家属了解疾病的发展情况，并向其解释选择不同药物的理由及发生药物不良反应的预防方法，不仅能提高患儿用药依从性及自我管理疾病的能力，还可降低患儿未来健康恶化的风险。

【总结】

1例7岁女性患儿，因发热半天、呕吐1次入院，诊断为脑动静脉畸形合并出血、急性扁桃体炎。入院先后给予注射用青霉素钠抗感染、甘露醇注射液脱水降颅内压、碘克沙醇注射液行脑血管造影检查、咪达唑仑注射液镇静、枸橼酸舒芬太尼注射液镇痛、吸入用布地奈德混悬液抗炎等治疗，临床药师对该例患儿进行全程药学监护，为优化治疗方案合理地遴选镇痛镇静药物、抗感染药物和吸入用皮质类固醇激素。同时，密切监测患者用药过程中可能出现的电解质紊乱及肝功能、肾功能异常等不良反应。治疗10天后，患儿病情稳定出院。

（张　文　高　琲　杨孝来
谢　华　孙乐维）

第三节　典型案例分析——呼吸系统疾病治疗的药学监护

一、慢性气道疾病患者使用吸入剂用药教育实践

哮喘和慢性阻塞性肺疾病患者在治疗过程中常使用吸入药物剂型（简称吸入剂）。吸入剂主要有定量压力气雾剂（MDI）和干粉吸入剂（DPI）。MDI使用时借助抛射剂的压力将内容物呈雾状喷出，患者主动吸入，发挥局部或全身治疗作用。DPI以患者吸气气流作为驱动力，无须借助任何抛射剂，靠患者自主呼吸使药物粉末运送至肺部，达到肺部定位给药目的。DPI不仅明显提高药物生物利用度、减少用药剂量，同时还可减少全身性不良反应。与MDI相比，DPI不需要吸气动作与手部揿药动作的协调，更易于掌握，但DPI需要较高吸气流速才能将药物粉末吸入气道。患者能否正确使用吸入剂对疾病的控制至关重要。据报道，既往使用过DPI的患者，曾接受过与未接受过专业医务人员指导的患者吸入方法总掌握率分别为100%、43.8%（$P<0.01$），另有报道，初次使用MDI患者，未经指导能正确使用者仅占24.73%。临床药师对慢性气道疾病患者进行用药教育，可提高患者用药依从性。因此，对使用吸入剂的慢性气道疾病患者开展用药教育，为其提供用药指导，既能保证吸入装置使用的正确性和有效性，又能提高患者用药依从性，达到最佳治疗效果。

【一般资料】

2011年12月至2012年7月在兰州大学第二医院呼吸内科住院治疗的122例哮喘及慢性阻塞性肺疾病患者，思维正常，能进行有效沟通，平均年龄（62.8±9.7）岁，其中，男68例（占55.7%），女54例（占44.3%）。

治疗中涉及的吸入剂主要有：① MDI代表药为硫酸沙丁胺醇吸入气雾剂等；② DPI代表药为沙美特罗替卡松粉吸入剂、噻托溴铵粉吸入剂、布地奈德福莫特罗粉吸入剂等。

【治疗过程及药学监护】

1.参与查房，建立药历，掌握患者基本情况　患者入院时，由于是初次接触，临床药师应首先对其进行自我介绍，使其了解临床药师的工作职责，以及能够在哪

些方面为其提供帮助。临床药师应了解患者的一般情况、现病史及用药情况、药物过敏史等，尤其应关注患者既往使用吸入剂情况。

临床药师与医师一起查房，观察、记录患者的病情，为患者建立药历或药物治疗日志，详细记录患者入院前及入院期间所用药物的名称、具体用法用量、开始用药时间及用药期间患者的状况等，全面掌握和评价患者的用药方案是否合理，结合病情考虑是否需要调整治疗方案，并及时向临床医师反馈用药中存在的问题及用药评价。

2. *对患者进行用药教育* 首先了解患者对慢性气道疾病相关知识的认知度，随后结合具体用药给患者讲明吸入剂治疗的目的、目前常用吸入剂特性、如何正确使用吸入剂及其使用注意事项、用药后可能出现的不良反应及处理措施等。注意纠正患者用药中的一些错误操作方法，并提高患者依从性，以保障药物使用安全有效。

（1）指导患者正确使用吸入装置：患者不能正确使用吸入剂的常见问题如下：① MDI，吸前不振摇（混悬液型）、喷嘴放置不正确或双唇包裹不严、吸气前不呼气至残气位、吸气揿压不同步、吸气动作（气流）不正确、吸气后不屏气或屏气过短、吸入治疗时机不当等；② DPI，未推开滑动杆、多次推动滑动杆、转动旋柄时吸入器不直立、旋柄旋转不到位、吸入前未深呼气、用鼻吸气、对着吸嘴呼气、吸入后未屏气、吸入后未漱口等。能否正确、熟练地掌握吸入技术对疾病的治疗起关键的作用。对初次使用吸入剂的患者，药师应辅导其阅读说明书，演示吸入方法，纠正患者使用错误；对既往使用过吸入剂的患者，请他演示吸入方法，对错误使用进行纠正。药师一定要对患者进行用药教育后的随访，因大多数患者在初次用药指导后并不能完全掌握吸入剂的正确使用方法。

例 1：患者，女，50 岁，因慢性阻塞性肺疾病急性发作入院，入院后予抗感染、糖皮质激素抗炎、雾化吸入沙丁胺醇及静脉注射多索茶碱等治疗后，喘息症状得到缓解，临床换用沙美特罗替卡松粉吸入剂（规格：50μg/500μg；28 吸）维持治疗，早、晚各一次，每次 1 个吸入剂量。治疗 1 天后，患者诉使用沙美特罗替卡松粉吸入剂后出现上肢震颤、发抖的不适症状。通过与患者交流，药师发现患者因担心 1 次吸药不完全，共吸入 4 次，每吸一次准纳器滑动杆推开 1 次（即 1 次吸入了 4 个吸入剂量）。于是药师指导患者正确使用吸入装置并告诉患者出现上肢震颤、发抖是因为沙美特罗替卡松粉吸入剂吸入过量，滑动杆推开 1 次，表示吸入 1 次剂量，一次用药推开滑动杆 4 次相当于 1 次吸入 4 次剂量，滑动杆推开 1 次吸入不完全可以补吸 1 次，但是不用再次推开滑动杆。然后叮嘱患者当日不可再次使用此吸入剂。第 2 天药师回访患者，患者上肢震颤、发抖等不适症状消失。

例 2：患者，男，28 岁，因支气管哮喘急性发作入院，入院后予雾化吸入沙丁胺醇舒张支气管、糖皮质激素抗炎等治疗后，哮喘症状得到缓解，临床换用沙美特罗替卡松粉吸入剂（规格：50μg/250μg；60 吸）维持治疗，早、晚各 1 次，每次 1 个吸入剂量。治疗 2 天后，患者在清晨时再次出现喘息，住院医师予再次雾化吸入沙丁胺醇治疗。药师与患者交流发现患者吸入剂准纳器上部的剂量指示窗口显示剩余药量仍为 60 吸，药师让患者演示吸入过程，发现患者没有推开准纳器滑动杆就开始吸入，显然该患者是因没有吸到药物而导致病情反复，与医师沟通后，暂不使用沙丁胺醇治疗，继续使用沙美特罗替卡松粉吸入剂治疗，并指导患者正确使用吸入装置，次日回访患者，患者喘息症状得到控制。

(2) 加强患者对药物不良反应的认知及处理：据调查，患者对吸入剂可能出现的不良反应缺乏了解。一些患者担心吸入激素会有多种不良反应而拒绝治疗；另有一些患者因吸入药物治疗后出现不良反应而停止治疗。临床药师应每日询问患者的症状，认真观察和记录不良反应，及时发现，尽可能避免严重不良反应发生，还应该事先提醒患者使用吸入剂的注意事项，做好自我防护。现介绍2例由于对吸入剂不良反应缺乏了解而影响治疗的病例。

例3：患者，女，36岁，支气管哮喘史8年，哮喘发作频繁。药师与患者交流，发现患者由于担心长期吸入激素会引起不良反应，只有在哮喘发作时才吸入糖皮质激素类药物，而不是长期规律吸入治疗。药师对患者进行用药教育：吸入激素类药物主要分布于支气管、肺泡，进入血中导致全身不良反应的药物量极少，目前有证据表明成人哮喘患者每天吸入低至中剂量激素，不会出现明显的全身不良反应，而局部出现的声音嘶哑、咽部不适和念珠菌感染的不良反应，在吸药后及时用清水含漱口咽部，可减少发生。在后续的随访中，此患者坚持长期规律吸入糖皮质激素治疗，哮喘发作次数明显减少。

例4：患者，男，68岁，在应用噻托溴铵粉吸入剂治疗7天后出现口干、有苦味感等不适，自行停止用药，病情复发。药师查房时发现问题，告知患者使用时应尽量吸气并使药物吸入肺部，用药后应用清水漱口、适量饮水等。该患者依照药师指导，正确使用后，不良反应减轻，病情得到有效控制。

(3) DPI吸入装置清洁及保存的用药教育：哮喘和慢性阻塞性肺疾病是一种慢性疾病，需要长期使用吸入剂治疗，药师在用药教育中应针对患者所用药物，讲解如何清洁吸入装置和贮藏药品。告诉患者：①噻托溴铵粉吸入剂所用HandiHaler（药粉吸入器）吸入装置应每月清洁1次，具体操作时应先打开防尘帽和吸嘴，然后向上推起刺孔按钮打开基托，用温水全面淋洗吸入器以除去粉末，将吸入装置置于纸巾上吸去水分，之后保持防尘帽、吸嘴和基托敞开，置于空气中晾干（需24小时），应在刚用过之后进行清洁，这样可以保证下次使用的卫生，必要时吸嘴的外面可以用微潮的薄纸清洁；②沙美特罗替卡松粉吸入剂及布地奈德福莫特罗粉吸入剂所用吸入装置应保持干燥，不用的时候保持关闭状态，必要时吸嘴的外面可以用微潮的纸巾清洁，严禁用水或液体擦洗吸嘴外部。

【讨论与分析】

吸入剂是慢性气道性疾病患者常用的剂型，而患者能否正确熟练地掌握吸入技术是慢性气道性疾病能否被有效控制的重要因素。2010年全球哮喘防治创议（GINA）和慢性阻塞性肺疾病全球创议中特别指出，在哮喘和慢性阻塞性肺疾病的防治中，患者教育与治疗过程中的药学监护、定期随访和自我管理，对提高患者防治依从性、减少哮喘发作、提高生活质量及减少医疗费用支出起主要作用。大部分没有接受专业医务人员指导的患者普遍存在吸入方法不正确的现象，甚至有患者认为吸入药物疗效不佳，自行停用。药品说明书虽然对吸入技术的指导起到一定的作用，但缺乏针对性和个体化。而患者就诊或住院时，临床药师对患者进行针对性的宣传教育和吸入技术的训练指导则更有成效。同时，药师应具备药物治疗知识，掌握针对患者进行用药安全教育的知识及技能，选择实用、高效的教育形式和手段，指导患者正确使用吸入剂并持续追踪其药疗效果，定期检查和强化正确的吸入方法是成功控制慢性气道性疾病的关键。

【总结】

本文探讨了呼吸内科临床药师提供药学服务的工作模式及技巧。临床药师参与慢性气道疾病患者药物治疗的全过程，从药物的治疗目的、作用特点、吸入剂正确使用方法、注意事项、药品的不良反应和应对方法，以及吸入剂的贮存保管等方面对患者开展用药教育，并对教育后患者用药掌握程度进行随访。结果表明对慢性气道疾病患者进行用药教育，可及时发现患者用药过程中出现的问题，避免严重后果的发生，促进临床合理用药，也是临床药师参与呼吸内科临床药物治疗工作的切入点。

（袁海玲　杨　煊　周素琴）

二、吸入剂标准用药教育模式的建立与药学监护实践

支气管哮喘（简称哮喘）和慢性阻塞性肺疾病（COPD）患者常需使用吸入药物剂型（简称吸入剂）。吸入剂可明显提高用药部位药物生物利用度、减少用药剂量，同时还可减少全身性用药不良反应的发生。目前市场销售的吸入剂主要有 MDI 和 DPI 两种，这类制剂均是借助流体动力学原理完成释药，而药物吸收入肺部的程度则完全依靠患者的用药技巧。与 MDI 相比，DPI 不需要吸气动作与手部揿药动作的协调，更易于掌握，但 DPI 需要较高吸气流速才能将药物粉末吸入气道。因此吸入剂是目前患者所用药物中对用药技巧要求最高的制剂。

笔者在临床工作中发现吸入剂的用药存在较多问题，在病区建立规范的用药教育模式非常必要，可有力保障患者获得安全、有效的药物治疗。自 2012 年 6 月起，临床药师在病区建立了吸入剂标准用药教育模式，对慢性气道疾病患者全面实施吸入剂用药监护，既保证了吸入装置使用的正确性和有效性，又很好地提高了患者依从性。这一模式在治疗团队中得到了充分的肯定，目前在呼吸病区完全由临床药师对吸入剂进行管理和患者用药教育。本文对病区患者实施的标准用药教育模式及药学监护进行回顾与分析，以便总结经验，不断提高药学服务水平，发挥临床药师在治疗团队中的作用。

【临床问题】

1. MDI 制剂（代表药物：硫酸沙丁胺醇气雾剂）用药问题　①按压的同时没有配合吸气，这是 MDI 类制剂用药存在最多的问题，也是临床用药教育中难度最大的步骤；②部分老年患者直接张口喷入口腔而不是用口唇包裹吸嘴吸入药物；③吸入前未做吐气准备或吐气不充分；④吸入过快或过短；⑤手持装置方法错误，有的患者将吸入装置平行握持给药，极少数患者倒置给药；⑥症状缓解后仍常规使用；⑦部分患者将该制剂作为止咳药物使用；⑧由于不会使用或使用不当影响疗效而停止治疗。

2. DPI [代表药物：沙美特罗/氟替卡松粉吸入剂（舒利迭）、布地奈德福莫特罗粉吸入剂（信必可都保）、噻托溴铵粉吸入剂] 制剂用药问题　①打开装置错误，信必可都保在用药前只旋转剂量弹簧 1 次，舒利迭只打开防尘帽，剂量阀未打开；

②少数患者未发现数字指示窗；③吸药前未做吐气准备或吐气不充分；④吸药后憋气时间不足或不憋气；⑤不漱口或将漱口水吞咽；⑥口唇包裹吸嘴过大；⑦1次吸入多个剂量；⑧将该制剂作为止咳药物使用；⑨因不会使用或使用不当影响疗效而停止治疗。

3. 鼻喷剂（代表药物：丙酸氟替卡松鼻喷雾剂）用药问题 ①未左右交叉给药；②按压同时没有配合吸气或吸气不充分；③用药前未清理鼻腔；④间断用药时间过长，未发现药物已过期；⑤个别患者口腔给药。

【用药教育】

1. 编写用药教育材料 依据病区吸入剂品种，结合病区用药教育中发现的问题，临床药师编写了MDI代表药硫酸沙丁胺醇气雾剂、丙酸氟替卡松鼻喷剂，DPI代表药沙美特罗替卡松粉吸入剂、布地奈德福莫特罗粉吸入剂、噻托溴铵粉吸入剂共5种药物的标准用药教育材料，以从最大程度上避免以上问题的发生，帮助患者提高用药技巧，发挥药物疗效。

每种吸入制剂的教育材料中均包括以下内容：①药物名称，药物剂量；②药物适应证；③使用频次；④药物使用操作方法（按吸入步骤）；⑤注意事项；⑥不良反应；⑦贮存条件及方法。

2. 建立标准化用药教育流程

（1）配备各吸入制剂的练习器：较多患者在初次使用时由于存在疑问或困难而不愿意打开制剂，加之该药物价格相对较贵，用之不当就会损失药物，因此使用练习器可很好提高患者操作时的信心和依从性。5种吸入剂中，只有一种提供了不含药的练习器，还提供患者体验吸力大小的哨声练习器和检验吸口是否阻塞的深色布料。另外4种药物制剂的练习器均来自中心药房提供的过期原药，每种药物至少配备2个练习器，以保证每天均能够对病区所有患者实施用药教育。还要配备练习器专用消毒设施。对于首次用药或已经使用过该类制剂而未接受过用药教育者，均采用练习器进行用药教育。

（2）实施标准用药教育流程：①练习器操作教育（对于首次用药或已经使用过该类制剂而未接受过用药教育者，均采用练习器进行用药教育）。包括药物制剂介绍；注意事项说明（包括数字指示窗口）；移走或打开防尘帽；剂量杆或剂量旋钮到位；手持吸入装置，吸入时的体位和吐气准备；吸入药物；憋气；漱口；贮存。②患者用药教育。由药师监督完成药物吸入操作：在用药过程中，药师依据患者操作情况及时记录，鼓励患者，同时告知在用药中存在的问题，督促患者尽快掌握用药技巧。③建立患者用药教育记录表。对于接受标准用药教育的患者，药师均会建立相应的记录表，包括患者年龄、体重、入院时间、入院诊断等基本信息，以总结患者用药问题，提高用药水平。④用药回访。在临床药师用药教育指导下依据患者掌握情况，多次考查患者用药技巧提高程度，最终评估用药正确度。

（3）医护人员培训：药师在建立标准用药教育流程后，对病区所有医师及护士进行培训，目的在于通过培训，在全病区建立统一的用药教育工作模式，以保证患者得到最佳的、全面的药学服务。

（4）结果：118例接受吸入剂标准用药教育的患者中，平均年龄60.4岁（21～90岁），其中男性73人，女性45人。使用1种吸入剂者91例（77.1%），使用2种吸入剂者20例（16.9%），使用3种及以上制剂者 7 例（5.9%）；初次用药者 62 例（52.5%），已使用过该类制剂者 56 例（47.5%）。

对于初次接受标准用药教育的患者，所得结果见表 3-8。

对于已经使用过吸入剂的患者，在接受用药教育后，所得结果见表 3-9。

在所有用药教育患者中，仅有 5 例使用鼻喷剂，其中 1 例因疗效不佳放弃使用。另外 4 例已在院外使用该制剂，其中 1 例患者所用药物已过期。所有患者均未左右交叉给药，经教育后掌握用药技巧并坚持用药。

部分老年患者由于年龄偏大或认知困难，常需家属协助完成制剂的操作，一般需至少 2 次或 2 次以上用药教育后才能正确使用该类制剂，但正确率仍较年轻患者偏低。

10 例患者中，6 例由于年龄过大或肺功能差，用药教育后不能有效吸入药物，改为雾化吸入或其他治疗方法；3 例使用噻托溴铵粉吸入剂的患者因合并青光眼、前列腺增生症而停用药物；1 例使用硫酸沙丁胺醇气雾剂患者因发生心悸、头痛的不良反应而停止用药。

在用药教育中，问题最多的仍是药物吸入这一步骤，这也是影响吸收程度最重要的步骤。在本次统计结果中，使用 DPI 的正确率比文献报道的低，可能与呼吸病区患者年龄较大、理解能力差等因素有关。MDI 由于使用患者较少，统计结果尚不能客观反映真实情况。

【讨论与分析】

吸入剂在呼吸道慢性疾病的治疗中具有重要的作用。据报道，既往使用过 DPI 的患者，曾接受过与未接受过专业人员教育的患者吸入方法总掌握率分别为 100%、43.8 %（$P < 0.01$）；另有报道，初次使用 MDI 患者，未经教育能正确使用者仅占 24%，有的报道则更低，仅为 12%。由于制剂发展的限制，其可吸入肺中的有效剂量仅为 12%～40%，而这需要患者以正确的方法和技巧吸入才能够得到保证，因此用药技巧成为决定疗效的关键因素。国内目前在吸入剂使用及管理方面较少有系统或完善的方法报道，国外近年来已经做了较多工作和研究，药师在吸入剂用药教育和管理方面的作用突出，英国还设有吸入剂错误用药教育委员会，以加强吸入剂的正确使用，保障患者治疗疗效。在临床药师实施药学监护的过程中，强调由简单、分散的用药教育转向标准化、群体的用药

表 3-8　初次接受用药教育次数与用药正确率　［单位：例（%）］

组别	1 次教育	2 次教育	3 次及以上教育
DPI（50 例）	31（62）	42（84）	44（88）
MDI（11 例）	4（36.4）	6（54.5）	7（63.6）

注：有 6 例因年龄偏大或肺功能差不能吸入药物。

表 3-9　已使用过吸入剂患者接受用药教育次数与用药正确率　［单位：例（%）］

组别	1 次教育	2 次教育	3 次及以上教育
DPI（48 例）	29（60.4）	36（75）	41（85.4）
MDI（7 例）	4（57.1）	5（71.4）	6（85.7）

注：有 4 例因年龄偏大或肺功能差不能吸入药物。

教育，以使药学监护形成更为系统、更为标准的工作模式，这一模式意在保障患者接受用药教育时不是分散性或一过性的，而是系统、持续地得到监护。

临床药师在呼吸病区建立吸入剂标准用药教育模式，并通过药学监护实践，使病区所有使用吸入剂的患者得到规范指导，避免了很多用药错误，提高了患者用药的技巧和正确度，有力地保障了吸入剂治疗的疗效。临床药师在实施这一模式中有着药学专业独特的优势，也充分体现了药师在治疗团队中的作用和价值。

尽管在前期工作中总结了不少用药中存在的问题，患者的用药技巧及药物吸入均有明显的提高，但在实施药学监护时仍缺少细化的标准来评价用药教育结果，如结合患者肺功能、发作频度、生活质量等，这种不足需要在今后的药学监护工作中深入研究并进一步克服。

【总结】

本文通过在呼吸病区建立吸入剂标准用药教育模式，结合临床药师药学监护实践，探讨这一模式的可操作性和有效性。临床药师通过总结患者吸入剂用药中存在的问题，制订标准用药教育流程，并对医护人员进行培训；依据标准用药教育模式全面实施患者用药教育。结果显示近120例患者接受吸入剂标准用药教育，患者在吸入剂的操作技巧、用药流程的掌握及用药依从性方面有了很大提高。临床药师通过药学监护实践，对吸入剂的用药教育进行了干预，建立标准用药教育流程，并在临床实践中取得显著效果，充分体现了药师在治疗团队中的作用，更重要的是提高了患者用药的依从性，保障了病区患者在吸入剂用药中的安全性和有效性。

（周素琴　朱　芳　乔国莉
魏　巍　张鸿燕）

第四节　典型案例分析——抗感染治疗的药学监护

一、1例艾滋病伴自身免疫性溶血性贫血及多种机会性感染患者的药学监护

艾滋病（acquired immunodeficiency syndrome，AIDS）是由人类免疫缺陷病毒（human immunodeficiency virus，HIV）引起的一种慢性传染病，HIV主要侵犯人体的免疫系统，可引起各种机会性感染和肿瘤的发生。引起AIDS机会性感染的病原体多达几十种，且常为多种病原体混合感染，严重者可导致死亡。自身免疫性溶血性贫血（autoimmune hemolytic anemia，AIHA）是机体淋巴细胞功能异常，产生针对自身红细胞的抗体和（或）补体，并与红细胞结合，致红细胞在体内破坏加速而引起的一组溶血性贫血。本研究报道了1例临床药师参与AIDS伴AIHA及多种机会性感染患者的治疗。

【病例概况】

患者，男，50岁，65 kg，主因“间断乏力、黏膜黄染2个月，加重伴头晕2天”入院。2016年12月20日无明显诱因出现乏力、皮肤黏膜黄染，血液科诊断为AIHA。为进一步明确黄疸原因及进行HIV治疗，2017年2月4日收住感染科，$CD4^+$ T淋巴细胞数每微升87个，予保肝、抗结核、输血等治疗后好转出院。2017年2月20日无明显诱因再次出现乏力、皮肤黏膜黄染伴头晕，就诊并再次收住入院。

自发病以来，神志清，精神差，无其他不适，近 2 个月体重下降约 15kg。2009 年曾诊断为特发性血小板减少性紫癜，服用激素约半年后停药，间断服用中药治疗；否认其他疾病及食物药物过敏史。入院诊断：AIDS、AIHA、肺结核、EB 病毒（Epstein-Barr virus，EBV）感染；出院诊断：AIDS、AIHA、肺结核、肺部感染、巨细胞病毒（cytomegalovirus，CMV）感染、EBV 感染、肠道真菌感染、十二指肠球部溃疡、药物性肝损伤。本病例的主要治疗药物见表 3-10。

【治疗方案分析及药学监护】

对该患者实施的药学监护主要包括治疗方案的合理性评价、药物相互作用分析、疗效评估、药物治疗方案的调整、药物不良反应的监测和糖皮质激素的使用。

1. *治疗 AIHA 方案分析与监护* AIHA 治疗首选糖皮质激素，但患者同时患有 AIDS，入院第 2 天血红蛋白 29g/L，立即给予静注人免疫球蛋白 25g，ivgtt，qd 治疗 5 天，该方案符合教科书推荐。患者第 1 天总胆红素（total bilirubin，TBIL）升高（130.0μmol/L），以间接胆红素（indirect bilirubin，IBIL）为主，第 5 天 TBIL 升高至 205.5μmol/L，以直接胆红素（direct bilirubin，DBIL）为主，第 9 天 TBIL 降低至 152.2μmol/L（DBIL 为主），第 15 天 TBIL 163.3μmol/L（IBIL 为主），第 18 天患者皮肤和巩膜黄染明显加重，予甲泼尼龙琥珀酸钠（第 18 ～ 19 天 500mg，第 20 ～ 22 天 1000mg）治疗。糖皮质激素类药物临床应用指导原则推荐急性溶血发作或伴溶血危象者首选静脉滴注甲泼尼龙或

表 3-10 本病例的主要治疗药物

	药品	用法用量	入院天数
预防卡氏肺孢子虫肺炎	复方磺胺甲噁唑片	0.48g，po，bid	第 1 ～ 34 天
肺结核	异烟肼片	0.3g，po，qd	第 1 ～ 28 天
	利福平胶囊	0.45g，po，qd	
	吡嗪酰胺片	0.75g，po，tid	
	乙胺丁醇胶囊	0.75g，po，qd	第 1 ～ 34 天
	阿米卡星注射液	0.6g，ivgtt，qd	第 29 ～ 34 天
	盐酸莫西沙星片	0.4g，po，qd	
AIHA	静注人免疫球蛋白	25g，ivgtt，qd	第 2 ～ 6 天
	注射用甲泼尼龙琥珀酸钠	500mg，ivgtt，qd	第 18 ～ 19 天
		1000mg，ivgtt，qd	第 20 ～ 22 天
肺部感染	哌拉西林钠他唑巴坦钠	2.5g，ivgtt，q8h	第 2 ～ 9 天
抗 HIV	拉米夫定片	300mg，po，qd	第 2 ～ 34 天
	替诺福韦二吡呋酯片	300mg，po，qd	
	依非韦伦片	600mg，po，qd	
CMV 感染	更昔洛韦注射液	0.38g，ivgtt，q12h	第 6 ～ 34 天
梅毒感染	注射用苄星青霉素	240 万 U，ivgtt，qw	第 26 天

地塞米松，剂量按照泼尼松 1mg/（kg·d）换算，疗程 7～14 天。该患者胃镜示十二指肠球部溃疡，故药师建议甲泼尼龙琥珀酸钠 40mg，医师考虑病情加重，宜大剂量冲击治疗，未接受建议；另建议宜早晨 7 点给药、加用黏膜保护剂和钙剂，冲击治疗后可迅速停药，医师接受建议。第 19 天和第 26 天 TBIL 分别为 281μmol/L 和 306.1μmol/L（均以 DBIL 为主），第 27、30、33 天予以血浆吸附治疗，第 33 天血浆吸附术后 TBIL 和血红蛋白分别为 147.6μmol/L（IBIL 为主）和 66g/L，一般情况良好，次日出院。后期随访患者服用泼尼松片 20mg/d 治疗 AIHA，病情稳定。

2. 抗结核方案分析与不良反应监护　3 周前开始异烟肼 + 利福平 + 乙胺丁醇 + 吡嗪酰胺抗结核治疗，此次住院期间密切观察其不良反应，患者 TBIL、DBIL 及 IBIL 的变化曲线见图 3-1。入院时 TBIL 130.0μmol/L，IBIL 77.2μmol/L；第 5 天 TBIL 205.5μmo/L，DBIL 116.1μmol/L，谷草转氨酶 53U/L。医师考虑为抗结核药物所致肝损伤，继续保肝和退黄治疗，TBIL 明显下降；第 15 天转变为以 IBIL 升高为主，说明治疗有效。第 19 天 TBIL 281μmol/L，DBIL 154μmol/L，谷草转氨酶 62U/L，仍考虑药物性肝损伤。梁雁等回顾性分析了 325 例药物性肝损伤，结果显示抗微生物药物所致最多（约 23.4%），其中抗结核药物居首位（约 24.7%），利福平的例数最多（10 例），异烟肼居第 3 位（7 例）。HIV 感染者使用抗结核药物后氨基转移酶升高和黄疸的发生率分别为 4%～27% 和 0～7%；对于 ALT 升高伴有 TBIL 升高或黄疸等症状的患者，待 ALT 降至＜ 3 倍 ULN 及 TBIL ＜ 2 倍 ULN 时，可加用链霉素、阿米卡星、乙胺丁醇和氟喹诺酮类药物。WHO 的结核病治疗指南（第四版）推荐，如果认为肝病是抗结核药物引起的，应停用所有药物，可采用不会引起肝毒性的药物，包括链霉素、乙胺丁醇和一种氟喹诺酮类药物。故药师建议停用异烟肼、利福平及吡嗪酰胺，加用阿米卡星 0.6g，ivgtt，qd，莫西沙星 0.4g，po，qd 与乙胺丁醇抗结核治疗，医师接受药师建议。后期随访患者一直使用该方案直至 AIHA 病情稳定，之后逐渐加用异烟肼、利福平、吡嗪酰胺联合乙胺丁醇抗结核治疗。

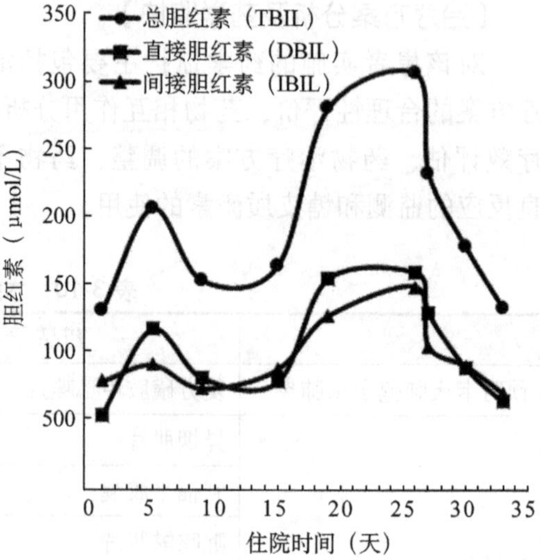

图 3-1　患者住院期间 TBIL、DBIL 及 IBIL 的变化曲线

3. 利福平 - 依非韦仑相互作用分析与依非韦仑剂量的监护　利福平可诱导多种代谢酶，从而降低其他药物的血药浓度和效果；依非韦仑经 CYP3A4 和 CYP2B6 代谢，且可诱导这 2 种酶。依非韦仑说明书中记载，在健康受试者体内利福平可使前者 AUC 及 C_{max} 降低 26% 和 20%，建议体重≥ 50kg 的患者合用利福平时，依非韦仑增至 800mg/d。目前多篇研究、1 篇系统评价和 2 篇指南对于二者合用时依非韦仑剂量调整的建议与说明书不一致。如Mariana 等纳入了 2 组印度尼西亚患者，一组为 18 例 AIDS 伴结核病患者（利福平日剂量：16 例为 450mg，2 例为 600mg），另一组为 27 例 HIV/AIDS 患者，比较了 2 组患者服用依非韦仑（600mg/d）的血药浓度和 HIV-RNA，结果 2 项指标差异无统计学意义。Lopez-Cortes 等在患者体内研究了依非韦仑 800mg/d 与利福平合用后的不良反应、HIV-RNA、$CD4^+$ T 淋巴细胞计数及依非韦仑的 C_{min}，结果显示这些指标与单用依非韦仑 600mg/d 无明显差别。另外，大量文献报道 CYP2B6 的基因多态性会影响依非韦仑的血药浓度、疗效及不良反应，如 Lee 等研究了中国台湾患者同服 600mg 依非韦仑和利福平时，前者血药浓度可达治疗浓度，基因型 CYP2B6 516 GT 或 TT 及低体重者其血药浓度会更高。Daniel 等系统评价了 1990～2016 年抗结核药物和依非韦仑合用时后者的药动学研究，结果显示抗结核药物对其暴露、有效性和安全性的影响很低，推荐标准剂量的依非韦仑与抗结核药物合用。欧洲临床艾滋病学会（2017 年）和美国卫生和公共服务部（2017 年）的相关指南均推荐，依非韦仑和利福平合用时前者采用标准剂量。

结合说明书、上述文献和指南，药师与医师沟通后，虽该患者体重为 65kg，但考虑到依非韦仑的神经系统不良反应，仍采用标准剂量的依非韦仑、替诺福韦和拉米夫定行抗 HIV 治疗，最终患者在院期间未出现明显的不良反应。

4. *CMV 感染及 EBV 感染的治疗分析* CMV 感染是 AIDS 患者最常见的疱疹病毒感染，可侵犯多个器官系统，如眼睛、消化系统及神经系统等。第 6 天尿液 CMV（PCR 法）(+)，拷贝数 5×10^2，但无泌尿系感染症状。我国艾滋病诊疗指南第三版（2015 版）推荐其他部位 CMV 感染的治疗同 CMV 视网膜炎，更昔洛韦 5～7.5mg/kg，ivgtt，q12h，疗程 14～21 天，该患者所用方案符合指南推荐，后期随访该患者 CMV 转阴。

EBV 为嗜淋巴细胞的 DNA 病毒，在人群中感染非常普遍，约 90% 以上的成人血清抗体（+）可引起传染性单核细胞增多症、慢性活动性 EBV 感染（chronic active EBV infection，CAEBV）及多种肿瘤等，EBV-DNA 主要用于免疫缺陷者，阳性提示存在活动性 EBV 感染或疾病与其密切相关（如原发 EBV 感染早期、大多数 CAEBV、EBV 相关肿瘤等），需结合临床表现及其他检查结果分析。该患者患有 AIDS，3 周前血 EBV（PCR 法）(+)，拷贝数 5×10^4，无明显相关临床表现。常用抗疱疹病毒药物有更昔洛韦和阿昔洛韦，二者为前药，在病毒感染的细胞中更易发生磷酸化，生成有活性的三磷酸盐而抑制病毒复制。EBV 感染细胞后有裂解性感染和潜伏性感染 2 种方式，CAEBV 为潜伏性感染，免疫缺陷者体内 EBV 特异性细胞毒性 T 淋巴细胞因不能被有效激活而不能被清除，可能进展为淋巴系统增殖性疾病，因此免疫缺陷患者多见Ⅲ型潜伏性感染。潜伏性感染状态下的 EBV 不能表达抗病毒药物活化所需要的激酶，故药物敏感性较差而不能达到治疗效果。据文献报道，更昔洛韦治疗 EBV 的效果不一，目前急需有明确疗效的抗病毒药物。针对 CMV 感染，已给予更昔洛韦，后期随访 EBV（−），可能与更昔洛韦及抗 HIV 治疗有关。但 2002 年 Stevens 等报道 109 例 HIV/AIDS 患者接受抗 HIV 后 EBV-DNA 未下降。抗 HIV 治疗可否影响 EBV 清除，以及 EBV 的清除能否减少其引起的多种疾病而延长患者生存期，有待更多的研究。

【总结】

本文通过药师在1例艾滋病伴自身免疫性溶血性贫血及多种机会性感染患者治疗过程中的药学监护，分析了药师如何在相关疾病的临床治疗中发挥作用。临床药师查阅诊疗资料，指导糖皮质激素类药物合理使用；监测抗结核药物的不良反应，分析患者胆红素变化，识别药物性肝损伤，协助医师调整抗结核药物治疗方案；关注依非韦仑和利福平的药物相互作用，与医师探讨是否调整依非韦仑的剂量；研读EBV感染治疗的研究资料，评估更昔洛韦的疗效。结果表明，通过药学监护提高了患者用药的安全性及有效性。临床药师应切实发挥专业优势，促进合理用药，为患者提供药学服务。

（张建萍　王晓锋　陈　琳）

二、1例艾滋病伴发多种机会性感染患者的治疗方案调整及药学监护

获得性免疫缺陷综合征（AIDS，又称艾滋病）是由人类免疫缺陷病毒（HIV）引起的一种慢性传染病，HIV主要侵犯人体的免疫系统，可引起各种机会性感染和肿瘤的发生。引起AIDS机会性感染的病原体多达几十种，且常为多种病原体混合感染，严重者可死亡。临床药师参与了1例艾滋病伴发多种机会性感染患者的治疗，现报告如下。

【病例概况】

患者，男性，31岁，54 kg，以“发热、头痛10余日”收入院。10天前无明显诱因出现发热，体温未测，伴寒战，发热时出现头痛，呈胀痛，退热后头痛症状缓解，伴恶心、呕吐，呕吐物为胃内容物，当时无咳嗽、咳痰、头晕、气短等。患者每日凌晨出现发热，体温不详，并间断出现双侧颞部搏动样痛，疼痛剧烈，持续约数分钟后症状能缓解。当地医院头颅CT检查未见明显异常，为进一步诊治，门诊以“头痛原因待查”收住神经内科，近3个月患者体重下降30余斤。否认结核、肝炎等疾病，无食物、药物过敏史。

查体：体温36.4℃，脉搏95次/分，呼吸20次/分，血压105/65mmHg。精神差，神志清，皮肤色泽正常。脑膜刺激征：无颈抵抗，克尼格征（–）；布鲁津斯基征（–）；左右病理反射：巴宾斯基征（+），查多克征（+）。入院检查结果：白细胞计数4.58×10^9/L，中性粒细胞百分比0.77；AST 44U/L，ALT 35U/L，血肌酐55.4μmol/L；HIV确认试验（+）；脑脊液查到新型隐球菌；血液EB病毒（+），病毒拷贝数10^3；血液巨细胞病毒（+），病毒拷贝数10^5；尿液巨细胞病毒（+），病毒拷贝数10^3；$CD4^+$ T淋巴细胞数为8/μl；粪便查到真菌孢子及菌丝；结核菌素纯蛋白衍生物试验（+）；计算机体层成像（CT）示：①右肺中叶及左舌段多发斑片状磨玻璃影；②纵隔多发增大淋巴结，右肺近胸膜处多发稍高密度结节影。入院诊断：感染性头痛；出院诊断：AIDS、新型隐球菌性脑膜炎、EB病毒感染、巨细胞病毒感染、肠道真菌感染、肺结核；主要抗感染过程见表3-11。

【治疗过程及药学监护】

1. 新型隐球菌的治疗方案调整与监护

患者入院第2天，脑脊液涂片回报示新型隐球菌阳性，诊断为新型隐球菌性脑膜炎和HIV?。神经内科邀请临床药师会诊，建议使用两性霉素B 0.7～1.0mg/kg，ivgtt，qd联合氟胞嘧啶25mg/kg，po，q6h治疗，医

表 3-11　本病例临床主要抗感染过程

用药目的	药物	用法用量	治疗时间
治疗新型隐球菌性脑膜炎	氟康唑注射液	0.40g，ivgtt，qd	第 2 ～ 4 天
		0.20g，ivgtt，qd	第 5 ～ 6 天
		0.40g，ivgtt，qd	第 7 ～ 37 天
	注射用两性霉素 B 脂质体	0.10mg/kg 开始，逐渐增至 0.75mg/kg 维持，共 345.00mg，ivgtt，qd	第 15 ～ 24 天
	氟胞嘧啶片	2.00g，po，tid	第 25 ～ 37 天
治疗巨细胞病毒感染	更昔洛韦注射液	0.38g，ivgtt，q12h	第 5 ～ 22 天
预防卡氏肺孢子虫肺炎	复方磺胺甲噁唑片	0.48g，po，bid	第 5 ～ 14 天
		0.48g，po，qd	第 15 ～ 37 天
治疗肺结核	异烟肼片	0.30g，po，qd	第 5 ～ 37 天
	利福平胶囊	0.45g，po，qd	
	吡嗪酰胺片	0.50g，po，tid	
	乙胺丁醇胶囊	0.75g，po，qd	

师接受建议并申请购进两性霉素 B 脂质体和氟胞嘧啶片，暂予氟康唑 400mg，ivgtt，qd 治疗。入院第 5 天，HIV 确诊试验阳性，转入感染科继续治疗，予氟康唑 200mg，ivgtt，qd 治疗，据《中国艾滋病诊疗指南》(2011 版）推荐，药师建议氟康唑剂量增至 400mg，医师接受建议。入院第 15 天，两性霉素 B 脂质体已购进，氟胞嘧啶片仍未购进，据《桑福德抗微生物治疗指南》(44 版）推荐替代方案为两性霉素 B 联合氟康唑 400mg/d，故药师建议采用该方案，两性霉素 B 脂质体从 0.1mg/kg 开始，逐渐增加至 0.75mg/kg 维持，即第 15 天 5mg，第 16 天 10mg，第 17 天 20mg，第 18 天 30mg，第 19 ～ 24 天 40mg；输注时溶剂应选择 5% 葡萄糖注射液且需避光，滴速≤ 30 滴 / 分，浓度≤ 0.15mg/ml；每 2 日监测患者肾功能，医师接受上述建议。使用期间患者出现全身大片充血性皮疹，多考虑为两性霉素 B 所致，第 24 天即停用两性霉素 B。第 25 天氟胞嘧啶片购进，医师接受药师建议采用氟康唑 400mg，po/ivgtt，qd 联合氟胞嘧啶片 2000mg，po，tid。至第 37 天，患者病情稳定，好转出院。

2. 预防肺孢子菌肺炎的治疗方案调整及监护　患者 $CD4^+$ T 淋巴细胞数为 8/μl，入院第 5 天予复方磺胺甲噁唑片 0.48g，bid 预防肺孢子菌肺炎，所选药物符合《中国艾滋病治疗指南》(2011 版）推荐。但患者体重为 54kg，故药师建议复方磺胺甲噁唑片可减量为 0.48g，po，qd，医师 10 天后接受药师建议。药师嘱患者必须多饮水，以防形成结晶尿。

3. 治疗过程中药物不良反应的监测及防治

(1) 皮疹：入院第 19 天患者诉胸前出现个别皮疹（使用两性霉素 B 第 5 天)，患者所用多种药物均可引起皮疹，医师及药师多考虑为两性霉素 B 所致，给予扑尔敏（氯苯那敏）霜和葡萄糖酸钙处理。第 21 天患者躯干及四肢散在皮疹，以胸部为甚，处理方式同前。第 22 天患者全身大面积皮疹、瘙痒，加用地塞米松 2mg，每日观察患者皮疹变化情况，未有新发皮疹，直至第 24 天两性霉素 B 使用结束，可见患者散在分布的皮疹及色素沉着。第 37 天患者出院时皮疹基本消失，但可见色素沉着。

从用药时间及不良反应出现时间分析，判断可疑药物为两性霉素 B，且与文献报道相近，刘晓东等通过文献收集了 1977 ～ 2013 年两性霉素 B 脂质体不良反应的病例数为 24 例，其中 1 例发生皮疹，不良反应发生时间＜ 3 天、3 ～ 7 天、7 ～ 30 天和＞ 30 天的比例分别为 56.6%、17.4%、13% 和 13%。两性霉素 B 致皮疹发生率报道不一，洪仲思等收集了应用两性霉素 B 治疗艾滋病合并真菌感染的病例 89 例，其中 8 例患者出现药物性皮疹，发生率为 9.0%；杨林萍等收集了使用两性霉素 B 治疗 HIV/AIDS 合并深部真菌感染的患者 899 例，18 例发生不良反应，其中出现皮疹或瘙痒患者为 2 例。

（2）白细胞及中性粒细胞减少：患者入院后白细胞及中性粒细胞呈缓慢下降趋势，白细胞变化趋势见图 3-2，第 11 天时白细胞计数低于正常，第 29 天白细胞和中性粒细胞计数分别为 1.53×10^9/L 和 0.59×10^9/L，第 30 天给予重组人粒细胞刺激因子治疗 3 天，第 33 天白细胞计数为 8.15×10^9/L。临床药师考虑白细胞降低为药物所致，结合用药时间及不良反应出现时间分析，可疑药物有氟康唑、复方磺胺甲噁唑、异烟肼、利福平、更昔洛韦和兰索拉唑。但有报道称 HIV/AIDS 可致白细胞减少，如 Shen 等分析了 2009 ～ 2010 年我国新诊断 HIV/AIDS 患者 1948 例，其中白细胞减少者占 33.2%，且白细胞减少的发生率随 $CD4^+$ T 淋巴细胞数的减少而增加（$P < 0.001$），如 $CD4^+$ T 淋巴细胞数＜ 50/μl 时白细胞减少的发生率为 41.5%，白细胞减少的机制可能是 HIV 感染影响了造血细胞或干细胞的分化。患者入院时 $CD4^+$ T 淋巴细胞数为 8/μl，白细胞计数正常，中性粒细胞百分比 0.77，可能与其他感染所致白细胞计数升高有关，所以该患者入院后白细胞计数降低可能为药物不良反应。

（3）血尿酸浓度升高：患者入院后血尿酸浓度呈进行性升高，其变化趋势见图 3-2，至入院第 22 天患者血尿酸为 755μmol/L，临床药师考虑为药物不良反应，可疑药物为吡嗪酰胺、乙胺丁醇和兰索拉唑，发生率最高的药物可能为吡嗪酰胺，机制可能是其代谢产物吡嗪酸可抑制尿酸排泄。据《高尿酸血症和痛风治疗中国专家共识》（2013 版）推荐，药师于第 24 天建议加用碳酸氢钠片碱化尿液以促进尿酸排泄，暂予 0.5g，po，tid，医师接受建议；药师嘱患者避免高嘌呤饮食。第 26 天患者血尿酸为 703μmol/L，较前略有降低；第 29 天及第 33 天患者血尿酸分别升高至 749μmol/L 和 844μmol/L，患者未继续行碱化尿液治疗。出院后 1 周患者出现急性肝损害，停用抗结核药物 1 周后尿酸恢复正常。

【讨论与分析】

在本案例中，临床药师通过查阅相关疾病的诊疗指南与其他资料，对药物的合理应用提出了建议，协助医师制订给药方案；药学监护点包括制订用药方案、不良反应监测及患者用药教育等。该患者并发多种感染且出现多种药物不良反应，临床药师在多种干扰因素下能快速准确识别药物不良反应，是临床药师发挥作用的体现。

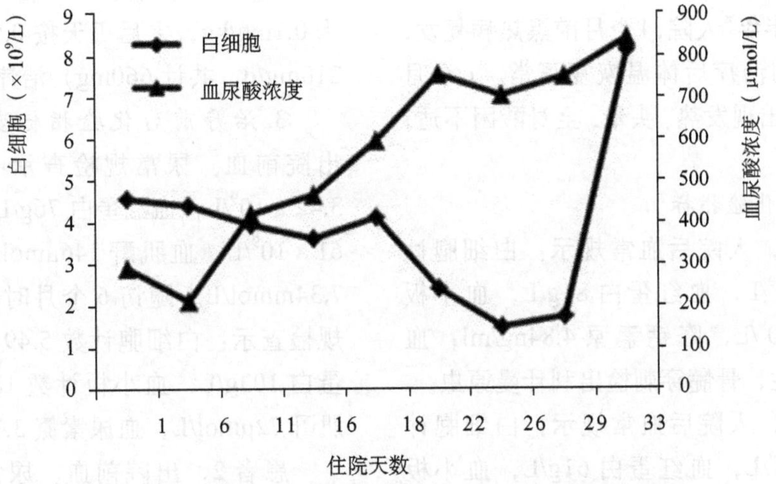

图 3-2　患者白细胞及血尿酸浓度与住院天数的相关变化曲线

通过参与该例患者的治疗，发现医师对药物的注意事项、药动学及相互作用等方面的内容容易忽略，临床药师可以从这些方面为切入点逐渐融入治疗团队。药师在治疗过程中主要关注抗感染治疗，但患者还使用多种药物，如抗 HIV 治疗药物及其他对症支持治疗药物等。该患者的治疗并不是简单的多种药物叠加，药师在考虑并处理药物相互作用方面还有不足，需在今后的临床工作中改进，从而提高患者用药的安全性及有效性。作为药师应加强业务学习，只有具备扎实的临床知识和药学知识，才能从容正确地解决复杂的临床问题。药师还需具备良好的沟通能力，才能为患者提供更优的药学服务。

【总结】

本文通过药师在 1 例艾滋病伴发多种机会性感染患者治疗过程中的治疗方案调整及药学监护，探索临床药师参与临床实践的模式。结合患者病情及诊疗指南，药师提出和修改治疗方案；密切监测用药期间所出现的药物不良反应。结果显示临床药师通过协助医师调整治疗方案及药学监护，优化治疗方案，解决临床问题，参与临床实践，提高了患者用药的安全性及有效性。

（张建萍　何忠芳　陈　琳
王晓锋　武新安）

三、临床药师参与 2 例锑剂耐药黑热病患者治疗的药学监护

黑热病又称内脏利什曼病，是由杜氏利什曼原虫引起并经白蛉传播的慢性地方性传染病。临床上以长期不规则发热、消瘦、肝脾大、全血细胞减少及血清球蛋白增多为特征。我国治疗首选锑剂，本文对 2 例锑剂耐药的患者给予锑剂联合两性霉素 B 脂质体治疗，结合临床药师的工作实践进行治疗方案探讨。

【病例概况】

1. 主要症状

患者 1，男，12 岁，33kg，因“确诊黑热病 4 个月”收入院。18 天前，黑热病复发，锑剂治疗结束后复查仍可见利杜体。自发病以来，常感乏力，活动后加重，休息后可缓解，无其他不适。

患者2，男，48岁，因“间断发热、头晕、乏力半年”入院，4个月前黑热病复发，再给予锑剂治疗后体温恢复正常。1个月前，受凉后出现发热、头晕、全身酸困不适，乏力明显。

2. 主要化验指标

患者1，入院后血常规示：白细胞计数$2.30\times10^9/L$，血红蛋白81g/L，血小板计数$77\times10^9/L$，降钙素原4.84ng/ml；血清rk39阳性，骨髓穿刺检出利什曼原虫。

患者2，入院后血常规示：白细胞计数$1.19\times10^9/L$，血红蛋白61g/L，血小板计数$78\times10^9/L$，降钙素原0.37ng/ml；血清rk39阳性，骨髓穿刺检出利什曼原虫。

3. 入院诊断 患者1入院诊断为黑热病、急性淋巴细胞白血病。患者2入院诊断为黑热病。

【治疗过程及药学监护】

1. 主要查体症状

患者1，发热，体温最高达38.4℃；全身浅表淋巴结肿大，双侧颈部淋巴结可触及多个肿大淋巴结，其中右侧有一淋巴结大小约1cm×1cm；脾肋下可触及。

患者2，头晕、全身乏力、发热，最高达39.4℃；脾肋下可触及。

2. 用药过程

患者1，入院后予以锑剂方案（600mg/d）治疗11天，复查血常规示：白细胞计数$2.27\times10^9/L$，血小板计数$97\times10^9/L$。改用锑剂联合两性霉素B方案（锑剂600mg/d；两性霉素B脂质体初始剂量为0.1mg/kg，之后每天递增10～60mg，共计213mg）治疗11天。

患者2，入院后予以锑剂方案（1800mg/d）治疗8天，复查血常规示白细胞计数$2.57\times10^9/L$，血小板计数$140\times10^9/L$。改用锑剂联合两性霉素B方案（锑剂1800mg/d；两性霉素B脂质体初始剂量为0.1mg/kg，之后每天按0.5mg/kg递增至210mg/d，共计660mg）治疗6天。

3. 治疗前后化验指标变化 患者1，出院前血、尿常规检查示：白细胞计数$3.42\times10^9/L$，血红蛋白76g/L，血小板计数$61\times10^9/L$；血肌酐146μmol/L，血尿素氮7.34mmol/L。随访6个月时间，血、尿常规检查示：白细胞计数$5.49\times10^9/L$，血红蛋白103g/L，血小板计数$186\times10^9/L$；血肌酐72μmol/L，血尿素氮3.7mmol/L。

患者2，出院前血、尿常规检查示：白细胞计数$2.75\times10^9/L$，血红蛋白97g/L，血小板计数$112\times10^9/L$；血肌酐155μmol/L，血尿酸424μmol/L。随访6个月时间，血、尿常规检查示：白细胞计数$6.50\times10^9/L$，血红蛋白115g/L，血小板计数$96\times10^9/L$；血肌酐103μmol/L，血尿酸350μmol/L。

【讨论与分析】

本文2例患者均为复发病例，入院后，先予以锑剂单独治疗方案，病例2所用锑剂剂量超过推荐剂量，药师建议计算剂量时应以体重50kg为限，医师考虑院外曾使用1200mg/d×9天+600mg/d× 6天方案，仍无效且未有不适，故未接受药师建议。2例患者锑剂单独治疗效果均不佳，考虑锑剂耐药，可能与腺苷三磷酸结合盒转运蛋白所致外排锑剂有关。对于锑剂无效或禁忌者，美国FDA建议首选两性霉素B脂质体。刘小林等报道了2例用锑剂联合两性霉素B脂质体（总剂量为900mg）治疗复发的黑热病，效果良好。本文用锑剂联合两性霉素B方案，两性霉素B剂量较文献更低，且可达到临床治愈。

药师建议输注两性霉素B脂质体时溶剂应选择5%葡萄糖注射液且需避光，浓度≤0.15mg/ml，滴速≤30滴/分，每剂滴注时间至少 6 小时；每 2 天监测患者肾功能，医师接受上述建议。病例 1 在锑剂单独治疗和联合治疗时均出现鼻出血，医师及药师考虑为锑剂不良反应，予以物理填塞及薄荷脑滴鼻剂后仍间断出现，治疗结束后出血停止；药师嘱咐患者使用滴鼻剂时每侧鼻孔用 1～2 滴，滴药后轻压鼻翼，头向滴药侧倾斜，维持 2～3 分钟。病例 1 使用两性霉素 B 脂质体期间血钾浓度降低，使用第 8 天时血清钾离子浓度为 2.04mmol/L，治疗结束后血肌酐及尿素氮升高，且出现蛋白尿，24 小时尿蛋白含量 0.5g。病例 2 在治疗结束时血肌酐及尿酸升高，医师及药师多考虑为两性霉素 B 脂质体所致，予以药物治疗后上述异常指标均恢复正常。文献报道，两性霉素 B 致肌酐升高的发生率为 1%～45%，其特征是肾小球血流动力学改变引起肾小球滤过率下降和一过性蛋白尿，随后伴有多尿，机制可能是药物对上皮细胞膜表面麦角固醇的直接作用，引起血管收缩和血管张力增加。

【总结】

本文探讨了临床药师参与锑剂耐药黑热病患者药物治疗的作用。临床药师通过参与 2 例锑剂耐药黑热病患者的治疗，结合患者病情及诊疗指南，与临床医师协商治疗方案，分析不良反应发生原因，提出药学建议，制订适宜的治疗方案。2 例患者均痊愈出院。临床药师以药物使用方法、用药教育及不良反应监测为切入点，为患者提供药学监护，有利于患者安全、有效和合理地使用药物。

（张建萍　陈　琳　王晓锋　袁　宏）

四、1 例嗜麦芽窄食单胞菌感染性心内膜炎患者的药学监护

近 10 多年随着我国人口的老龄化，老年退行性心脏瓣膜病患者增加，人工心脏瓣膜置换术、介入器材置入术及各种血管内检查操作概率增加，感染性心内膜炎（infective endocarditis，IE）发病率呈显著增长趋势。本病死亡率高、预后差。根据首版《成人感染性心内膜炎的预防、诊断和治疗专家共识》，感染性心内膜炎治愈的关键在于清除赘生物中的病原微生物。现结合 1 例嗜麦芽窄食单胞菌引起的感染性心内膜炎病例探讨分析其抗感染治疗的思路及其瓣膜置换术后的抗凝管理策略。

【病例概况】

患者，男性，59 岁，身高 177cm，体重 76kg，因“间断发热、胸闷、气短 3 个月，加重 10 天”入住兰州大学第一医院。患者入院前 3 个月，无明显诱因出现夜间平躺后间断胸闷、气短，伴心悸，夜间端坐呼吸及阵发性呼吸困难。至当地医院就诊的检查结果示：左心扩大，主动脉瓣大量反流，心包积液，胸腔积液。给予对症治疗后，症状缓解出院。此次入院前 10 天，患者受凉感冒后上述症状加重，遂前来医院心内科门诊就诊。心脏彩超检查示：主动脉瓣左冠瓣重度脱垂，主动脉瓣狭窄（轻度）并关闭不全（中度），全心扩大，肺动脉高压；二尖瓣、三尖瓣、主动脉瓣反流（中量）。为进一步明确诊治，于 2015 年 5 月 15 日转至心外科住院治疗。入院检查：白细胞计数 5.18×10^9/L，中性粒细胞百分比 0.82；C 反应蛋白（CRP）74.30mg/L；抗链球菌溶血素 O 144.00U/ml；凝血酶原时间（PT）13.6 秒，INR 1.23。胸部 X 线片示：双肺纹理增重，心影增大，主动脉弓增宽。入院诊断：主动脉瓣反流（心功能Ⅲ级）、高血压 1 级（低危组）。

【治疗过程及药学监护】

患者入院后给予琥珀酸美托洛尔缓释

片、卡托普利片、呋塞米片、螺内酯片抗心力衰竭治疗。入院后次日，连续3天出现发热症状，体温最高38.9℃，血常规正常，抽血行细菌培养，经验性给予注射用头孢唑林抗感染治疗。5月22日行经食管超声心动图检查，示主动脉瓣及二尖瓣赘生物形成。不同部位血培养结果均报告为嗜麦芽窄食单胞菌感染，药敏试验结果为对左氧氟沙星、米诺环素及复方新诺明敏感。药师建议：给予左氧氟沙星注射液0.5g，ivgtt，qd，同时给予复方新诺明（磺胺甲噁唑0.8g和甲氧苄啶160mg，SMZ/TMP），po，bid，进行抗感染治疗。2015年6月9日血培养结果提示无细菌生长。在排除手术禁忌证后，于2015年6月10日在全身麻醉、低温、体外循环下行主动脉瓣＋二尖瓣置换(机械瓣)及心内膜赘生物清除术。手术顺利，术程7.5小时。术后继续给予左氧氟沙星注射液＋复方新诺明抗感染治疗（直至出院），继续给予卡托普利片、呋塞米片、琥珀酸美托洛尔缓释片等进行抗心力衰竭治疗，给予华法林钠片抗凝，并密切监测INR；药师每日下午查房，并针对华法林使用剂量给出建议。患者术后恢复良好，于2015年6月30日顺利出院，出院后继续口服华法林抗凝治疗，药师随访患者，出院1周后复查INR，降至1.21，逐渐将华法林剂量增加至4.5mg，INR值达标且稳定。

【讨论与分析】

1. 抗感染方案的制定　目前文献报道的嗜麦芽窄食单胞菌心内膜炎病例较少，截至2010年全球报道数不到40例，我国亦有个案报道。嗜麦芽窄食单胞菌心内膜炎的病死率为30%～40%。IE治愈的关键在于清除赘生物中的病原微生物。抗感染治疗的基本要求如下：①应用杀菌剂；②联合应用2种具有协同作用的抗菌药物；③大剂量，使感染部位达到有效浓度；④静脉给药；⑤长疗程（一般为4～6周）。由于属于罕见菌，有关感染性心内膜炎的国内外相关指南无专门针对嗜麦芽窄食单胞菌心内膜炎的推荐治疗方法；但根据2012年CHINET中国细菌耐药监测网收集的国内主要地区15所医院嗜麦芽窄食单胞菌临床分离株的耐药性监测结果，嗜麦芽窄食单胞菌对磺胺甲噁唑-甲氧苄啶、米诺环素和左氧氟沙星等的敏感率均保持在85.0%以上。《中国嗜麦芽窄食单胞菌感染诊治和防控专家共识》也提及SMZ/TMP可联合氟喹诺酮类、氨基糖苷类或第三、四代头孢菌素来治疗嗜麦芽窄食单胞菌心内膜炎。据此并根据药敏结果，药师向医师推荐左氧氟沙星注射液＋复方新诺明抗感染方案。鉴于左氧氟沙星为浓度依赖性药物，药师建议每日一次给药，医师亦采纳。患者用药4天后体温降至正常；降钙素原（PCT）由0.2ng/ml降至0.05ng/ml。术前再次行血液培养及手术后赘生物培养均提示无细菌生长，说明该抗感染方案是成功的。

2. 服用华法林的监护

（1）华法林剂量的调整：兰州大学第一医院二尖瓣机械瓣膜置换抗凝目标为INR 1.8～2.5。患者住院期间INR值及华法林剂量调整情况见表3-12。出院后华法林以1.5mg和2.25mg的剂量交替使用，出院1周后患者复查INR，发现降至1.21，逐渐将华法林剂量增加至4.5mg才可使INR保持在治疗目标范围（1.8～2.5）。

（2）华法林与抗感染药物相互作用：2013年《华法林抗凝治疗的中国专家共识》指出，*S*-华法林异构体比*R*-华法林异构体的抗凝效率高5倍，因此干扰*S*-华

表 3-12　患者住院期间的重要临床信息及药物治疗时间轴

日期	临床症状及检查	治疗方案
2015-05-15（d1）	心脏彩超示主动脉瓣左冠瓣重度脱垂，主动脉瓣狭窄（轻度）并关闭不全（中度），全心扩大。两肺呼吸音粗，可闻及湿啰音	美托洛尔缓释片 23.75mg，po，qd；卡托普利片 6.25mg，po，tid；呋塞米片 20mg，po，qd；螺内酯片 20mg，po，qd
2015-05-16（d2）	发热，体温最高 38.9℃。送血培养	加用头孢唑林钠 1g，ivgtt，q8h
2015-05-20（d6）	血培养示嗜麦芽窄食单胞菌感染，药敏试验结果为对左氧氟沙星、米诺环素及复方新诺明敏感	停用头孢唑林，更换为左氧氟沙星注射液 0.5g，ivgtt，qd；复方新诺明（磺胺甲噁唑 0.8g 和甲氧苄啶 160mg，SMZ/TMP）po，bid
2015-05-22（d8）	经食管超声心动图示主动脉瓣及二尖瓣赘生物形成	治疗方案不变
2015-06-09（d26）	血培养提示无细菌生长	治疗方案不变
2015-06-10（d27）	—	在全身麻醉、低温、体外循环下行主动脉瓣 + 二尖瓣置换（机械瓣）及心内膜赘生物清除术
2015-06-13（d30）	—	加用华法林 3mg，po，qd
2015-06-16（d33）	INR 1.85，赘生物培养示无细菌生长	停用华法林
2015-06-17（d34）	INR 1.76	华法林 2.25mg，po，qd
2015-06-20（d37）	INR 2.43	华法林剂量不变
2015-06-21（d38）	—	华法林 1.5mg，po，qd
2015-06-27（d44）	INR 2.04	华法林剂量不变
2015-06-30（d47）	患者术后恢复好，准予出院	停用所有医嘱；出院后华法林钠 1.5mg 和 2.25mg 的剂量交替

法林异构体代谢的因素更为重要。SMZ 在与 CYP2C9 结合时可能与 *S*- 华法林具有相似的立体选择性和区域选择性，因此可与 *S*- 华法林竞争 CYP2C9 结合位点，而 CYP2C9 结合位点有限，所以 SMZ 是 *S*- 华法林代谢的竞争性抑制剂，可使 *S*- 华法林浓度增加至少 20%，从而增强抗凝效果；SMZ/TMP 和左氧氟沙星也可能通过影响肠道菌群而使得维生素 K 的合成减少来增强华法林药效。该共识指出磺胺甲噁唑 - 甲氧苄啶高度可能、左氧氟沙星很可能增强华法林钠片的抗凝效果。结合此患者情况，抗感染药物显著增强了华法林的抗凝效果，药师随访发现，出院后患者 INR 稳定在治疗目标范围时华法林剂量需要 4.5mg，明显高于住院时的剂量。以往有报道华法林联用 SMZ/TMP 预见性地降低华法林剂量 10% ～ 20% 可减少 INR 过高及出血风险。而本案例则提示停用 SMZ/TMP 后也应严密监测 INR、及时增加华法林剂量，以免引起 INR 显著下降，增加患者栓塞风险。

（3）长期服用华法林患者出院教育及随访：对服用华法林患者的出院用药教育很重要。因作者所处为西部不发达地区，广大患者因受教育程度及健康常识普及范围的影响，对疾病的认识和用药依从性参差不齐。临床药师发现用通俗易懂的语言对患者进行详细的用药教育，患者接受度较高，可明显提高患者依从性。出院后患者主动与药师联系，药师及时为其增加华法林剂量，提供药学服务。

【总结】

IE的治疗包括抗感染治疗方案的制订、疗效评价和换瓣术后的抗凝治疗，以及并发症的对症处理等。由于该患者致病菌为IE少见菌，指南中未有明确抗菌药物推荐，临床药师通过查阅文献、结合药敏结果与医师一起为患者制订抗感染方案；住院期间药师为患者调整华法林剂量，出院后随访并根据其出院后用药情况提供个体化药学服务。药师全程参与该患者在心外科住院治疗的过程，从一定程度上起到了临床药学实践与服务的作用。

（李波霞　刘唐成　魏玉辉　武新安）

五、1例重症急性胰腺炎伴肺部感染、呼吸衰竭和泌尿系感染患者的药学服务

重症急性胰腺炎（severe acute pancreatitis, SAP）常伴有持续性器官功能衰竭，病死率高达36%～50%，如后期合并感染则病死率极高。早期积极有效地治疗可预防并发症的发生，改善预后。作者参与了1例重症急性胰腺炎伴肺部感染、呼吸衰竭和泌尿系感染患者的药学监护，探讨药师如何在临床发挥作用，现报告如下。

【病例概况】

患者，女，52岁，70kg，10年前体检发现乙肝阳性（具体不详），未予进一步治疗。5天前劳累后出现腹痛、腹泻，伴恶心、呕吐。腹痛为隐痛，进食后加重，无放射痛，与体位无关；大便为稀糊状便，3～5次/天，无血便及黏液脓血便；呕吐物为胃内容物，呕吐后腹痛略减轻。有咳嗽、咳白色黏痰，无明显发热、胸闷、气短及胸前区疼痛，当地医院治疗（具体不详）后上述症状无明显缓解。为进一步诊治，遂来院就诊，以"发现乙肝阳性10余年，腹痛、腹泻伴呕吐5天"收住入院。发病以来，精神可，睡眠可，未进食水，小便正常，大便同前所述，体重无明显变化。高血压病史8年，服尼群地平片10mg，qd；否认食物、药物过敏史。

【治疗过程】

入院诊断：腹痛（胃肠功能紊乱、肠梗阻、急性胰腺炎？）、肺部感染、病毒性肝炎（慢性、乙型）和高血压Ⅲ级。入院后根据患者的症状、体征、实验室和胸部X线片检查结果变化，及时调整抗感染药物，加禁食水、补液、保肝、抑酸、抑酶、化痰及营养支持等治疗，病情好转出院。患者住院期间的重要临床信息及药物治疗情况见图3-3。

【用药分析及药学监护】

1. 抗感染分析及监护　患者入院时咳嗽、咳白色黏痰，胸部X线片考虑感染，诊断为肺部感染（多考虑社区获得性，曾用抗生素治疗4天，效果不佳，不排除医院获得性）。第2天给予头孢他啶/他唑巴坦钠联合奥硝唑抗感染，当天患者觉尿急及尿痛，查尿白细胞385/μl，细菌9.7/μl，故新增诊断为泌尿系感染。药师考虑上述方案也可覆盖泌尿系统感染常见的致病菌；因考虑暂无厌氧菌致肺炎的高危因素，建议暂停奥硝唑，但医师未接受此建议，故嘱二药应分开滴注。下午患者腹痛加重，CT示：胰周可见渗出、积液，间隙模糊，急性胰腺炎可能；查血淀粉酶为490 U/L，诊断为急性胰腺炎，现用方案符合我国胰腺炎相关指南推荐。

临床信息	时间	药物治疗
体温 36.8℃，脉搏 66 次 / 分，呼吸 18 次 / 分，血压 136/190mmHg；白细胞计数 4.94 × 10^9/L，AST 270U/L，ALT 340U/L，总胆红素 33.9 μmol/L，碱性磷酸酶 198 U/L，谷氨酰转肽酶 338U/L，血淀粉酶 72U/L，巩膜轻度黄染，双肺呼吸音稍低，上腹部压痛，肠鸣音减弱，咳嗽、咳白色黏痰；B 超示胰尾大，多为急性胰腺炎改变；胸部 X 线片提示感染	d1	注射用复合辅酶 200IU，qd，ivgtt；异甘草酸镁注射液 40ml，qd，ivgtt；注射用丁二磺酸腺苷蛋氨酸 1g，qd，ivgtt；注射用胸腺五肽 10 mg，qd，sc
体温 37.2℃，白细胞计数 5.97 × 10^9/L，中性粒细胞百分比 0.794，红细胞沉降率 23mm/h，血淀粉酶 490U/L；尿白细胞 385/μl，尿细菌 9.70/μl，腹痛，伴恶心、呕吐，尿急、尿痛，仍咳嗽、咳痰，肠鸣音减弱；CT 示：胰周可见渗出、积液，间隙模糊，急性胰腺炎可能	d2	加用头孢他啶 / 他唑巴坦钠（3 ∶ 1）2.4g，q12h，ivgtt，奥硝唑 0.5g，q12 h，ivgtt，奥曲肽 0.5 mg，bid，静脉泵入；泮托拉唑 40 mg，bid，ivgtt
体温 37.8℃，中性粒细胞百分比 0.876，红细胞沉降率 23mm/h，超敏 C 反应蛋白 199mg/L；血淀粉酶 354U/L，尿培养（d 3 送检）阴性，腹痛好转，胸闷、气短	d6	停用头孢他啶 / 他唑巴坦钠，加用头孢哌酮钠 / 舒巴坦钠（2 ∶ 1）3.0g，q12h，ivgtt
体温 38.7℃，白细胞计数 10.44 × 10^9/L，中性粒细胞百分比 0.857，氧分压 51mmHg，二氧化碳分压 45mmHg，pH 7.49，1,3-*β*-*D*- 葡聚糖 35.19pg/ml；胸闷好转，仍咳嗽、咳痰，无腹痛；胸部 X 线片提示感染	d9	加用伏立康唑 400mg，q12 h，ivgtt；加用氨溴索 30 mg，bid，ivgtt；加用恩替卡韦 0.5 mg，qd，po
体温 38.7℃，白细胞计数 22.24 × 10^9/L，中性粒细胞百分比 0.918，红细胞沉降率 36mm/h，超敏 C 反应蛋白 177mg/L，脂多糖 >500.0pg/ml；呼吸音急促，闻及湿啰音	d10	伏立康唑剂量改为 400mg 和 160mg（间隔 12 小时），ivgtt；停用头孢哌酮钠 / 舒巴坦钠（2 ∶ 1）；加用美罗培南 1.0g，q8h，ivgtt；行第一次人工血浆吸附术
体温 38.0℃，白细胞计数 18.08 × 10^9/L，中性粒细胞百分比 0.936，红细胞沉降率 28mm/h，超敏 C 反应蛋白 182mg/L，脂多糖 22.49pg/ml，1,3-*β*-*D*- 葡聚糖 <10pg/ml；气短好转，偶咳嗽	d11	行第二次人工血浆吸附术
体温 38.4℃，氧分压 59mmHg，氢离子浓度指数 7.48；无明显咳嗽、咳痰，血培养（d 7 送检）阴性，痰培养（d 10 送检）阴性	d13	停用奥硝唑
体温 38.8℃，胸部 X 线片示：双下肺感染并右下肺膨胀不全，左侧胸腔积液	d14	行第三次人工血浆吸附术
体温 37.5℃，中性粒细胞百分比 0.800，红细胞沉降率 30mm/h，超敏 C 反应蛋白 69.4mg/L	d20	停用伏立康唑；加用美托洛尔缓释片 47.5mg，qd，po
体温 36.9℃，痰培养（d 19 送检）示表皮葡萄球菌，敏感药物：左氧氟沙星、替考拉宁、利奈唑胺、米诺环素和万古霉素	d22	停用美罗培南、奥曲肽和异甘草酸镁
体温 36.4℃，白细胞计数 4.32 × 10^9/L，中性粒细胞百分比 0.362，AST 24U/L，ALT 14U/L，总胆红素 15.3μmol/L，碱性磷酸酶 138U/L，谷氨酰转肽酶 32U/L	d26 好转出院	停用泮托拉唑、注射用复合辅酶、注射用丁二酸腺苷蛋氨酸、注射用胸腺五肽和氨溴索；出院带药：恩替卡韦 0.5mg，qd，po；美托洛尔缓释片 47.5 mg，qd，po

图 3-3 住院期间患者重要临床信息及药物治疗时间轴

入院第6天将头孢他啶/他唑巴坦钠换为头孢哌酮钠/舒巴坦钠，药师认为此换药方案不合理，根据《中国急性胰腺炎诊治指南》（2013年，上海）推荐，建议选用碳青霉烯类药物，医师未接受药师建议。入院第9天根据血气分析结果诊断为Ⅰ型呼吸功能衰竭。文献报道SAP发病早期预防使用抗生素或完全依靠抗生素治疗，若胰周组织发生坏死未能及时清除引流感染灶，可增加真菌感染发生率；肠麻痹也可引起肠源性真菌移位。当时患者使用抗生素已10天，肺部感染控制不理想，加用伏立康唑560mg/d，药师认为此属于预防用药，用法应为200mg，q12h，但医师未接受建议。药师嘱患者监测包括视觉障碍、发热、恶心及呕吐等伏立康唑的不良反应。入院第10天患者白细胞计数和中性粒细胞百分比明显升高，脂多糖＞500.0pg/ml，抗生素换成美罗培南（抗菌谱可覆盖厌氧菌），药师建议停用奥硝唑，医师未接受；入院第13天患者病情好转，医师同意停用奥硝唑。入院第21天，痰培养（第19天送检）回报为表皮葡萄球菌，结合患者症状判断为定植菌，故停用美罗培南。

2.血浆吸附术对抗菌药物血药浓度的影响 住院期间共行3次人工血浆吸附术以去除体内炎症因子及内毒素（采用树脂材料），文献报道吸附树脂可清除与蛋白质紧密结合的毒物、脂溶性高的毒物、芳香族氨基酸、胆红素和胆汁酸等。医师的经验是为避免药物被清除，考虑术后再给治疗药物，但术后一般不追加剂量。现患者感染加重，药师考虑术后是否要追加剂量。入院第10天行第一次血浆吸附术时，是用伏立康唑第2天，药师未查到相关文献资料，从药物性质分析，此药水溶性较差，蛋白结合率约为58%，故认为血浆吸附术可能导致其血药浓度降低，因为是预防用药，可暂不补加其剂量。入院第11天做第二次血浆吸附术时，是用美罗培南第2天，该药略溶于水，蛋白结合率约为2%，理论分析吸附术对其影响可能较小。Roth等在5000ml全血中加入2g美罗培南，观察分子吸附再循环系统（molecular adsorbent recirculating system，MARS）对美罗培南血药浓度的影响，见1小时后其血药浓度降低约50%（过滤器、活性炭和阴离子交换剂均可降低其血药浓度），8小时时约98.62%被清除；另外1例肺移植伴肺部感染患者已使用美罗培南（2g，q8h，ivgtt）8天，在第9天静脉给予1g美罗培南后立即行MARS，此时血药浓度为94μg/ml，术后15分钟、30分钟、45分钟、60分钟、120分钟时其血药浓度分别为89μg/ml、94μg/ml、60μg/ml、33μg/ml和33μg/ml；这些结果说明MARS能够降低美罗培南的血药浓度，提示在吸附术后需补加一定剂量，但因为不明确补加多少剂量，故未补加剂量，同时密切观察病情变化。入院第14天患者症状较前好转，说明当前治疗有效，故仍采用于血浆吸附术后给予美罗培南，也未补加剂量。美罗培南和伏立康唑均属于时间依赖性抗菌药物，在体内的杀菌作用主要取决于药物在血中的浓度维持在MIC以上的时间，血浆吸附术对不同抗菌药物的血药浓度及抗菌活性的影响程度还需要进一步研究。

【总结】

在治疗过程中，临床药师不仅对抗感染药物治疗过程进行监护，还通过分析药物性质来判断血浆吸附术对体内血药浓度的影响，为临床合理用药提供意见。

（张建萍　乔　逸）

六、1例儿童急性淋巴细胞白血病患者真菌感染的药学服务

侵袭性肺曲霉病主要发生在免疫受损的患者，如中性粒细胞缺乏、造血干细胞实体器官移植、长期大剂量激素治疗、血液肿瘤、细胞毒类药物化疗、晚期获得性免疫缺陷综合征等。此类患者免疫功能受损，容易发生感染，因此，细致周密的药学监护尤为重要。本文介绍一例临床药师对儿童急性淋巴细胞白血病继发肺曲霉病治疗过程的药学监护，并对此类患者的药学监护进行总结。

【病例概况】

患者，男，8岁，汉族，明确诊断急性淋巴细胞白血病3月余，拟再次化疗。患儿2012年6月26日首次入院，入院前1个月因“感冒”后出现间断发热，最高体温为39℃，无寒战，伴咳嗽咳痰，痰量少，易咳出，就诊于当地诊所，予抗感染、抗病毒等治疗（具体药物不详），上述症状好转。首次入院前1周无明显诱因上述症状加重，伴食欲缺乏，就诊于当地医院，给予清开灵、抗病毒口服液治疗，症状未缓解，来兰州大学第二医院门诊就诊。门诊血常规：白细胞计数105.7×10^9/L，血红蛋白56g/L，血小板计数32×10^9/L，外周血涂片观察有核细胞可见，原始细胞占92%。胸部正位片未见明显异常。遂以“急性白血病”收住入院。入院后骨髓穿刺示：急性淋巴细胞白血病骨髓象，相关基因阴性，染色体示：t（8；14），明确诊断为急性淋巴细胞白血病，给予长春新碱、柔红霉素、左旋门冬酰胺酶和泼尼松诱导缓解方案化疗28天后，复查骨穿刺示：完全缓解骨髓象，再予以环磷酰胺、阿糖胞苷、巯嘌呤巩固方案化疗7天及抗感染（头孢哌酮/舒巴坦钠、伏立康唑注射液）约2个月，后复查：白细胞计数9.58×10^9/L，中性粒细胞百分比0.78，血红蛋白99g/L，血小板计数506×10^9/L，继续予两疗程大剂量甲氨蝶呤联合亚叶酸钙预防中枢性白血病，当时脑脊液查找幼稚细胞结果未回报，疗程结束后患儿出院。本次入院前3天，相关实验室检查结果回报示：脑脊液可见5个幼稚细胞，考虑中枢性白血病复发，遂以“急性淋巴细胞白血病”将患儿收住入院。该患儿否认肝炎及结核病史，无手术外伤史。

【治疗过程及药学监护】

该患儿2012年9月24日入院时无发热、咳嗽咳痰。查体：双肺呼吸音清，未闻及干、湿啰音；血常规：白细胞计数4.72×10^9/L，中性粒细胞百分比0.54，血红蛋白101g/L，血小板计数138×10^9/L。本次住院后每5天进行一次腰椎穿刺，共进行8次腰椎穿刺，并鞘内注射甲氨蝶呤12.5mg，地塞米松5.0mg，阿糖胞苷35mg治疗中枢白血病。2012年11月6日患儿第8次化疗结束，此时出现发热，最高体温为40℃。血常规示：白细胞计数0.12×10^9/L，中性粒细胞百分比0，血红蛋白77g/L，血小板计数44×10^9/L，咽拭子细菌、真菌培养为阴性，脑脊液生化及常规检查为正常，培养为阴性。

该患儿目前处于化疗后低细胞期，此时发热，考虑感染的可能性大，药师结合血液科病原体检出情况，建议使用头孢哌酮/舒巴坦钠0.85g，bid抗感染治疗，另外考虑该患儿具有真菌感染的高危因素，遂给予伏立康唑片200mg，po，bid，并强调加强患儿漱口，防止真菌性口炎的发生。血液科连续几个月微生物培养以产超广谱β-内酰胺酶的大肠埃希菌为主，根据《产超广谱β-内酰胺酶细菌感染防治专家共识》，药师最初选择β-内酰胺酶复合制剂可以覆盖该菌

及其他的阴性杆菌，但该药物具有N-甲基四氮唑侧链，可影响维生素K的合成和吸收，并且可能降低血小板，目前患儿血小板 44×10^9/L，因此需谨防患者出血，如牙龈出血、鼻出血，观察其全身有无出血点。

2012年11月10日，患儿最高体温39.8℃，精神差，无明显咳嗽咳痰。肺部听诊：双肺呼吸音粗，未闻及干、湿啰音，余无不适。白细胞计数 0.16×10^9/L，中性粒细胞百分比0.12，血红蛋白65g/L，血小板计数 18×10^9/L。药师认为，兰州大学第二医院血液科近几个月检出菌中产超广谱β-内酰胺酶的大肠埃希菌排名第一，头孢哌酮/舒巴坦钠应用了3天效果不佳，考虑到可能混杂产染色体介导的β-内酰胺酶的菌株，建议升级为亚胺培南0.3g，qid，加强对产染色体介导的β-内酰胺酶阴性杆菌的覆盖。

2012年11月12日，患儿仍发热，最高体温39℃，查体情况同前，白细胞计数 0.60×10^9/L，中性粒细胞百分比0.37，血红蛋白67g/L，血小板 50×10^9/L，药师建议加用万古霉素0.4g，ivgtt bid以扩大抗菌范围。亚胺培南可以覆盖常见的阴性杆菌及阳性球菌，但对耐甲氧西林金黄色葡萄球菌无效，该患者在先后使用头孢哌酮/舒巴坦钠、亚胺培南后症状皆无缓解，咽拭子培养、血培养都未提供病原学依据，药师从药物抗菌谱考虑仅耐药的阳性球菌未覆盖，因此建议经验性地应用万古霉素治疗。从2012年11月12日开始隔日给予5mg地塞米松，每日给予布洛芬混悬液。用药后3天内患儿病情稳定，无发热。因此主管医师停用亚胺培南和伏立康唑，单用万古霉素治疗。此时药师认为医师停用两种抗菌药物时间过早，因为地塞米松和布洛芬对患者的体温存在影响。

2012年11月20日，患儿再次出现发热，体温达38.5℃，伴咳嗽、咳痰、流涕，查体咽充血，肺部听诊呼吸音粗，余无明显异常。白细胞计数 5.68×10^9/L，中性粒细胞百分比0.84，血红蛋白72g/L，血小板计数 114×10^9/L。胸部X线片示：双肺纹理增多。此时万古霉素已使用8天，遂停用。2012年11月24日患儿体温最高时达40℃，热前伴寒战，无明显咳嗽咳痰，白细胞计数 11.55×10^9/L，中性粒细胞百分比0.64，血红蛋白51g/L，血小板计数 168×10^9/L，降钙素原0.3ng/ml（0～0.046ng/ml），C反应蛋白24.48mg/L，红细胞沉降率119.0mm/h。临床药师认为该患儿长期接受化疗，免疫力低下，可能合并多种细菌感染，但感染部位不明确，建议：①再送血培养、咽拭子培养；②不排除亚胺培南停用过早，万古霉素抗菌谱过窄，患儿在治疗过程中出现新的感染，建议再次应用亚胺培南0.3g，tid，并同时给予伏立康唑片200mg，po，bid；③患者血常规已恢复，出现咽充血、流涕，可能为病毒感染，可予单磷酸阿糖腺苷抗病毒治疗；④复查心脏彩超，排除感染性心内膜炎的可能。

2012年11月30日，患儿仍发热，血生化无异常，咽拭子培养为阴性。亚胺培南及伏立康唑已使用1周，临床决定停用，再次单用万古霉素治疗。该患儿反复使用三代头孢菌素及碳青霉烯类抗菌药物皆无效，且多次咽拭子、血培养为阴性，故可断定该患儿不是感染阴性杆菌，因此药师同意停用亚胺培南，但对于停用伏立康唑存有异议。2012年12月3日患儿仍间断发热，体温波动在37～39.6℃，发热前无寒战，伴咳嗽、咳痰，白细胞计数 2.89×10^9/L，中性粒细胞百分比0.73，单核白细胞百分比0.16，血红蛋白93g/L，血小板计数 317×10^9/L，痰培养为阴性，胸部CT示左肺感染，左肺上有一小空洞，空洞内有圆球形阴影，因此考虑是肺曲霉感染。但该患儿曾使用口服伏立康唑治疗无效，需考虑伏立康唑为非线性代谢的药物，在疾病状态下，吸收过程改变，片剂的生物利用度减少，因此在常规剂量时效果欠佳，建议使用伏立康唑静脉制剂或卡泊芬净。另外，建议外地进行 1，3-β-*D* 葡聚糖实验检测念珠菌，以及半乳糖甘露聚糖抗原检测实验，检测曲霉菌（甘肃省尚未开展此项目）。权衡利弊后医师选择使用卡泊芬净 45mg，qd，使用 7 天，患儿体温始终波动在 38.5℃左右。2012 年 12 月 10 日患儿再次出现发热，体温达 39.5℃，出现呼吸衰竭，血氧饱和度波动在 86% ～ 91%（吸氧时）。药师建议将卡泊芬净更换为伏立康唑注射液 160mg，静脉滴注，bid，加强对肺曲霉菌的治疗力度。2012 年 12 月 12 日复查胸部 CT：双肺纹理增粗、增多、模糊，可见斑片状密度增高影，以右肺为著，白血病肺浸润可能性大，不排除合并双肺感染，右侧胸腔积液。药师建议使用卡泊芬净联合伏立康唑。

因患儿家属要求出院，回当地继续该方案治疗，该方案共应用 14 天，当地医院复查胸部 CT 示：肺部感染吸收较前完全，因考虑到患者家庭的经济条件，建议使用伊曲康唑口服液 3 ～ 5mg/kg，bid，治疗 6 周。2013 年 1 月 5 日回访患儿情况，患儿精神状态恢复良好，再无发热等症状。

【讨论与分析】

1. 抗真菌方案的制订及治疗时机　该患者化疗后低细胞期出现发热，排除药物不良反应，感染的可能性大，但此时病原体尚不明确。对于粒细胞缺乏的患者，《临床药物治疗学》及相关指南明确指出抗感染需广覆盖可能的病原体，结合产超广谱β-内酰胺酶大肠埃希菌排名居首，首次选择头孢哌酮 / 舒巴坦钠应为合理，但此时药师观察到该患儿曾于上次化疗后出现真菌感染，且现粒细胞缺乏，真菌感染的风险增大，故建议预防性抗真菌治疗。在药物品种的选择上，氟康唑抗菌谱窄，仅对念珠菌属有效，但不包括克柔念珠菌，对光滑假丝酵母菌的作用不明确，对曲霉菌感染无效。另外，兰州大学第二医院光滑假丝酵母菌的检出率高，该患儿上次出院前曾使用伏立康唑注射剂治愈，因此药师建议选择伏立康唑片作为预防用药。

患儿在抗细菌及真菌治疗下病情一度好转，因此于治疗第 11 天停用伏立康唑及亚胺培南，但患者于停药后的第 4 天再次出现发热，评估临床表现及实验室检查结果，效果不理想的原因如下：①反复更换药品导致耐药菌株的出现，如全耐药的鲍曼不动杆菌、铜绿假单胞菌或真菌；②该患儿并非感染性发热，但 2012 年 12 月 12 日胸部 CT 诊断为白血病肺浸润，从而导致发热。对此，药师与临床医师进行交流，医师答复 CT 报告可能存在偏差，该患儿骨髓穿刺结果证实病情稳定，白血病并未复发，从影像学上来说也不符合白血病肺浸润。结合患儿感染症状及 CT 表现，更倾向于曲霉菌的感染。基于该患儿曾反复多次使用伏立康唑片剂治疗但效果欠佳的考虑，医师首先选择了卡泊芬净。卡泊芬净为棘白菌素类抗真菌药物，作用机制与三唑类不同，且药物相互作用小，对肝脏的影响小；伏立康唑是三唑类抗真菌剂，呈非线性药动学代谢，主要在肝脏通过 CYP450 同工酶 CYP2C19 进行代谢，与许多药物存在相互作用，且在亚洲人群中药动学参数差异较大。药师对此有保留意见：2008 年《美国感染病学会曲霉菌病诊治临床实践指南》中指出，治疗侵袭性肺曲霉病首选伏立康唑，备选两性霉素 B 脂质体、卡泊芬净、米卡芬净、伊曲康唑等。大量的文献也证实伏立康唑是治疗曲霉菌感染的有效药物，且安全性好。之前患儿使用伏立康唑片效果不好可能与疾病状态下药物的吸收及生物利用度发生改变有关。也有文献报道，儿童与成人相比，对伏立康唑的消除更强，因此目前国外建议伏立康唑首日 8mg/kg，bid，之后 7mg/kg 维持。

儿童侵袭性真菌感染病死率高，尽早准确地治疗可以减少患儿的病死率。为此，经验性抗真菌治疗尤为重要。高危真菌感染患儿临床和影像学表现提示真菌感染时，在积极寻找病因的同时，应开始经验性抗真菌治疗。在治疗初期，药师建议该患儿使用伏立康唑治疗，但该药物停用过早导致病情的恶化。另外，白血病患儿真菌感染影像学资料可能变化较大，大多肺纹理增多，渗出明显，此项与白血病肺部浸润相似，因此在阅读资料时需结合患儿病史综合得出结论。

2. 抗真菌方案的联合使用及疗程　该患儿治疗后期病情恶化，血氧饱和度低，胸部 CT 示感染加重，此时依据我国 2009 年《儿童侵袭性肺部真菌感染诊治指南》，建议联合两种抗真菌药物，以提高治疗效果。故药师提议使用伏立康唑联合卡泊芬净，避免联合两性霉素 B，以防止两性霉素 B 包括脂质体对患儿肾功能的损害。

抗真菌治疗的时间长短因病情而异，患侵袭性肺部真菌病的患儿一般均在免疫功能低下的情况下发病，给药时间不宜过短，一般要 6 ～ 12 周，甚至更长，一般治疗至临床症状消失，影像学示病变基本吸收。该患儿住院期间抗真菌治疗并未达到疗程，仅临床症状缓解，因此在对患者进行出院教育时应着重说明治疗的必要性，建议继续联合治疗，但因患儿家庭的经济情况，推荐患者使用伊曲康唑口服液治疗。

（果茵茵　赵　慧　李来元）

第五节　典型案例分析——抗凝治疗及其他系统疾病治疗的药学监护

一、1 例慢性肾功能不全患者个体化抗血栓药物治疗实践

经皮冠状动脉介入术已成为目前治疗急性冠状动脉综合征的有效手段，术后支架血栓和血管再狭窄的预防成为一个重要的课题。根据《抗血小板治疗中国专家共识（2013）》，如无禁忌证，PCI 术后应用阿司匹林 75 ～ 150mg /d 长期维持治疗。阿司匹林是一种非甾体抗炎药，过去常被用于解热镇痛、抗炎抗风湿，近年来其在心血管疾病，尤其是抗血小板方面的作用越来越受到医学界的关注。但其胃肠道、肾损害、肝损害、造血系统等不良反应也成为不可忽视的问题。此外，随着我国临床药学的发展和临床药师队伍的建设，临床药师在个体化用药中发挥的作用也越来越重要，其工作也越来越受到临床的重视。本文为临床药师参与 1 例慢性肾功能不全患者应用抗血栓药物引发皮肤血肿的个体化治疗实践，旨在为临床特殊人群个体化用药方案调整、患者用药监护及用药教育提供参考。

【病例概况】

1. 基本资料　患者，男，73 岁，体重 65kg，身高 168cm，BMI 22.68kg/m^2；体

表面积 1.476m²，于 2015 年 10 月 9 日因“摔倒致左髋部疼痛、活动受限 2 小时”入院，患者于 2008 年 1 月因不稳定型心绞痛，行冠状动脉支架置入术，术后规律服用氯吡格雷（75mg，po，qd）；阿司匹林（100mg，po，qd）；阿托伐他汀钙（20mg，po，qd）；氨氯地平（5mg，po，bid），并定期门诊随诊。规律服用阿司匹林联合氯吡格雷 1 年后，停用氯吡格雷；近 1 年检查发现患者慢性肾功能不全，给予尿毒清颗粒（10g，po，tid）；6 个月前患者皮肤开始出现血肿，未给予重视。患者无吸烟、饮酒史，否认药物食物过敏史。

入院体格检查：体温 36.5℃，脉搏 78 次 / 分，呼吸 15 次 / 分，血压 125/75mmHg，左髋部肿胀、压痛阳性，左髋部活动受限，左下肢感觉、血供正常。手部及手臂部皮肤有新发血肿，其余皮肤无损伤，双下肢无水肿。

辅助检查：肌酐 498μmol/L，尿酸 531μmol/L，尿素 19.4mmol/L；γ - 谷氨酰转肽酶：88U/L；血小板计数 100×10^9/L；血尿常规及其余检查均未见异常。B 超：①双侧股静脉、腘静脉及胫后静脉近段血流通畅。②双侧股动脉、腘动脉及胫后动脉近段血流通畅。X 线片：左股骨颈骨折。

诊断：左股骨颈骨折，肾功能不全，高血压，PCI 术后。

2. *主要治疗过程*　患者入院后继续阿司匹林进行抗血小板治疗，尿毒清颗粒治疗慢性肾功能不全，苯磺酸氨氯地平片进行降压治疗，阿托伐他汀钙降脂治疗，氨酚曲马多镇痛治疗。入院第 5 天，患者手部及手臂部血肿有所扩大，停用阿司匹林，改为依诺肝素（4000U，sc，qd），其余药物治疗方案不变。患者血肿好转，于入院第 8 天行“左侧人工股骨头置换术”。术后复查：肌酐 514μmol/L，γ - 谷氨酰转肽酶 89U/L，尿酸 569μmol/L。术后第 1 天给予依诺肝素（4000U，sc，qd）。术后第 5 天，患者出现明显新发血肿，并呈蔓延趋势，根据肾功能指标药师建议将依诺肝素剂量调整（2000U，sc，qd），余治疗方案不变。

【治疗过程及药学监护】

1. *临床药师参与患者个体化抗栓药物治疗*

（1）阿司匹林治疗方案的调整：该患者于 7 年前行 PCI 术后，规律服用抗血小板药物阿司匹林联合氯吡格雷 1 年，后规律单独服药阿司匹林至今，近 1 年出现慢性肾功能不全，6 个月前出现新发皮肤血肿，无其他出血现象发生。同服几种药物，除阿司匹林外，无可引发皮肤血肿类药物，排除其他类药物引起的皮肤血肿。临床药师考虑患者有心肌梗死病史，合并慢性肾功能不全，在近期拟行左侧人工股骨头置换术，给予阿司匹林（100mg，po，qd）治疗，治疗方案正确，但患者近日出现血肿，虽不危及生命，继续给予此方案会严重影响患者的生活质量。药师建议：将阿司匹林更换为依诺肝素进行术前、术后抗凝预防，考虑患者慢性肾功能不全，根据药品说明书，对于严重肾功能不全患者（肌酐清除率＜ 30ml/min），应给予依诺肝素（2000U，sc，qd），该患者肌酐清除率 10.4ml/min，建议给予依诺肝素（2000U，sc，qd）。医师采纳药师建议，停用阿司匹林换成依诺肝素。但考虑患者有心肌梗死病史，给予依诺肝素（2000U，sc，qd），担心出现新发栓塞，给予预防常规剂量（4000U，sc，qd）。

（2）依诺肝素治疗方案的调整：更换药物初期，患者无新发血肿，原血肿好转。患者在应用依诺肝素 4 天后，逐渐出现新发血肿，并呈增多增大的趋势，怀疑是因患者慢性肾功能不全引起的药物蓄积，体内依诺肝素浓度过高，引起新发出血，考虑患者肌酐清除率10.4ml/min，给予依诺肝素（4000U，sc，qd），在理论上认为此治疗方案欠佳，因依诺肝素肾脏原型清除约10%，总的肾脏清除率为用药量的40%。在严重肾功能不全的患者中（肌酐清除率＜30ml/min），多次每日一次皮下注射4 000U给药时其AUC会显著增加，此次新发皮肤血肿形成，很大程度上可能是由依诺肝素在体内蓄积引起的。药师建议调整依诺肝素剂量（2000U，sc，qd）。医师采纳。

（3）出院后抗血小板药物方案调整：患者调整依诺肝素给药剂量后，患者未见新发血肿发生，原血肿好转，遂出院，出院时术后血栓预防已经大于10天，且出院后考虑患者静脉注射依诺肝素不便，且患者PCI术后，考虑患者前期给予阿司匹林（100mg，po，qd）有血肿发生，药师建议将其更换为氯吡格雷（75mg，po，qd），因研究发现肾功能严重损害患者服用氯吡格雷后，其出血时间的延长与每天服用氯吡格雷75mg的健康志愿者相同。注意监测血小板计数，并通过患者血小板计数，判断患者抗血小板药物疗效，同时观察患者有无新发血肿出现。医师采纳。

2. **药学监护**

（1）依诺肝素的药学监护：用药期间应关注患者出血事件的发生。此外，依诺肝素有极大可能会出现肝素诱导血小板减少的现象，在应用期间定期进行患者血小板计数测定，并关注患者慢性肾功能变化。用药期间对患者血小板及肾功能进行检测，给予依诺肝素前血小板计数 119×10^9/L，给药后为 140×10^9/L，其呈缓慢增加趋势，与停用阿司匹林有关，而血肌酐水平变化给药前为514μmol/L，给药后为571μmol/L，呈增加的趋势，可能与术后长期卧床有关，给予α-酮酸进行治疗后，血肌酐水平下降为544μmol/L。

（2）氯吡格雷的药学监护：服用氯吡格雷会影响患者血小板计数，在服用期间应注意检测患者血小板计数，同时氯吡格雷受基因多态性影响，在用药期间对患者相关基因进行检测。鉴于患者过往有皮肤血肿史，应注意观察有无新发血肿、其他出血事件的发生。

3. **随访**　患者出院服用氯吡格雷1个月后，询问患者治疗情况，目前病情平稳：①未见血肿等出血性不良反应发生；②未出现血栓等心血管事件；③询问患者检测氯吡格雷基因情况，患者未做。

【讨论与分析】

阿司匹林为一种非甾体抗炎药，目前是心血管事件防治中最基本用药之一，阿司匹林在冠状动脉综合征患者中的应用已得到确证，长期小剂量服用阿司匹林，利用其抗血小板聚集作用防止血栓形成，治疗缺血性心脏病、稳定型、不稳定型心绞痛及进展性心肌梗死患者，能降低病死率及再梗死率，但其胃肠道、肾损害、肝脏损害、造血系统等不良反应也逐渐引起医学界的关注。该患者服用氨氯地平、阿托伐他汀钙、阿司匹林多年，近一年出现慢性肾功能不全，前两者未见相关肾损害报道，而阿司匹林引起的肾损害不良反应报道较多，怀疑该患者肾功能不全是因长期服用阿司匹林引起的。其作用机制如下：一方面，随着衰老过程的进展，药物的吸收、分布、代谢及排泄等均发生变化，阿司匹林在含水组织中分布减少，而在血中浓度可增高，从而增加了药物毒性。另一方面，阿司匹林能抑制前列腺素生成，导致局部肾血流量下降，增加了局部细胞坏死的机会，肾血管有增厚玻璃样变，两者共同作用导致患者慢性肾功能不全。

患者慢性肾功能不全后，随即于6个月后出现皮肤血肿，怀疑为阿司匹林体内蓄积，出现阿司匹林高浓度状态所致。阿司匹林大部分以结合的代谢物、小部分以游离的水杨酸从肾脏排泄，当出现肾功能不全时，药物在体内排泄减慢，造成药物在体内持续性蓄积，药物及代谢物浓度不断升高，导致不良反应发生。依诺肝素经过肾脏排泄，在严重肾功能不全的患者中，每日一次皮下注射4000U，多次给药时其AUC会显著增加。在该案例中，临床医师注重阿司匹林蓄积导致的出血反应，而未充分考虑依诺肝素在体内的药物代谢，使得后期应用依诺肝素代替阿司匹林抗栓治疗时，因没有应用合适的剂量，出现新发血肿。出院后给予氯吡格雷，考虑氯吡格雷活性代谢物依赖于肝的代谢，肾功能严重损害患者服用氯吡格雷后，尽管ADP诱导血小板聚集抑制作用比健康志愿者低25%，但出血时间的延长与每天服用氯吡格雷75mg的健康志愿者相同。

【总结】

本文通过回顾性分析临床药师参与1例慢性肾功能不全患者个体化抗栓药物治疗的案例，探讨了临床药师在慢性肾功能不全患者个体化应用抗栓药物治疗中的作用。临床药师依据阿司匹林及依诺肝素药动学及药效学特征分析患者慢性肾衰竭及皮肤血肿形成原因，参与抗血栓治疗方案的调整，并为患者提供药学监护和用药教育。结果表明关注特殊人群个体化用药，保证临床疗效，避免不良反应发生，保证患者用药合理、安全、有效、经济，可作为临床药师药学服务的切入点。

（党翔吉　周　玲　王艺璇　曾　露）

二、临床药师对1例使用奥曲肽造成低血糖病例的分析和干预

八肽的生长抑素类似物奥曲肽是经十四肽的生长抑素结构改造而来的，经结构改造后其半衰期较生长抑素延长，作用时间也延长，可用于急性上消化道出血、肿瘤性下消化道出血、急性胃黏膜病变及应激性溃疡出血、急性胰腺炎、肠外瘘、肠梗阻、肢端肥大症、胰岛素瘤、胰高血糖素瘤等疾病，用途较广，在临床使用中受到临床医师的青睐。由于奥曲肽说明书的“不良反应”项中将高血糖列为“非常常见（≥1/10）”，而将低血糖列为“常见（≥1/100，＜1/10）”因此在临床使用中，临床医师关注其引起的高血糖较多，但对其引起的低血糖往往会忽视。可是众所周知，低血糖引起的后果非常严重，在临床使用中更需警惕。本研究介绍1例由临床药师查房时发现的很可能是因为使用奥曲肽而引起低血糖的病例，并对其进行了干预，提出用药建议，然后对临床医师就奥曲肽不良反应等相关知识进行临床宣讲，最终取得较好的临床治疗效果，现予以介绍。

【病例概况】

患者，男，48岁，61kg，主因“腹胀，肛门停止排气排便6天”入兰州大学第一医院普外一科。入院诊断：低位不全性肠梗阻、肺部感染、2型糖尿病、高血压（2级、高危）、类风湿关节炎、低蛋白血症、中度贫血及快速型心房颤动。入院后在普外一科行相关检查，给予禁食、胃肠减压、清洁灌肠、抗感染、抑酸及营养支持等治疗3天后患者腹痛症状反复，仍有发热、呼吸急促，且感染指标进行性升高，故转入ICU监护治疗。

患者既往患有2型糖尿病和高血压。入院前使用精蛋白重组人胰岛素混合注射

液（30/70）治疗，早、中、晚用量均为12U，餐后血糖控制在 6.0 ～ 7.0mmol/L。入院时患者血糖正常，转科前血糖最高达9.0mmol/L（生化检查）；入科时患者血糖（生化检查）为 4.8mmol/L。

【治疗过程及药学监护】

1. 不良反应的发现及药物的排查　入科后除给予患者抗感染、改善呼吸、扩容补液及镇静治疗外，还使用奥曲肽（0.6mg+50ml 0.9% 氯化钠注射液，4ml/h，泵入给药）抑酸、抑制消化液的分泌。入科后第 2 天早晨 6 时测患者血糖低至 2.1 mmol/L[根据 2012 年《中国糖尿病患者低血糖管理的专家共识》，当患者血糖水平≤ 3.9mmol/L（70mg/dl）即可诊断低血糖。故该患者低血糖诊断成立]。临床药师开始积极排查相关的药物，考虑到此时不能确认患者低血糖是否主要由疾病或糖摄入不足等因素引起，因此暂时未给予建议，暂时提醒医师在患者使用的所有用药中能引起低血糖的是奥曲肽。

经中心静脉给予葡萄糖对症处理后，患者血糖仍然偏低，第 2 天白天患者血糖波动于 3.3 ～ 3.7mmol/L。

2. 临床药师的干预与建议　至第 3 天 6：00 患者血糖最低达 1.6mmol/L。临床药师认为，不管是否能够排除患者低血糖与疾病或其他混杂因素有关，若再使用奥曲肽可能会使患者低血糖的情况加重，因此建议医师停用奥曲肽，换用对血糖影响较小的生长抑素（3mg+100ml 5% 葡萄糖注射液，4ml/h，泵入给药），医师采纳临床药师建议，将奥曲肽换成生长抑素，同时给予葡萄糖等对症处理后，患者低血糖明显改善。第 4 天 0：00 患者血糖恢复至 7.3mmol/L，并且在后续的治疗中直至患者出科再也没有出现低血糖的情况。血糖的具体变化趋势见图 3-4。

3. 对不良反应相关性进行判断　根据国家食品药品监督管理局发布的《药品不良反应报告和监测管理办法》中的不良反应判定标准进行判断：①患者使用奥曲肽后出现低血糖，因此与时间具有相关性。②低血糖是奥曲肽的不良反应之一，也有文献报道奥曲肽能引起低血糖的不良反应。③将奥曲肽更换为生长抑素，并对症处理后患者血糖恢复正常，后续治疗过程中再也没有出现低血糖的情况。④没有再次使

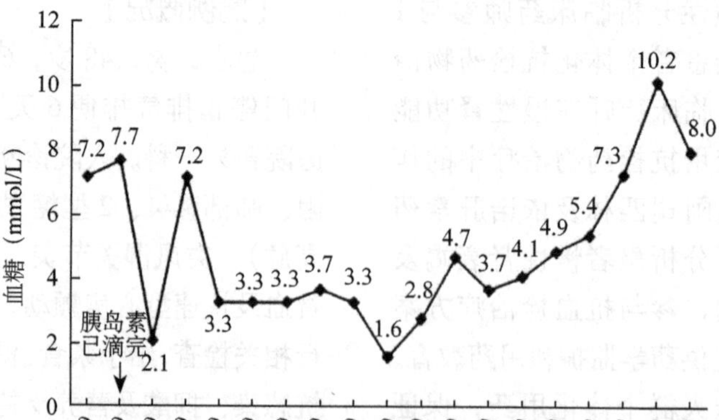

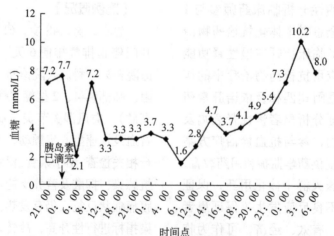

图 3-4　患者血糖变化趋势图

横坐标以“0：00”为界，从左至右依次为“Day 1”“Day 2”“Day 3”，分别表示入科第 1 天、第 2 天及第 3 天

用奥曲肽进行治疗。⑤疾病本身可能会对患者的血糖有一定的影响。即符合①②两项，故可判定为“很可能”是奥曲肽引起的低血糖。

4. 对临床医师关于奥曲肽能引起低血糖不良反应知晓情况的摸底和临床宣教　对该科室的 15 位临床医师进行摸底调查发现，其中有 11 名临床医师并不知道奥曲肽能造成低血糖的不良反应，不知晓率高达 73.33%，并在调查时发现 8 名临床医师对奥曲肽和生长抑素比较的相关知识有需求，即需求率达 53.3%。

发现这一情况后，临床药师与该科科主任协商进行关于奥曲肽不良反应相关知识（不良反应发生率、发生机制及防治）及有关奥曲肽和生长抑素区别的宣讲。

【讨论与分析】

1. 奥曲肽引起低血糖的可能机制　奥曲肽可抑制胰高血糖素和胰岛素的释放，但对胰高血糖素的选择性较胰岛素强。据文献报道，奥曲肽与分布于胰岛细胞的生长抑素受体（sstr）结合后发挥抑制胰高血糖素和胰岛素分泌的作用，sstr2 在胰腺中主要分布于胰岛 α 细胞，而 sstr5 主要分布于胰岛 β 细胞。胰岛 α 细胞分泌胰高血糖素，胰岛 β 细胞分泌胰岛素。奥曲肽对 sstr2 和 sstr5 受体的亲和性远强于生长抑素，且与生长抑素相比较，对 sstr2 的选择性高。而 2 型糖尿病患者胰岛 β 细胞先受损，随着糖尿病的进展，至糖尿病晚期，胰岛 α 细胞和 β 细胞均受损。因此，使用奥曲肽后抑制胰高血糖素分泌的作用较强，而抑制胰岛素分泌的作用较弱，故而引起低血糖。此外，奥曲肽大部分经粪便排泄，32% 以原型经尿排泄，有文献报道称在肾功能损害时奥曲肽的血浆清除减少，结合此患者病情，原发疾病为低位不完全性肠梗阻，入科后血肌酐逐渐上升（血肌酐值：第 1 天，128μmol/L；第 2 天，126μmol/L；第 3 天，200μmol/L；第 4 天，230μmol/L）提示存在肾功能损害，因此该患者对奥曲肽的排泄和清除都减少，可能会引起奥曲肽的蓄积。

生长激素的作用之一是可以升高血糖，而奥曲肽对生长激素的选择性抑制作用较强，因此使用奥曲肽后抑制了生长激素的释放，从而间接地降低了患者的血糖。

奥曲肽可以改善胰岛素抵抗，在使用奥曲肽时可能会增加患者对胰岛素的敏感性，因此需要减少胰岛素的使用剂量。考虑到此患者既往已经使用胰岛素控制血糖，使用剂量较大，而使用奥曲肽后可能会增加患者对胰岛素的敏感性，从而更易引起低血糖。

2. 混杂因素分析

（1）葡萄糖的摄入量：入科时患者带入的脂肪乳氨基酸（17）葡萄糖（11%）注射液（卡文，1440ml 规格，含无水葡萄糖 97g）营养袋中加入 20U 的重组人胰岛素（甘舒霖 R），糖胰岛素比约为 5 ∶ 1，符合糖胰岛素配比；肠外营养袋于第 2 天 00：00 使用完毕，胰岛素的半衰期为 4 ～ 8 小时，第 2 天。8：00 时胰岛素已经代谢了 50% 以上，因此不存在胰岛素使用过量的情况。第 2 天患者使用的葡萄糖总量为 244g，若按照“允许性低热量”原则中的上限 25kcal/kg，按糖脂比为 6 ∶ 4 进行供能，该患者所需的葡萄糖为 229g，即患者当日葡萄糖的补充量与需求量基本相当，因此，也不存在糖量不充足的情况。卡文注射液输注完毕后又及时补充了肠外营养液，营养液总能量为 1230kcal，含有葡萄糖 125g，胰岛素用量为 20U，糖胰岛素比为 6.25 ∶ 1，此外，还给患者补充了葡萄糖进行对症处理。综上所述，患者不存在糖量补充不足或胰岛素使用过多的情况。

第3天患者的营养配方与第2天相同，此外，还补充了葡萄糖。

(2) 疾病的影响：既往患者无胰岛素瘤、胰岛素自身免疫综合征等能引起低血糖的器质性疾病。此次因肠梗阻入科，入科后经抗感染、抑酸、改善呼吸等对症支持治疗后，至低血糖发生时病情得到控制，无营养不良及脓毒血症等能引起血糖降低的情况。但可能造成患者低血糖的疾病为肝功能不全，患者的肝功能使用Child-Pugh评分，发生低血糖当天和第2天分别为9分和8分，均属于B级肝功能损害，因此肝脏的合成和代谢功能均受到影响，相应地，患者的血糖可能也会受到影响。

3. *生长抑素的选择* 奥曲肽说明书中明确提出“奥曲肽抑制生长激素、胰高血糖素和胰岛素释放的作用比生长抑素更强，而且对生长激素和胰高血糖素选择性更高”，基于上述机制，故临床药师建议医师换用生长抑素。

4. *对奥曲肽造成低血糖不良反应知晓情况调查及临床宣讲* 奥曲肽为ICU使用频次较高的药物之一，而低血糖不良反应引起的后果往往非常严重，因此为临床医师进行奥曲肽不良反应及防治相关知识的宣讲。另外，此举可探索临床药师工作的新模式。

5. *奥曲肽不良反应的防治* 临床在使用时需要关注这类药物对患者血糖的影响，虽然生长抑素和奥曲肽属于同一类化合物，但是对患者血糖的影响可能存在个体化，不同的患者对生长抑素和奥曲肽的反应不同。如果单从药物作用机制方面来讲，奥曲肽对生长激素和胰高血糖素的选择性更高，引起低血糖发生的可能性更大，而此例患者良好的治疗结果也印证了这一点。

由于奥曲肽能改善糖尿病患者对胰岛素的抵抗，同时使用胰岛素和奥曲肽可能会使机体对胰岛素的敏感性增加，易引起低血糖，因此更需密切监测；若二者同时使用时出现低血糖，应及时处理，必要时停用奥曲肽或减少胰岛素的用量。

为了避免重症患者，特别是有糖尿病的老年重症患者在治疗过程中发生低血糖，应提早排查治疗过程中使用的可能会影响血糖的药物，并密切监护血糖的变化情况，尽量在出现低血糖之前进行处理。但万一重症患者出现了低血糖，除了排查疾病因素、积极治疗原发病之外，还应重视对发生低血糖时和发生低血糖之前使用的药物进行严格的筛查，然后综合患者病情和整体治疗情况，停用可能引起低血糖或加重低血糖的相应药物或者换用其他治疗药物。

【总结】

本文分享了1例因使用奥曲肽造成低血糖不良反应的分析和干预过程，为临床药师工作模式提供了参考。临床药师发现1例使用奥曲肽引起低血糖的不良反应后，利用专业知识协助医师判断并在查阅相关资料和文献后进行建议与干预，接着对临床医师进行奥曲肽造成低血糖不良反应知晓情况的调查，然后就奥曲肽不良反应及奥曲肽和生长抑素区别进行临床宣教。最终临床医师采纳了临床药师的建议，患者低血糖的情况得以纠正，取得了较好的临床治疗效果，临床药师的工作模式得到临床的认可。药师在临床工作中应注意与医师加强沟通和合作、探索新的工作模式，确保用药安全，特别是在某些药物的特殊不良反应发生时，更能体现临床药师的价值。在沟通时需要注意沟通的技巧，选择合适的出发点，可能会使医师更乐于接受临床药师的建议，最终使患者受益。

（党子龙　何秋毅　武新安）

三、1 例高脂血症急性胰腺炎患者临床用药分析

随着饮食结构及生活方式的改变，高脂血症（hyperlipemia，HL）已经成为急性胰腺炎（acute pancreatitis，AP）的重要病因之一。AP 的发生与血清甘油三酯（triacylglycerol，TG）值密切相关，而与血清胆固醇值无关。高脂血症急性胰腺炎（hyperlipidemic acute pancreatitis，HAP）又称为“高甘油三酯血症急性胰腺炎”。笔者结合 1 例高脂血症急性胰腺炎降脂治疗病例及文献复习，报告如下。

【病例概况】

患者，女，29 岁，身高 162cm，体重 70kg。因无明显诱因出现腹痛 1 天，于 2010 年 9 月 5 日急诊就医。腹痛以中、上腹为主，呈持续性胀痛，无放射，伴有恶心、呕吐，呕吐物为消化液及胆汁，无发热，有排便。既往有糖尿病史 8 年余，最高血糖＞ 20mmol/L，应用胰岛素控制血糖。患者述曾在 2006 年及 2010 年有两次 HAP 发作，既往血脂较高。实验室检查：白细胞计数 14.9×10^9/L，中性粒细胞百分比 0.87，血红蛋白 143g/L，甘油三酯 79mmol/L，总胆固醇 15.82mmol/L，脂肪酶 212U/L，淀粉酶正常，CT 示胰腺明显肿胀，周围渗出明显。以急性胰腺炎收入普外 ICU。

入院当天患者接受禁食禁水、胃肠减压、纠正水电解质平衡、抑制胰酶、营养支持、抗感染等胰腺炎常规治疗。同时予吉非罗齐 0.6g，po，bid（第 1 ～ 6 天），辛伐他汀 20mg，qn（第 2 天）降脂治疗，低分子肝素钙 0.6ml（6150 U），sc，qd（第 1 ～ 6 天），输注胰岛素与葡萄糖（比例为 1 ∶ 1.5）持续泵入（第 1 ～ 6 天）。治疗过程中给予无脂肪乳营养支持治疗。入院第 1 天，甘油三酯 79mmol/L，总胆固醇 15.82mmol/L；第 2 天，甘油三酯 18.74mmol/L，总胆固醇 16.91mmol/L；第 3 天，总胆固醇 4.6mmol/L。患者腹部症状明显减轻，CT 示胰腺肿胀明显缓解，生命体征平稳，于第 6 天转出 ICU 接受进一步治疗。

【治疗过程及药学监护】

1. 降脂药物使用时机　美国国家胆固醇教育计划成人治疗组第三次指南（NCEP 的 ATP Ⅲ）指出：依据甘油三酯升高的原因和严重程度决定高甘油三酯血症的治疗策略。对所有甘油三酯增高或临界值增高的患者，治疗的主要目标是使 LDL-C 达到治疗目标。当甘油三酯临界值增高时（1.7 ～ 2.25mmol/L），治疗重点是减轻体重和加强体力活动。当甘油三酯增高（2.26 ～ 5.65mmol/L）时，非 HDL-C 成了治疗的第 2 个靶标。除了减体重和增加体力活动外，对高危患者应考虑药物治疗，以使非 HDL-C 达标。在甘油三酯极高的罕见病例中（＞ 5.65mmol/L），初始治疗的目标是通过降低甘油三酯预防急性胰腺炎的发生。通常使用降甘油三酯药物如贝特类或烟酸。只有待甘油三酯水平下降至≤ 5.65mmol/L 后，才能将注意力转移至降低 LDL，以减少冠心病的风险。《重症急性胰腺炎诊治指南（2006）》指出：甘油三酯＞ 11.3mmol/L 易发生急性胰腺炎，需要在短时间内降至 5.65mmol/L 以下。

由此得出结论，甘油三酯＞ 5.65mmol/L 时以降低甘油三酯为首要目标，甘油三酯≤ 5.65mmol/L 时如果胆固醇仍较高，则降脂目标转为降低胆固醇。该患者入院时甘油三酯为 79mmol/L，是药物降脂治疗的指征。入院当天患者即接受降脂药物治疗，给予胰岛素、低分子肝素钙、吉非罗齐，次日予辛伐他汀，第 3 天停用，治疗及时。

2. 降脂治疗药物选择　《重症急性胰腺炎诊治指南（2006）》指出：HAP 药物治疗可以采用小剂量低分子量肝素和胰岛素，主要是增加脂蛋白酶的活性，加速乳糜微粒的降解。皮下注射低分子量肝素亦可防止中性粒细胞激活，促进乳糜微粒降解，改善胰腺微循环障碍，降低血甘油三酯值。重症 HAP 规范化治疗方案的探讨指出：特异性治疗措施（"五联疗法"）包括血液净化（血脂吸附与血液滤过），降血脂药物（氟伐他汀钠 40mg，qn，或非诺贝特 200mg，qn），低分子量肝素（5000U，皮下注射，qd，连续 3 天），胰岛素持续静脉注射（血糖控制在＜11.1mmol/L）和全腹皮硝外敷。NCEP 的 ATP Ⅲ指南指出：通常使用的降甘油三酯药物为贝特类或烟酸。

上述 3 篇文献均提及使用胰岛素及肝素类制剂，在降脂药选择上，《高脂血症性重症急性胰腺炎规范化治疗方案的探讨》指出选用他汀类或贝特类，而 NCEP 的 ATP Ⅲ指南指出选用贝特类或烟酸。因此，HAP 降脂治疗选择胰岛素持续泵入及选择低分子量肝素，降甘油三酯药物选择单独使用贝特类药物较为合理。

本病例中选择胰岛素与输注葡萄糖以 1 ∶ 1.5 的比例持续泵入，在给予胰岛素期间，血糖控制在＜11.1mmol/L，皮下注射低分子肝素钙 6150U 符合相关指南推荐。吉非罗齐与辛伐他汀联合使用依据不足，查阅临床暨循证医药学数据库（MICROMEDEX）中的这两种药相互作用，显示两药联合使用可引起横纹肌溶解、肌酸激酶增高及肌球蛋白尿而致急性肾衰竭。第 3 天药师建议停用辛伐他汀，单独使用吉非罗齐降低甘油三酯，医师采纳意见停药。HAP 治疗的关键是迅速去除引起高脂血症尤其是高甘油三酯血症的原发性和继发性因素，降低血甘油三酯值。ATP Ⅲ指南及文献报道使用贝特类药物可有效降低甘油三酯。吉非罗齐抑制周围脂肪分解，抑制肝脏的甘油三酯酯酶，减少肝脏摄取游离脂肪酸，从而减少肝内甘油三酯的生成。所以该药选药合理。说明书推荐 0.3 ～ 0.6g，po，bid，所以该药用法用量合理。

【讨论与分析】

胰腺炎（AP）病因中，高脂血症（HL）占 1.3% ～ 3.8%，而 12% ～ 38% 的 AP 患者伴有血甘油三酯（TG）值升高。HL 既是 AP 的病因，又是 AP 代谢紊乱的常见并发症，两者形成恶性循环，加重胰腺持续缺血、坏死。值得注意的是，国内高脂血症为胰腺炎的第 2 位病因，低于西方国家。原发性 HL 常见于家族性脂蛋白酶（LPL）缺乏和家族性 Apo CII 缺乏。继发性 HL 的主要原因为酗酒、糖尿病、肥胖、血吞噬综合征、高脂饮食，服用他莫昔芬、利尿剂等药物及妊娠。HAP 的发病机制复杂，HL 主要通过影响胰液分泌、诱发胰腺微循环障碍和损伤胰腺腺泡细胞引发 HAP。

该例 HAP 患者，入院时甘油三酯 79mmol/L，胆固醇 15.82mmol/L，在接受低分子肝素钙、胰岛素及吉非罗齐治疗的同时接受常规胰腺炎治疗，包括禁食禁水、胃肠减压、胰酶抑制剂、营养支持和抗感染等治疗。给予低分子肝素钙及胰岛素治疗可以促进外周脂蛋白酶活性，促进甘油三酯分解为脂肪酸和甘油，脂肪酸和甘油可被机体直接利用，减少了血中甘油三酯浓度。另外，吉非罗齐可抑制三酰甘油脂肪酶活性，抑制肝脏摄取外周脂肪酸合成甘油三酯。所以，采取促进外周甘油三酯降解、抑制甘油三酯合成的不同机制药物组合治疗能够最大程度地降低患者异常升高的血脂尤其是甘油三酯水平。同时，患者入院后禁食和无脂肪乳营养支持治疗也是快速降低患者血脂水平的重要因素。

（贾　海　褚燕琦　刘　宁　韩建庚）

四、中国创伤性颅脑损伤 ICU 患者肾功能亢进的横断面研究

肾功能亢进（ARC）是指肾脏对包括药物在内的溶质的清除率增加的现象。若入住重症监护病房（ICU）的第一天发生 ARC，则可能预示着持续 1 天至数周的肌酐清除率（CrCl）的升高。ARC 对经肾清除抗菌药物的药动学 / 药效学有很大的不利影响。在 ARC 患者中，治疗失败或临床结局变差的情况更为常见。因此，在 ARC 患者中采用根据说明书的“一刀切”的给药方法是不合适的；给药时的剂量需要针对某些变量进行调整。

据报道，澳大利亚创伤性颅脑损伤（TBI）患者的 ARC 发生率高达 85%。中国的颅脑损伤患者比世界上大多数国家都多，这使得该疾病已成为一个重大公共卫生问题。遗憾的是，到目前为止，还没有关于中国颅脑损伤患者 ARC 的研究。ARC 的发生率、危险因素和辅助诊断工具在这些患者群体中尚未可知，更别说发生 ARC 后抗感染药物剂量的调整了。因此，本研究的主要目的是探讨中国颅脑损伤患者 ARC 的发生率，同时评估 4 种常用公式和肾清除率增强创伤重症监护（ARCTIC）评分系统在识别血肌酐（SCr）正常时 ARC 的准确性；次要目的是确定可能有助于识别这些患者发生 ARC 的危险因素。这项前瞻性、单中心、横断面研究于 2018 年 10 月 1 日至 2019 年 9 月 30 日在中国甘肃省的 ICU 病房（2209 张床位）进行。兰州大学第一医院伦理委员会批准了本研究（NO.LDYYLL2018-153）。本研究获得了所有参与者的知情同意，并按照如图 3-5 所示的程序入选患者。本研究中 ARC 被定义为 24 小时 CrCl ＞ 130ml/min。患者信息与临床特征从病历中提取。所有统计分析用 IBM SPSS（version 26.0，IBM Corp，Armonk，NY，美国）和 MedCalc（version 19.0.4，MedCalc Software，Ostend，Belgium）统计软件进行，$P < 0.05$（双侧）时差异有统计学意义。依据之前文献中的方法，对不同公式的偏差和精密度进行了评价。

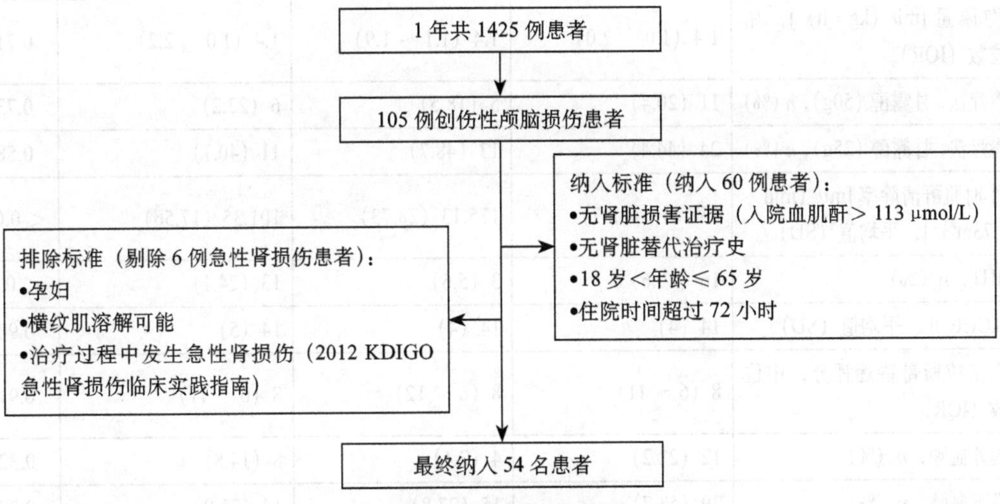

图 3-5　患者入选流程

KDIGO. 改善全球肾脏病预后组织

按Bland-Altman方法，用残差图分析估算肾小球滤过率（eGFR），按Cockcroft-Gault公式（CG）、改良后的中国MDRD研究公式、亚洲人慢性肾脏病流行病学协作公式（CKD-EPI-Asian）及日本eGFR公式计算的估算肾小球滤过率和24小时CrCl之间的一致性。

这项研究按照入选标准最终纳入了54名患者；他们的人口统计学和实验室检查数据在表3-13中。在这些患者中，27例（50%）出现了ARC。与50%（27/54）的总发生率相比，有高血压病史患者的ARC发生率较低（3/16）。用于高渗疗法的甘露醇的剂量在两组间没有差异。ARC组的SCr浓度为56［四分位距（IQR）48.0～66.0］，低于非ARC组的SCr浓度65（IQR为58.0～76.0）。ARC患者的平均24小时CrCl值为175.13ml/min，明显高于非ARC患者的101.35ml/min（$P < 0.001$）。

表3-13 人口统计学和实验室检查数据

多变量	所有患者（n=54）	ARC患者（n=27）	非ARC患者（n=27）	P值
年龄，中位数（IQR）	50.0（40.8～56.5）	49.0（33.0～54.0）	51.0（43.0～60.0）	0.174
男性，n（%）	34（63.0）	18（33.3）	16（29.6）	0.573
身高（m），平均值（SD）	1.69（0.08）	1.7（0.08）	1.68（0.08）	0.613
体重（kg），中位数（IQR）	65.0（60.0～75.0）	70.0（60.0～76.0）	62.0（60.0～70.0）	0.051
体重指数（kg/m^2），平均值（SD）	23.83（3.85）	24.68（3.89）	22.97（3.68）	0.103
体表面积（m^2），中位数（IQR）	1.83（1.76～1.98）	1.9（1.8～2.0）	1.8（1.7～1.9）	0.073
血清白蛋白（g/L），平均值（SD）	38.6（6）	38.4（6.4）	38.75（5.63）	0.816
血红蛋白（g/L），平均值（SD）	130.4（23.4）	130（20.4）	130.7（26.4）	0.913
血肌酐（μmol/L），中位数（IQR）	61.5（52.8～72.8）	56.0（48.0～66.0）	65.0（58.0～76.0）	＜0.05
液体平衡（ml），平均值（SD）	557（1166）	638（1130）	476（1216）	0.613
平均尿量［ml/（kg·h）］，中位数（IQR）	1.4（1.0～2.0）	1.4（1.1～1.9）	1.4（1.0～2.2）	0.710
高渗疗法，甘露醇（50g），n（%）	11（20.4）	5（18.5）	6（22.2）	0.735
高渗疗法，甘露醇（25g），n（%）	24（44.4）	13（48.7）	11（40.7）	0.584
24小时肌酐清除率［ml/（min·1.73m^2）］，平均值（SD）	138.24（44.07）	175.13（28.73）	101.35（17.56）	＜0.001
MHHT，n（%）	16（29.6）	3（5.6）	13（24.1）	＜0.01
APACHE Ⅱ，平均值（SD）	14（4）	14（4）	14（5）	0.900
首次格拉斯哥昏迷评分，中位数（IQR）	8（6～11）	8（6～12）	8（6～11）	0.910
硬膜外血肿，n（%）	12（22.2）	4（7.4）	8（14.8）	0.327
硬膜下血肿，n（%）	29（53.7）	15（27.8）	14（25.9）	0.785

续表

多变量	所有患者（n=54）	ARC 患者（n=27）	非 ARC 患者（n=27）	P 值
外伤性蛛网膜下腔出血，n（%）	51（94.4）	27（50.0）	24（44.4）	0.075
颅底骨折，n（%）	11（20.4）	6（11.1）	5（9.3）	0.735
颅外创伤，n（%）	13（24.1）	6（11.1）	7（13.0）	0.750

注：ARC. 肾功能亢进；高渗疗法，甘露醇（50g/25g），首次入院 24 小时内使用不同剂量甘露醇的比率；MHHT. 高血压病史；IQR. 四分位距；SD. 标准差。

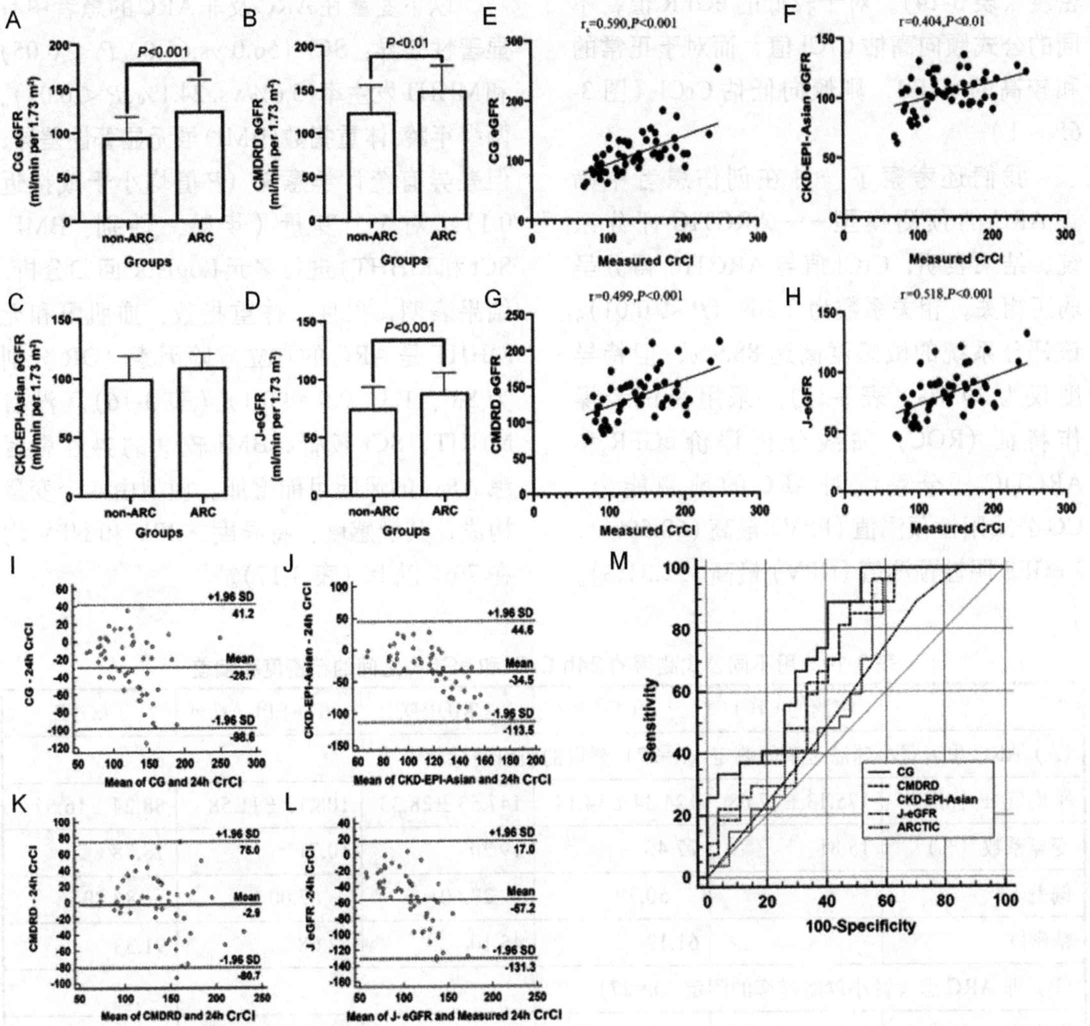

图 3-6 ARC 与非 ARC 患者中使用 CG（A）、CMDRD（B）、CKD-EPI-Asian（C）和 J-eGFR（D）方程计算的 eGFR 的比较。测定的 24 小时 CrCl 与 eGFR 之间的相关性（E ~ H）。通过 CG、CMDRD、CKD-EPI-Asian 和 J-eGFR 方程计算的 eGFR 与 24 小时 CrCl 的一致性（I ~ L）。4 种 eGFR 公式与 ARCTIC ARC 的 ROC 曲线比较（M）

24 小时 CrCl. 24 小时肌酐清除率；ARC. 肾功能亢进；CG. Cockcroft-Gault 公式；eGFR. 估算的肾小球滤过率；J-eGFR. 日本 eGFR；CMDRD. 改良后的中国 MDRD 公式；ARCTTC. 肾消除率增强创伤重症监护；non-ARC. 非肾功能亢进；CKD-EPI-Asian. 亚洲人慢性肾脏病流行病学协作公式

除按 CKD-EPI-Asian 计算的 eGFR 外，其余公式计算的 ARC 患者 eGFR 明显高于非 ARC 患者（$P < 0.01$）（图 3-6A ～ D）。相关分析发现，测量的 24h CrCl 与计算的 4 个 eGFR 之间存在中等相关性（图 3-6E ～ H）。在 ARC 组中，每个公式都低估了 CrCl，并观察到更显著的偏差和较低的精密度（表 3-14）。对于较低的 eGFR 值，不同的公式倾向高估 CrCl 值，而对于正常的和较高的 eGFR，则倾向低估 CrCl（图 3-6I ～ L）。

我们还考察了一种在创伤患者中筛查 ARC 的预测模型——ARCTIC 评分系统。结果表明，CrCl 值与 ARCTIC 得分呈弱正相关，相关系数为 0.269（$P < 0.01$）。该评分系统的敏感度高达 88.9%，但特异度仅为 29.6%（表 3-15）。采用受试者操作特征（ROC）曲线分析评价 eGFR 和 ARCTIC 评分系统对 ARC 的预测能力。CG 公式阳性预测值（PPV）最高（68.59%），J-eGFR 阴性预测值（NPV）最高（92.31%）。只有 CG 公式的 AUC ＞ 0.75 时才能检测到 ARC，其临界值为 95.69ml/(min•1.73m^2)（表 3-15）。4 种估算公式的 ROC 曲线比较显示，改良后的中国 MDRD 研究公式与日本的 eGFR AUC（图 3-6M）无差异，但 CG 与 CKD-EPI-Asian 的 AUC 有显著性差异（$P < 0.05$）。

以下变量在 ARC 及非 ARC 的患者中有显著性差异：SCr（56.0 vs.65.0，$P < 0.05$）和 MHHT 发生率(5.6% vs. 24.1%，$P < 0.01$)。两组年龄、体重指数(BMI)虽无显著性差异，但差异有统计学意义（P 值均小于或接近 0.1）。对 5 个变量（年龄、性别、BMI、SCr 和 MHHT）进行多元 Logistic 回归分析，结果表明，男性、体重指数、血肌酐和无 MHHT 是 ARC 的独立危险因素（OR 分别为 8.6、1.3、0.9 和 0.1）（表 3-16）。没有 MHHT，SCr 较低，BMI 较高的男性患者患 ARC 的风险可能增加。模型由 4 个变量构成，其敏感度、特异度、PPV 和 NPV 均在 70% 以上（表 3-17）。

表 3-14 用不同公式测得的 24h CrCl 和 eGFR 之间的精密度和偏差

	实测的 CrCl	CG	CMDRD	CKD-EPI-Asian	J-eGFR
（A）ARC 患者肾小球滤过率的测定（n=27）测得的肌酐清除率					
平均值 ± 标准差	175.13±27.68	124.34±34.14	147.53±28.33	108.13±11.58	88.24±16.57
变异系数（%）	15.81	27.46	19.20	10.71	18.78
偏差	–	− 50.79	− 27.60	− 67.00	− 86.89
精密度	–	61.12	45.10	72.68	91.33
（B）非 ARC 患者肾小球滤过率的测定（n=27）					
平均值 ± 标准差	101.35±16.92	94.78±23.01	123.23±30.84	99.42±18.45	73.93±18.81
变异系数（%）	16.69	24.28	25.03	18.55	25.44
偏差	–	− 6.57	21.88	− 1.93	− 27.42
精密度	–	20.19	32.82	16.94	31.69

注：24h CrCl. 24 小时肌酐清除率；ARC. 肾功能亢进；eGFR. 估算的肾小球滤过率。ARC（A）组和非 ARC（B）组患者的 eGFR[以 ml/（min • 1.73m^2）为单位]，基于测量的 24h CrCl，通过 Cockcroft-Gault（CG）、改良后的中国 MDRD 公式（CMDRD）、亚洲人慢性肾脏病流行病学协作公式（CKD-EPI-Asian）和日本 GFR 公式（J-eGFR）得出。

表 3-15　采用受试者操作特征曲线（ROC）评价 eGFR 对 ARC 的预测

	AUROC	95%CI	最佳截断值	敏感度（%）	特异度（%）	PPV（%）	NPV（%）
CG	0.77	0.65 ～ 0.90	95.69	88.9	59.3	68.59	84.23
CMDRD	0.71	0.57 ～ 0.85	123.70	81.5	55.6	64.73	75.03
CKD-EPI- Asian	0.63	0.47 ～ 0.78	94.30	96.3	40.7	57.88	68.75
J-eGFR	0.70	0.56 ～ 0.84	69.31	96.3	44.4	63.39	92.31
ARCTIC	0.59	0.44 ～ 0.75	5.50	88.9	29.6	55.8	72.7

注：ARC. 肾功能亢进，AUROC. 受试者操作特征曲线下面积，eGFR. 估算的肾小球滤过率，NPV. 阴性预测值，PPV. 阳性预测值。

表 3-16　内生肌酐清除率＞ 130ml/（min・1.73m²）的 Logistic 回归

ARC	*B*	*P* 值	OR（95% CI）
（A）纳入患者的基本特征			
年龄	－ 0.020	0.558	1.0（0.9 ～ 1.0）
男性	2.155	＜ 0.05	8.6（1.2 ～ 62.8）
BMI	0.288	＜ 0.05	1.3（1.1 ～ 1.7）
血肌酐	－ 0.084	＜ 0.05	0.9（0.9 ～ 1.0）
MHHT	－ 2.953	＜ 0.01	0.1（0.0 ～ 0.4）
（B）纳入 CG 公式			
MHHT	－ 2.02	0.012	0.13（0.03 ～ 0.65）
通过 CG 公式检测到 ARC[＞ 95.69ml/（min・1.73m²）]	2.46	0.002	11.72（2.56 ～ 53.63）
（C）纳入 CMDRD 公式			
BMI	0.34	0.005	1.40（1.10 ～ 1.78）
MHHT	－ 2.92	0.002	0.05（0.01 ～ 0.35）
通过 CMDRD 公式检测到 ARC[＞ 123.70ml/（min・1.73m²）]	2.51	0.004	12.27（2.20 ～ 68.63）
（D）纳入 CKD-EPI-Asian 公式			
BMI	0.28	0.010	1.32（1.07 ～ 1.64）
MHHT	－ 2.38	0.010	0.09（0.02 ～ 0.56）
通过 CKD-EPI-Asian 公式检测到 ARC[＞ 94.30ml/（min・1.73m²）]	3.06	0.010	21.43（2.08 ～ 220.37）
（E）纳入到 J-eGFR 公式			
BMI	0.32	0.007	1.37（1.09 ～ 1.73）
MHHT	－ 2.08	0.020	0.13（0.02 ～ 0.72）
通过 J-eGFR 公式检测到 ARC [＞ 69.31ml/（min・1.73m²）]	3.45	0.008	31.45（2.51 ～ 393.96）

注：ARC. 肾功能亢进，MHHT. 高血压病史，BMI. 体重指数。

我们进一步检验了具有显著协变量的Logistic回归模型，特别是纳入了4个不同的公式检测ARC的临界值。当纳入4个eGFR的临界值和其他危险因素，如体重指数和MHHT时，所有Nagelkerke R^2 值均＞0.45，表明该模型具有很好的拟合度，预测ARC的准确度均高于eGFR或模型A。它们都具有良好的敏感度、特异度、PPV和NPV，尤其是特异度，与eGFR相比有显著提高（表3-17）。

据我们所知，这是第一个研究中国成人创伤性颅脑损伤患者ARC的研究。我们的研究表明，50%的SCr正常的患者发生了ARC。4个eGFR公式或ARCTIC评分系统均未准确预测ARC的发生。然而，多变量分析显示，eGFR高于最佳临界值，且无MHHT和（或）有较高的BMI，可作为识别中国颅脑损伤患者是否发生ARC的有用工具。相较于Udy等的研究结果，85%的颅脑损伤患者发生ARC，我们的研究发现ARC的发生率较低，为50%。最可能的原因是我们和其他学者研究的患者种族和颅脑损伤严重程度不同（我们的研究纳入的患者的格拉斯哥昏迷评分相对较高）。由于测定24小时CrCl较为复杂，且在ICU患者中并非常规检查，所以我们尝试分析中国医师更常用的4个GFR估算公式对ARC的识别能力，最终发现没有一个公式具备可接受的敏感度和特异度。考虑到颅脑损伤患者的病理生理变化，以及eGFR公式基本上是为非危重患者设计的，这一结果并不令人惊讶。

在之前的一项研究中，Barletta等构建了ARCTIC评分系统，作为帮助识别创伤性损伤患者发生ARC的有用工具。但我们的结果表明，当ARCTIC评分系统用于识别中国颅脑损伤的ARC时并不准确。一个可能的解释是Barletta的研究中包含了不同的患者群体和不同的损伤机制。我们的研究发现，男性、较高的BMI、较低的SCr和没有MHHT是ARC的独立预测因素。年轻患者已被其他研究人员证实与危重患者中ARC的发生密切相关，但在我们的ARC组和非ARC组之间并无显著性差异。出现这一差异的原因可能是我们纳入研究的患者年龄偏大。我们还发现，较高的BMI是ARC的独立危险因素，这与之前的研究结果正好相反。一个可能的原因是我们研究的患者中有相当一部分是建筑工人。因此，高BMI并不意味着这些患者比较胖，相反，他们可能肌肉含量高，肾脏功能较好。MHHT患者发生ARC的频率较低，可能是因为高血压损害了肾脏，降低了肾小球滤过率和肾小管排泄，但因

表3-17　考虑eGFR的临界值时，不同模型的灵敏度、特异度、PPV和NPV

模型名称	Cox-Snell R^2	Nagelkerke R^2	χ^2	P 值	分类准确度（%）	灵敏度（%）	特异度（%）	PPV（%）	NPV（%）
A	0.37	0.50	25.57	＜0.001	74.1	74.1	74.1	74.1	74.1
B	0.33	0.45	21.98	＜0.001	77.8	77.8	77.8	77.8	77.8
C	0.39	0.52	26.35	＜0.001	81.5	74.1	88.9	86.9	77.4
D	0.38	0.51	25.81	＜0.001	81.5	85.2	77.8	79.3	84.0
E	0.40	0.53	27.48	＜0.001	81.5	81.5	81.5	81.5	81.5

注：eGFR. 估算的肾小球滤过率；NPV. 阴性预测值；PPV. 阳性预测值。

我们的研究纳入的MHHT患者数量有限，因此，此结果外推时需谨慎。

综上所述，ARC在中国颅脑损伤患者中是常见的。无论是eGFR还是ARCTIC评分，都不能直接作为筛选工具来识别ARC患者。但如果我们将eGFR作为一个危险因素，并结合其他特征，如无MHHT和（或）有着较高的BMI，则它可以作为筛查创伤性颅脑损伤患者是否发生ARC的有用工具。

（党子龙 郭 鸿 李 斌 郑茂华 刘 健 魏玉辉 秦红岩 窦志敏 张 磊 朱 磊 曹永强 李凤娇 武新安）

参考文献

党翔吉，周玲，王艺璇，等，2017. 1例慢性肾功能不全患者个体化抗栓药物治疗实践 [J]. 中国临床药理学与治疗学，22(4): 477-480.

党子龙，何秋毅，武新安，2017. 临床药师对1例使用奥曲肽造成低血糖病例的分析和干预 [J]. 中国药学杂志，52(12): 1093-1096.

果茵茵，赵慧，李来元，2014. 1例儿童急性淋巴细胞白血病真菌感染的药学服务 [J]. 药学服务与研究，14(6): 476-478.

何忠芳，鲁雅琴，王颖，等，2018. 药师对缺血性脑卒中二级预防用药依从性和危险因素控制的干预 [J]. 中国医院药学杂志，38(20): 2169-2173.

何忠芳，王天红，陈军，2012. 1例帕金森病患者的药学监护实践 [J]. 中国新药杂志，21(11): 1306-1308.

何忠芳，郑茂华，徐吉光，等，2011. 1例重症脑出血患者的药学监护实践 [J]. 中国药房，22(30): 2874-2876.

侯文婧，沈素，温爱萍，等，2022. 药学监护标准的制订与解析 [J/OL]. 医药导报，41(10): 1445-1448.

贾海，褚燕琦，刘宁，等，2011. 1例高脂血症性胰腺炎患者临床用药分析 [J]. 中国药师，14(6): 857-858.

李波霞，刘唐成，魏玉辉，等，2019. 对一例嗜麦芽窄食单胞菌感染性心内膜炎病人的药学服务 [J]. 药学服务与研究，19(1): 72-74.

骆丽芳，戴海斌，2017. 我国药学监护文献分析 [J]. 中国医院药学杂志，37(4): 319-321.

孙乐维，张文，高玮，2017. 1例二尖瓣机械瓣膜置换术后合并癫痫患者脑出血的用药分析 [J]. 中国药师，20(11): 2029-2031.

王智超，武丹威，邵晓楠，等，2020. 我国药学监护现状调查与补偿机制探讨 [J]. 中国医院，24(2): 16-19.

游丽娜，皮婷，姜坤，等，2018. 1例甲氨蝶呤治疗银屑病合并脑梗塞患者的病例分析 [J]. 中国现代应用药学，35(9): 1408-1411.

余自成，王宏图，张楠森，2000. 药学监护实践—21世纪中国药师面临的机遇和挑战 [J]. 中国医院药学杂志，20(6): 365-367.

袁海玲，杨煊，周素琴，2013. 慢性气道疾病患者使用吸入剂用药教育实践 [J]. 中国医院药学杂志，33(22): 1886-1888.

张建萍，陈琳，王晓锋，等，2016. 临床药师参与2例锑剂耐药黑热病患者治疗的药学监护 [J]. 中国临床药理学杂志，32(8): 738-739.

张建萍，何忠芳，陈琳，等，2016. 1例艾滋病伴发多种机会性感染患者治疗方案调整及药学监护 [J]. 中国药学杂志，51(9): 769-771.

张建萍，乔逸，2016. 对急性重症胰腺炎伴肺部感染、呼吸衰竭和泌尿系感染病人的药学服务 [J]. 药学服务与研究，16(3): 238-240.

张建萍，王晓锋，陈琳，2018. 1例艾滋病伴自身免疫性溶血性贫血及多种机会性感染患者的药学监护 [J]. 中国现代应用药学，35(12): 1890-1893.

张文，高玮，杨孝来，等，2016. 1例儿童脑动静脉畸形并出血患者的药学监护实践 [J]. 中国药物应用与监测，13(5): 227-280.

周素琴，朱芳，乔国莉，等，2013. 吸入剂标准用药教育模式的建立与药学监护实践 [J]. 中国医院药学杂志，33(22): 1890-1892.

Dang Z L, Guo H, Li B, et al, 2022. Augmented renal clearance in Chinese intensive care unit patients after traumatic brain injury: a cross-sectional study[J]. Chin Med J, 135(6): 750-752.

第4章 药物不良反应与典型案例分析

第一节 概 述

提高药物治疗的安全性是药学监护和合理用药的核心，国家卫生健康委员会于2022年7月发布了《关于进一步加强用药安全管理提升合理用药水平的通知》，强调了降低用药错误的风险，提高用药安全水平。对于临床药师来说，在药学监护的过程中，一定要有职业敏感性，及时发现、识别药物不良反应，尽快处置药物不良反应，这对保障患者安全至关重要。

药物不良反应的识别正确与否直接关系到患者的治疗和对药物的正确评价过程。识别要点如下：①药物不良反应的出现与药物治疗在时间上有合理的先后关系；②药物不良反应与药物剂量之间具有相关性；③去激发反应；④再激发反应；⑤符合药物的药理作用特征并可排除药物以外的因素造成的可能性；⑥有相关文献报道；⑦进行必要的血药浓度监测。国际上对因果关系的评价应用最多的是标准化评价法，这是一种结构化的评价方法，主要是将影响药物与不良反应之间的可疑因素设置成若干问题，根据各个问题的回答情况进行逻辑判断。标准化评价法有很多种，如Karsh和Lasagna评定法、WHO乌普萨拉监测中心(UMC)提出的因果关系评价系统、诺氏评估量表法（Naranjo法）、RUCAM量表法等。

当判断为药物不良反应甚至出现药源性疾病时，必须迅速采取有效的措施，积极进行治疗：①停用可疑的药物；②采取有效的救治措施，包括减少药物的吸收、加速药物的排泄、使用解救药物；当缺少特异性解救药时，则采取对症支持疗法；当发生药物过敏性休克时，应立即停用可疑的过敏药物，就地抢救，以免延误救治时机。

当对患者的不良反应进行处理后，应积极分析原因并进行预防。因患者使用的药物种类、剂型、用药途径和不同个体差异，总的来说，导致不良反应发生的原因各异，除了药物因素（如药物作用性质、制剂辅料或杂质）、患者机体方面因素（病理生理、遗传）外，给药方面的因素，如不适当的用药途径、超剂量使用、超疗程使用、超人群限定范围使用等，也是药物不良反应发生的重要原因。针对给药方面的因素，目前很多医疗机构都利用处方前置审核系统对住院和门急诊医嘱进行合理性审核，这在很大程度上减少或避免了因用法用量不合理、超适应证、超适用人群使用等产生的药物不良反应。

药物不良反应发生的原因复杂、临床表现和严重程度各异，因此需要临床药师做好全程的安全性方面的药学监护。如临床药师通过监护复杂的慢性病患者，报道了一例很少见的由长期口服丙戊酸钠和拉莫三嗪引起的上肢静止型震颤的药物不良反应。在这个报道中，作者应用UMC因果关系评价系统，评价了治疗药物（丙戊酸钠和拉莫三嗪）与震颤之间的因果关系，结果表明这种药物不良反应与药物治疗“可能”有关。评价后，临床及时进行处理，包括停药（立即停用拉莫三嗪，丙戊酸钠逐渐减量直至停药），后期进行随访，患者转归良好。除此之外，本章还分享了临床少见、严重、新发不良反应的典型病例，如哌拉西林 / 他唑巴坦引起的严重骨髓抑制和肝功能障碍、白细胞减少；抗癫痫药物过敏综合征；碘克沙醇脑血管造影致迟发性过敏反应及感觉异常；甲钴胺片致药疹、口腔黏膜增厚及交叉过敏反应；注射用血栓通冻干粉致严重腹泻等，提醒临床医师和药师在临床实践中及早识别和处理药物不良反应，保护患者用药安全。

药物警戒与药物不良反应监测的含义相近，两者的最终目的都是为了提高临床合理用药的水平，保障公众的用药安全。但是二者工作内容有显著区别，药物警戒包括了药物从研发直到上市使用的整个过程，包括药物不良反应的收集和报告、药品定期安全性报告发布、药品上市后安全性研究和评估、药品风险管理（包括修改说明书、增加警示标识等）等一系列内容。不良反应监测仅是指药品上市前提下的监测，是一种相对被动的手段，而警戒则是积极主动地开展药物安全性评价的相关工作，是对药物不良反应监测的进一步完善。作为药师，除了发现、识别并处理临床用药中出现的药物不良反应外，还要及时上报国家药品不良反应监测系统，也有责任和义务将全院所有药品使用中的安全性问题进行整理总结后，及时通报全院，从用药剂量、用药途径、适应证等方面进行规范，以降低或避免更多用药安全性问题的发生。

近年来，药物警戒的范畴扩大到中草药、传统医药、血液制品、疫苗和医疗器械等。国家药品监督管理局会定期发布《药物警戒快讯》，及时报告国际上各类各种药物最新的用药风险、监测及使用建议等。

（周素琴）

第二节　典型案例分析

一、哌拉西林 / 他唑巴坦诱发的重度骨髓抑制和肝功能损伤 1 例

哌拉西林 / 他唑巴坦（PT）是一种β-内酰胺 /β- 内酰胺酶抑制剂，具有广泛的抗菌活性，可用于治疗由革兰氏阳性菌、革兰氏阴性菌和产β- 内酰胺酶的细菌等多种微生物的感染。一般来说，其耐受性良好，最常见的不良反应是胃肠道症状和皮肤反应。目前，血液学毒性，包括白细胞减少、中性粒细胞减少、血小板减少和贫血，被认为是 PT 的一个重要的不良反应。在此，我们报道 1 例颅内感染患者，其在术后接受 PT 治疗时出现粒细胞减少、血小板减少和严重的肝功能障碍。

【病例概况】

患者，男，42 岁，先天性胆脂瘤术后 9 天出现颅内感染。血常规示白细胞计数

12.33×10^9/L，中性粒细胞计数 8.8×10^9/L，血小板计数 223×10^9/L，血红蛋白133.0g/L，AST12 U/L，ALT 20U/L，肾功能正常。脑脊液检查显示白细胞计数 950×10^6/L，中性粒细胞计数 665×10^6/L，蛋白质2.0g/L，葡萄糖0.59mmol/L，氯离子106.3mmol/L。体温为38.9℃。

尽管脑脊液和血液培养均为阴性，治疗经验性给予PT，4.0g/0.5g，q8h，ivgtt。抗生素治疗后，外周血、脑脊液白细胞计数和体温显著降低。然而，在抗生素治疗后的第14天，患者出现高热，体温为39.2℃，血常规检测：正常（白细胞计数 4.02×10^9/L，中性粒细胞计数 2.92×10^9/L，血小板计数 153×10^9/L，血红蛋白为133.0g/L）。脑脊液检查结果为：白细胞计数 18×10^6/L，蛋白质0.9g/L，葡萄糖2.28mmol/L，氯离子118.2mmol/L。采集血液和脑脊液样本进行培养。第15天，患者体温进一步上升至40.2℃，并伴有寒战，胸部和背部出现皮疹。除了发热和皮疹外，患者未诉任何其他不适症状，因此怀疑是上呼吸道病毒感染。第17天，在注射过程中出现上胸和颈部刺痛。同时，实验室分析显示有严重的骨髓抑制，达到最低水平：白细胞计数 1.00×10^9/L，中性粒细胞计数 0.21×10^9/L，血小板计数 34×10^9/L，血红蛋白130.0g/L。同时也出现肝功能障碍（ALT 450 U/L，AST 594U/L）。肾功能和体温均正常，培养结果均呈阴性。此时，PT被怀疑是导致粒细胞缺乏症、血小板减少、肝功能障碍和皮疹的最可能原因，因此停止使用。开始使用头孢他啶联合阿米卡星抗感染治疗，并开始保肝治疗。停止PT治疗2天后，外周血细胞计数显示白细胞计数上升为 2.58×10^9/L，中性粒细胞计数 0.66×10^9/L，血小板计数 63×10^9/L；肝功能出现改善：ALT 418U/L，AST 260U/L。4天后，外周血细胞计数恢复到正常水平，白细胞计数 6.02×10^9/L，中性粒细胞计数 2.00×10^9/L，血小板计数 169×10^9/L（图4-1A）。6天后，肝功能逐渐恢复（ALT 163U/L，AST 35 U/L）。10天后停用抗感染治疗，患者出院，出院后2周，肝功能指标恢复正常（ALT 40U/L，AST 23U/L）（图4-1B）。

【讨论与分析】

虽然患者的所有培养结果均为阴性，但根据医院感染的细菌流行病学情况，PT是术后颅内感染经验性治疗常用的抗生素之一。该患者在PT治疗第14天体温达到39.2℃，第15天达到40.2℃，并出现皮疹；颅内感染得到控制，未发现其他部位的细菌感染，临床医师认为上呼吸道病毒感染可能是发热的原因。到治疗的第17天，患者出现了皮肤反应、粒细胞缺乏症、血小板减少和肝功能障碍，怀疑与PT相关，因此停止治疗。停止PT治疗后，患者的不适消失，终止PT治疗后的第4天，血细胞计数恢复到正常水平，肝功能逐渐恢复。患者既往无血液病和肝脏病史，我们推断这些结果变化与PT有关。

Scheetz等的研究显示，在纳入的非中性粒细胞减少伴发热的13 816例患者中，哌拉西林诱导的中性粒细胞减少罕见，发生率为0.04%。Peralta等的研究显示，骨相关感染患者在接受PT治疗10天以上时，中性粒细胞减少的发生率为34%，PT诱导的中性粒细胞减少与累积剂量(204～612g)和治疗时间（18～51天）相关。发热或皮疹可能出现于中性粒细胞减少之前，应考虑是警告信号。另一项研究认为骨髓抑制通常是可逆的，在停用β-内酰胺类抗生素后恢复，并可能与髓系前体细胞的直接

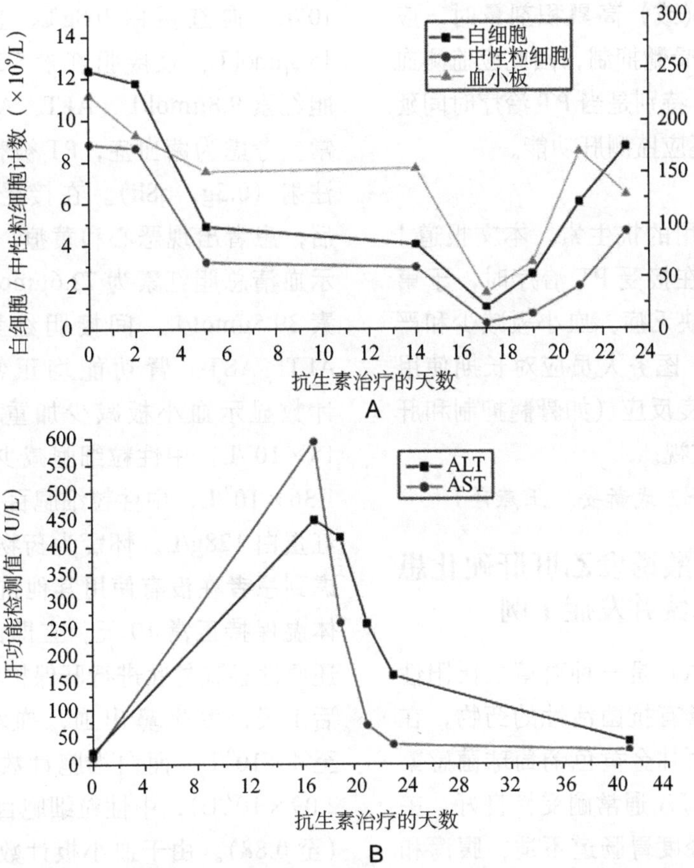

图 4-1　PT 治疗第 17 天，出现骨髓抑制和肝功能障碍；停用 PT，头孢他啶 + 阿米卡星替代抗感染治疗，并开始保肝治疗。10 天后，停用抗感染治疗和保肝治疗，患者出院；（A）血细胞计数迅速恢复到正常水平；（B）肝功能逐渐恢复到正常水平

毒性有关。

此外，PT 的血液学并发症并不局限于中性粒细胞；包括血小板在内的其他细胞系也可能受影响，血红蛋白也可能受影响。该患者出现了粒细胞缺乏症——一种严重的中性粒细胞减少症（绝对中性粒细胞计数＜ 500/mm^3），伴有血小板减少，血红蛋白无变化，PT 的累积剂量为 216g，治疗时间为 16 天。发热和皮疹发生在血液学毒性之前，停止使用 PT 后，粒细胞缺乏症和血小板减少迅速逆转，阿米卡星和头孢他啶继续使用。这些临床发现与之前的报道相似。

值得注意的是，该患者既往肝功能正常，在接受 PT 治疗后，表现出严重的肝功能障碍，并出现严重的骨髓抑制。在接受 PT 治疗的患者中，肝功能指标发生变化的案例也有报道，但似乎只有较小的临床意义。根据 PT 的药动学特性，PT 的消除不会被肝脏疾病所改变，并且哌拉西林和他唑巴坦均在尿液中被消除。因此，PT 诱导的肝功能障碍的机制尚不清楚。PT 诱导的肝功能障碍可能进一步加剧患者的骨髓抑制。因为 β- 内酰胺类抗生素可以引起严重的肝功能障碍并诱发白细胞减少，肝功能障碍越严重，风险越大。

综上所述，骨髓抑制和肝功能障碍是 PT 罕见的严重不良反应。临床医师在 PT

使用超过 2 周和（或）高累积剂量时，应考虑 PT 可能导致骨髓抑制，因此应监测血液学参数。此外，特别是当 PT 治疗时间延长时，临床医师还应监测肝功能。

【总结】

PT 是一种常用的抗生素。本文报道 1 例颅内感染患者在接受 PT 治疗时，于第 17 天出现粒细胞缺乏症、血小板减少和严重的肝功能障碍。医务人员应对长期使用 PT 产生的严重不良反应（如骨髓抑制和肝功能障碍）引起重视。

（何忠芳　武新安　王燕萍）

二、夫西地酸诱发乙肝肝硬化患者肝脏和血液系统并发症 1 例

夫西地酸（FA）是一种对革兰氏阳性细菌如葡萄球菌具有抗菌活性的药物，在医院作为耐甲氧西林金黄色葡萄球菌感染的二线治疗药物。FA 通常耐受性良好，主要的不良反应是轻度胃肠道不适、腹泻和头痛。由 FA 引起的肝毒性和黄疸已有报道，其血液学不良反应如粒细胞减少和血小板减少很少报道。在此我们报告 1 例由 FA 引起的黄疸、中性粒细胞减少及血小板减少加重的乙型肝炎肝硬化患者的病例。

【病例概况】

患者，女，54 岁，乙型肝炎肝硬化，体重 60kg，因发热半个月入院。查体：意识清醒，体温 36.6℃（发热期间最高体温为 39.0℃），脉搏 74 次 / 分，呼吸 18 次 / 分，血压 125/70mmHg。无药物过敏史或药物不良反应史。经哌拉西林 / 他唑巴坦（piperacillin/tazobactam，PT）经验性抗感染治疗 3 天后患者体温未见改善，两次血培养中发现金黄色葡萄球菌。进一步的实验室分析显示：白细胞计数 3.77×10^9/L，中性粒细胞百分比 0.70，血小板计数 66×10^9/L，血红蛋白 108g/L，血清总胆红素 15.3μmol/L、直接胆红素 5.5μmol/L、间接胆红素 9.8μmol/L，ALT、AST、肾功能正常。考虑为菌血症，PT 被替换为 FA 静脉注射（0.5g，q8h）。在接受 FA 治疗 12 天后，患者出现恶心和黄疸。肝功能检测显示血清总胆红素为 72.6μmol/L，直接胆红素 39.5μmol/L、间接胆红素 33.1μmol/L、ALT、AST、肾功能均正常。全血细胞计数显示血小板减少加重，血小板计数 18×10^9/L，中性粒细胞减少（白细胞计数 1.36×10^9/L，中性粒细胞百分比 0.46），血红蛋白 128g/L。怀疑为药物不良反应，考虑到患者在没有使用其他抗生素的情况下体温保持正常 10 天。立即停用 FA，使用还原性谷胱甘肽进行肝保护治疗。停用 FA 后 1 天，发生鼻出血，血小板计数最低至 4×10^9/L。而白细胞计数略有增加（至 2.09×10^9/L），中性粒细胞百分比略有增加（至 0.88）。由于血小板计数低，采用随机供体血小板浓缩物输血，但血小板减少并没有立即改善。同时，骨髓穿刺显示髓系和巨核细胞增生，提示外周破坏增加（图 4-2）。停用 FA 5 天后，黄疸消退，血液学指标恢复到 FA 治疗前的水平。在整个 FA

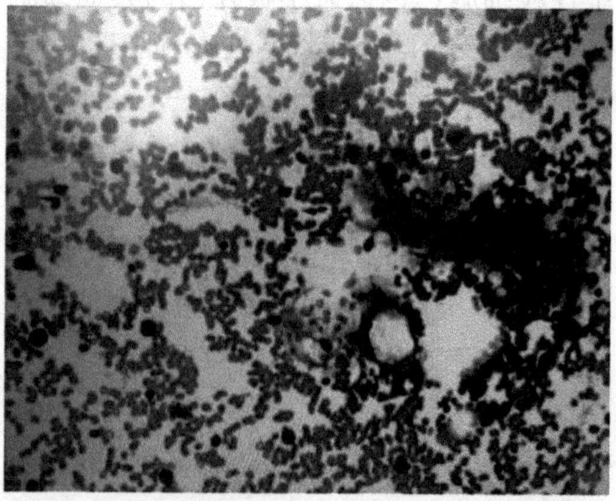

图 4-2　经夫西地酸治疗 12 天后，骨髓活检显示髓系和巨核细胞增生

治疗期间和停止 FA 后，患者同时使用的其他药物为恩替卡韦片和多烯磷脂酰胆碱注射液，前者患者入院前已经服用 2 个月，后者从入院到现在共使用 22 天。白细胞、中性粒细胞和血小板计数的系列数据如表 4-1 所示。胆红素的数据如表 4-2 所示。在出院后 1 个月的随访中，患者感觉正常，无任何不适。

【讨论与分析】

首先，确定可疑的药物（FA）与黄疸、中性粒细胞减少和血小板减少加重之间的因果关系，采用 WHO 乌普萨拉监测中心标准，结果表明该不良反应与使用 FA“可能”有关系。然后，根据不良反应通用术语标准 1 ～ 5 级（轻至死亡）评估不良反应的严重程度，该患者的不良反应分级为 4 级。

由 FA 引起的血液学不良反应是罕见的。到目前为止，已有 13 例 FA 诱导的血细胞减少症病例。其中包括 9 例单纯的中性粒细胞减少症，1 例单纯的血小板减少，2 例中性粒细胞减少合并血小板减少和 1 例白细胞减少合并血小板减少。在所有这些病例中，细胞减少在开始 FA 治疗后 4 ～ 49 天出现，并在停用 FA 后 2 ～ 9 天消失。在该例报告中，患者在 FA 治疗前出现血小板减少，血小板计数为 66×10^9/L，但在 FA 治疗后 12 天出现中性粒细胞减少和血小板减少加重，停用 FA 后 5 天血液学指标改善。该患者与文献中报道的情况相似。El Kassar 等在患者的血清中发现了一种仅在 FA 存在的情况下特异性识别血小板糖蛋白Ⅱ b/ Ⅲ a 的 IgG 抗体，这表明 FA 引起的血小板减少是药物诱导的免疫性血小板减少。同样，廖裕民等记录了一例血小板减少症，输注浓缩血小板未能改善，骨髓检查显示巨核细胞和髓样增生，提示周围破坏。兰州大学第一医院对患者进行了骨髓穿刺，显示骨髓和巨核细胞增生。在接受血小板浓缩物输血后，血小板减少并没有立即改善，提示外周破坏。因此，从骨髓检查、停用 FA 后患者血液学指标的迅速恢复及既往发表的病例来看，该患者的 FA 引起的血小板减少可能是免疫介导的。

患者除血液学异常外，还出现肝功能

表 4-1 住院期间白细胞、中性粒细胞和血小板计数的变化

	D1	D5	D8	D14	D17	D18	D19	D20	D22
白细胞（$\times 10^9$/L）	6.1	3.77	5.47	5.9	1.36	2.09	2.61	4.66	4.19
中性粒细胞（$\times 10^9$/L）	4.61	2.64	4.02	4.51	0.62	1.83	1.63	3.37	2.3
血小板（$\times 10^9$/L）	95	66	98	87	18	4	6	11	46

注：D. 代表入院天数；D5. 夫西地酸（FA）治疗的开始日期；D17. 停止 FA 治疗的日期。正常参考范围：白细胞计数（4 ～ 10）$\times 10^9$/L，中性粒细胞计数（2 ～ 7）$\times 10^9$/L，血小板计数（100 ～ 300）$\times 10^9$/L。

表 4-2 住院期间总胆红素、直接胆红素和间接胆红素的变化

	D1	D5	D8	D14	D17	D19	D20
总胆红素（μmol/L）	16.9	15.3	26.7	48.4	72.6	43.8	21.5
直接胆红素（μmol/L）	5	5.5	12.5	26.1	39.5	17.6	9.9
间接胆红素（μmol/L）	11.9	9.8	14.2	22.3	33.1	26.2	11.6

注：D. 代表入院天数；D5. 夫西地酸（FA）治疗的起始日期；D17. 停止 FA 治疗的日期。正常参考值范围：总胆红素 9.1 ～ 30.1μmol/L；直接胆红素 0 ～ 6.8μmol/L；间接胆红素 0 ～ 19μmol/L。

异常。1972 年，Copperman 报道了第 1 例在接受静脉使用 FA 治疗期间肝功能恶化的患者。1974 年 Craig 报道了 1 例用 FA 联合克林霉素治疗的脓疱性银屑病患者出现黄疸。1963 ～ 1980 年，英国药物安全委员会共收集 44 例与 FA 相关的黄疸病例。随后也报道了 10 例 FA 相关黄疸及高胆红素血症。FA 的消除主要以各种结合物和细胞色素 P450 氧化代谢物的形式通过胆道排泄。Wynn 推测 FA 可能会干扰胆色素转运和分泌的通路。Bode 等评论至少有两种不同的机制涉及 FA 对转运过程的损害和肝胆清除，包括直接抑制多药耐药蛋白 2（multidrug resistance protein，Mrp2）和胆盐输出泵底物的转运，以及肝脏 Mrp2 水平的降低。此外，延长 FA 治疗可导致肝脏 Mrp2 水平显著降低。在与 FA 治疗相关的黄疸病例中，肝活检在组织病理学和电镜下显示的变化与胆汁淤积更加一致。由于缺乏肝脏活检和 Mrp2 检测，本例患者黄疸的机制尚不清楚。

【总结】

夫西地酸是一种对革兰氏阳性细菌如葡萄球菌具有抗菌活性的药物，一般耐受性良好，主要不良反应为轻度胃肠道不适、腹泻和头痛。然而，一些罕见的不良反应，如粒细胞减少和血小板减少也有报道。本文报道 1 例 54 岁女性乙型肝炎肝硬化患者，因发热前来就诊，两次血培养中发现金黄色葡萄球菌，静脉注射 FA（0.5g，q8h）。在接受 FA 治疗 12 天后，出现恶心、黄疸。同时，全血细胞计数显示中性粒细胞减少（白细胞计数 1.36×10^9/L，中性粒细胞百分比 0.46），血小板减少加重（血小板计数 18×10^9/L）。怀疑为药物不良反应，立即停用 FA，停用 FA 1 天后出现鼻出血，血小板计数进一步下降，最低值 4×10^9/L，使用浓缩血小板输注。诊断为 FA 引起的肝毒性和血液学毒性。停用 FA5 天后黄疸消退，血液学指标恢复到用药前的水平。提示 FA 可引起伴随肝毒性的血液学不良反应。尽管风险相当低，但也不应忽视。

（何忠芳　陈　琳　张建萍　王庆庆）

三、长期使用丙戊酸钠和拉莫三嗪诱发致残的震颤 1 例

癫痫是一种常见的神经系统疾病，其特征是发作性惊厥并伴有短暂性意识混乱。全世界有超过 5000 万的人患有癫痫。它不仅是一个医疗问题，也是一个重要的公共卫生和社会问题。癫痫被列为需要预防与治疗的神经系统和精神疾病中的重要问题。尽管许多患者在使用第一种或第二种药物时无癫痫发作，但对单药治疗无效的患者通常使用联合治疗。丙戊酸钠（VPA）是世界上应用最广泛的抗癫痫药物，拉莫三嗪（LTG）是一种新型的抗癫痫药物。一项研究表明，VPA 和 LTG 合用在部分难治性癫痫患者中表现出良好的药效学相互作用。一般来说，VPA 耐受性良好，最常见的不良反应是胃肠道紊乱，其他的不良反应是神经系统异常，如共济失调、震颤、镇静、嗜睡和精神错乱。关于 LTG，有报道其会产生各种全身和神经系统的不良反应，如痉挛、共济失调、眼震和震颤。Reutens 等于 1993 年报道了 LTG 合并 VPA 使用后出现致残的体位性和动作性震颤。然而，关于同时使用两种药物引起的静止型震颤的研究尚未见报道。据我们所知，这是第 1 例由 VPA 和 LTG 合用引起的致残性静止性震颤的报道。

【病例概况】

患者，男，50 岁，体重 75kg，6 个月前出现不自主上肢静止型高幅度震颤，并

逐渐恶化，就诊当天无法正常工作，遂入住神经内科。此外，患者因眼睑和面部抽搐，使用 VPA、LTG 和苯海索治疗 2 年，并在过去 2 个月内因震颤和焦虑添加了金刚烷胺、复合制剂（氟哌噻吨和美利曲辛）。然而，该治疗对改善患者的不自主运动没有效果。在下级医院，患者因眼睑和面部抽搐被诊断为癫痫，两年前最初给予 VPA 和 LTG。患者除慢性乙型肝炎病史外，无神经系统病家族史，否认高血压、糖尿病、外伤史、药物过敏史。入院后，患者神志清醒，体温 36.4℃，脉搏 94 次 / 分，血压 129/91mmHg。神经系统查体：上肢无意识震颤，四肢肌张力高，眼睑及面部区域抽搐，其余神经系统检查无异常。血常规及肝功能、肾功能、尿分析、随机血糖等检查均正常。脑部磁共振、脑电图、神经心理检查均未见异常。

药物引起的致残性震颤最初的诊断是基于作用于中枢神经系统的药物暴露史及后期出现的慢性恶化过程，以及通过上述临床和实验室评估排除了已知的继发性震颤的原因。该患者治疗过程中，立即停用 LTG（100mg，qd）和金刚烷胺（100mg，bid）；VPA 剂量逐渐减少（1000mg，bid，4 天，随后 500mg，bid，5 天），9 天后停用。即在 9 天内，所有的 LTG、金刚烷胺和 VPA 都已停用。上肢震颤的程度没有增加，有所减轻。同时，维持治疗是苯海索片 2mg，tid，复合制剂（氟哌噻吨 0.5mg 和美利曲辛 10mg）1 片，bid（上午 8 时和中午）。以上 3 种药物停药 2.5 个月后，患者的上肢震颤明显改善，除口周外，眼睑和面部区域的抽搐得到改善。此外，患者精神状态与 2.5 个月前相比也改善了，据他的妻子讲，他是一名保安，目前可以工作了。6 个月时随访患者，上肢震颤症状未复发。

【讨论与分析】

在这个病例中，我们报告了 1 例很少见的由 VPA 和 LTG 引起上肢静止型震颤的患者，在停用可疑药物后，症状有所改善，这证实了药物性震颤的最初诊断。这个病例在两个方面是少见的：首先，本病例的震颤是致残的，而不是轻度的；其次，本病例是第一例报道的静止型震颤，不同于 1993 年报道的 LTG 和 VPA 所引起的体位性和动作性震颤。

事实上，患者最初因癫痫接受 VPA 和 LTG 治疗，约 1.5 年后，患者出现手臂高振幅的静止性震颤，并逐渐恶化。因此，因上肢震颤而添加金刚烷胺 4 个月，同时也因身心疾病伴焦虑而添加复合制剂（氟哌噻吨和美利曲辛）2 个月，但上肢震颤在 2 个月内没有改善。

首先，为了建立治疗药物（VPA 和 LTG）与震颤之间的因果关系，我们采用了 WHO 乌普萨拉监测中心的标准，结果表明，这种不良反应与药物治疗的相关性为“可能”。同时，我们根据不良事件通用术语标准评估了这种不良反应的严重程度，患者的级别为 4 级（致残性）。

其次，我们检索了关于 VPA、LTG 和金刚烷胺的震颤和锥体外系反应的不良反应文献。结果显示：Lautin 等于 1979 年首次报道 1 例 VPA 震颤病例；Reutens 等报道了 3 例患者在用 VPA、LTG 治疗后出现致残性体位性和动作性震颤，症状在减少 LTG 或 VPA 剂量后消失。此外，在 VPA 单药治疗和 VPA-LTG 联合治疗的患者中也观察到轻度震颤。VPA 的锥体外系不良反应的病理生理机制尚不清楚，尽管可以假设是 GABA 通路亚群之间的相互作用短暂失衡导致了可逆转的多巴胺抑制。另一项研究表明，用 VPA 治疗后，小鼠黑质中多巴胺能细胞的数量减少。同时，药动学相互作用中VPA可抑制LTG的代谢，VPA和LTG之间的药效学相互作用，以及慢性乙型肝炎等个体易感性，可能在VPA和LTG的锥体外系不良反应中发挥了一定作用。然而，金刚烷胺可用于治疗药物引起的锥体外系反应，在文献中未发现金刚烷胺引起震颤的相关报道。

我们尚未查阅到由VPA、LTG和金刚烷胺联合使用引起的上肢致残性静止性震颤的病例报告。总之，我们不能确定该患者的上肢震颤是VPA、LTG和金刚烷胺中的一种药物引起的结果，还是药物协同作用产生的。然而，我们推测同时使用VPA和LTG可能是主要原因，因为它们已被长期使用以发挥多巴胺拮抗作用达2年。金刚烷胺并不被认为是主要的责任药物，因为考虑到其对多巴胺神经元的影响和短期使用（是在发生上肢震颤4个月后才开始使用的）。

【总结】

丙戊酸钠（VPA）和拉莫三嗪（LTG）是广泛使用的抗癫痫药物，1993年报道了VPA与LTG联合使用后出现体位性和动作性震颤的病例。然而，在本研究中，我们报道了1例因使用VPA和LTG两年而导致致残性静止型震颤的患者。1例50岁男性患者6个月前开始不自主上肢静止型震颤，并逐渐恶化，就诊当天无法正常工作，入住神经内科病区。患者此前因眼睑和面部抽搐，使用VPA、LTG和苯海索治疗2年，并在过去2个月内因震颤和焦虑添加了金刚烷胺、复合制剂（氟哌噻吨和美利曲辛）。然而，该治疗对改善患者的不自主运动没有任何益处。诊断为药物引起的致残性静止性震颤。停用LTG、金刚烷胺和VPA，苯海索和氟哌噻吨/美利曲辛复合制剂继续使用，停用3种药物后，患者病情在2.5个月内好转。6个月时随访患者无复发。医务人员应该警惕VPA和LTG的广泛和长期使用可能是引起震颤的原因。必要时，尤其当不良事件严重和致命时，尝试停止使用可疑药物以确认诊断，而不是对症治疗。

（何忠芳　陈　军　周超宁
饶　志　王晓华）

四、哌拉西林/他唑巴坦引起的血液系统不良反应的系统评价

哌拉西林/他唑巴坦（piperacillin-tazobactam，PT）是一种β-内酰胺/β-内酰胺酶抑制剂的复合制剂，对许多革兰氏阳性菌和革兰氏阴性菌具有广谱抗菌活性。哌拉西林通过抑制敏感细菌的隔膜形成和细胞壁的合成发挥杀菌作用。他唑巴坦是一种三唑甲基青霉烷砜，可增强和扩大哌拉西林的抗菌谱，使其适用于产β-内酰胺酶（导致细菌对青霉素和头孢菌素耐药）的细菌，尤其是质粒介导的酶。PT最常见的不良反应是胃肠道反应和皮肤症状，其他不良反应包括神经毒性、肝毒性、电解质和酸碱平衡紊乱、出血障碍、中性粒细胞减少、血小板减少和溶血性贫血。在本研究中，我们回顾性分析了在PT治疗期间出现血液学异常的患者的病例报告。通过收集、分析和评估他们的临床资料，以减少或避免此类药物不良反应。由于一些与血液系统相关的不良反应为多系统损害，如伴嗜酸性粒细胞增多和系统症状的药物反应（DRESS）或噬血细胞性淋巴组织细胞增生症（HLH）的药物反应未包括在内。

本评价的目的是总结病例报告中使用PT引起血液学不良反应相关的证据。该评价还旨在根据这些病例报告，对每种药

物不良反应（adverse drug reaction，ADR）的临床表现、机制、危险因素和管理进行全面概述。

【方法】

通过使用医学主题（MeSH）搜索词“哌拉西林”“哌拉西林 / 他唑巴坦”和“他唑巴坦”检索 Medline 和 Embase 电子数据库，检索截至 2018 年 12 月的病例报告。这些检索词中的每一个都与布尔组合词“AND”相结合，以匹配以下关键词：“骨髓抑制”“白细胞减少”“中性粒细胞减少”“粒细胞缺乏”“血小板减少”和“贫血”。数据来源仅限于英文研究。还对检索到的文献的参考文献进行了回顾。共获得 178 份关于 PT 和哌拉西林不良反应的标题或摘要文献。然后仅纳入临床资料充足的 PT 病例报告，共涉及 59 篇文献（图 4-3）。

【结果】

上文所述 59 篇文献涉及 62 名患者。PT 引起的血液系统不良反应主要包括溶血性贫血、血小板减少和中性粒细胞减少。如果不止一个细胞系受到影响，则根据受影响最大的细胞系进行分类。由于仅有两个病例为血小板增多症和血小板功能障碍，未对其进行进一步研究。不同不良反应的性别和年龄分布见表 4-3 和表 4-4。

1. 溶血性贫血（hemolytic anemia，HA）　在文献检索中，共发现 25 例 PT 诱发的 HA 病例报告。表 4-5 收集并总结了患者的特征。大多数患者仅为贫血，3 例还伴有其他异常。1 例患者伴有白细胞增多症，1 例患者伴有白细胞减少症，第 3 例患者的血小板计数较低，与使用 PT 前相比无显著变化。为了鉴别诊断和优化治疗，对绝大

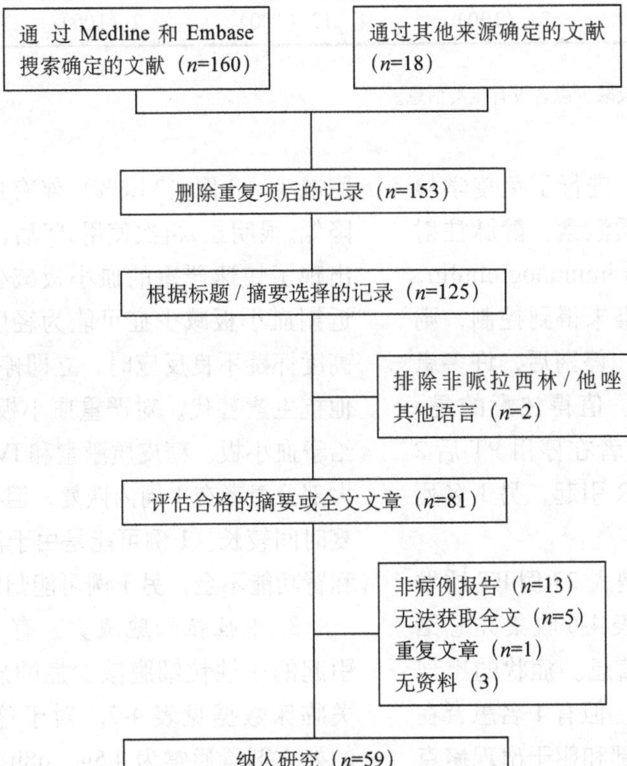

图 4-3　文献选择过程的流程图

表 4-3 不同不良反应的性别分布

性别	HA/ n（%）	血小板减少 / n（%）[a]	中性粒细胞减少 /n（%）	血小板增多 /n（%）	血小板功能障碍 /n（%）	总数 /n（%）
男性	13（52.0）	13（59.1）	9（75.0）	1（100）	1（100）	37（60.7）
女性	12（48.0）	9（40.9）	3（25.0）	0（0）	0（0）	24（39.3）
总数	25（100）	22（100）	12（100）	1（100）	1（100）	61（100）

注：HA. 溶血性贫血，n. 患者人数。

a. 1 例患者没有性别信息。

表 4-4 不同不良反应的年龄分布

年龄（岁）	HA/ n（%）[a]	血小板减少 / n（%）[a]	中性粒细胞减少 / n（%）	其他 / n（%）	总数 / n（%）
＜20	4（16.7）	0（0）	2（16.7）	0（0）	6（10.2）
20～29	5（20.8）	2（9.5）	3（25.0）	0（0）	10（16.9）
30～39	5（20.8）	1（4.8）	0（0）	0（0）	6（10.2）
40～49	4（16.7）	3（14.3）	1（8.3）	0（0）	8（13.6）
50～59	3（12.5）	3（14.3）	4（33.3）	2（100）	12（20.3）
≥60	3（12.5）	12（57.1）	2（16.7）	0（0）	17（28.8）
总数	24（100）	21（100）	12（100）	2（100）	59（100）

注：HA. 溶血性贫血。

a. 1 例 HA 患者和 2 例血小板减少患者没有年龄信息。

多数患者（23 例，92%）进行了免疫学检查。重症患者使用糖皮质激素、静脉注射免疫球蛋白（intravenous immunoglobulin，IVIG）和输血。如果感染未得到控制，则用其他抗菌药物代替 PT。停药后，许多患者在 1 周内好转或痊愈。值得注意的是，有 2 名患者死亡，1 名患者在停用 PT 后 2 天死亡，可能主要由 ADR 引起，另 1 名死于多器官衰竭并发症。

2. *血小板减少* 共纳入 23 例 PT 诱发的血小板减少症患者。表 4-6 收集并总结了血小板减少症患者的信息。症状的出现通常发生在 PT 治疗期间，但有 1 名患者在停止 PT 治疗 4 天后，腿部和躯干出现瘀点状皮疹。其中 1 例（4.3%）伴有中性粒细胞减少，8 例（34.8%）伴有血红蛋白水平降低。很明显，再次使用 PT 后，11 例（47.8%）出现了快速严重的血小板减少症，且既往近期血小板减少症可能为轻度至重度。当高度怀疑不良反应时，立即停用 PT 或用其他抗生素替代。对严重血小板减少的患者，给予血小板、糖皮质激素和 IVIG。停药后，大部分患者在 1 周内恢复，但有 2 例患者恢复时间较长。1 例可能是由于治疗时间较长和肾功能不全，另 1 例可能归因于手术。

3. *中性粒细胞减少* 有 12 例关于 PT 引起的中性粒细胞减少症的病例报告，相关临床数据见表 4-7。对于这些患者，PT 的处方剂量通常为 4.5g，q8h，只有 1 名患者为 3.375g，q6h，持续 2 周，然后以 q8h

表 4-5　HA 患者的临床状况

报道来源	性别/年龄（岁）	感染	发病时间（天）[a]	初始症状	实验室检查						天数[b]	治疗[c]	结果/天[d]
					血红蛋白（g/dl）	结合蛋白（mg/dl）	网织红细胞（%）	乳酸脱氢酶（U/L）	总胆红素（mg/dl）	血清学			
美国	男/37	CF/咳嗽	12	出汗，头晕	9.1	–	–	10283	12.98	IgG（+），C3（+）	14	红细胞	死亡
英国	男/14	肺炎	4	–	8.3	正常	–	953	2.3	IgG	8	无	好转/6
比利时	女/50	四肢损伤	26	–	5.5	＜10	–	1359	1.1[e]	IgG，C3	26	红细胞	痊愈/11
西班牙	男/55	–	6	–	5.6	0	↑	–	–	IgG，IgG1，主动抗体[e]	＞6	无	好转/–
美国	女/33	CF/PE	7	恶心，呕吐	4.3	＜20	17.5	418	2.4	IgG，C3d	7	血液，激素，IVIG	好转/5
美国	女/17	CF/PE	6	面色苍白，低氧血症，低血压	–	＜10	2.7	1520	＞2.9	DAT（+），Ab	＞6	红细胞，激素	痊愈/–
美国	男/20	肺炎	9	心动过速	4.0	–	9.4	412	1.4	IgG，补体	9	激素，红细胞	痊愈/6
美国	女/23	CF/ARF	12	–	4.7	0	10.4	531	2.9	IgG	15	红细胞	痊愈/7
美国	男/24	CF	15	发热，不适，恶心，呕吐	4.0	↓	–	↑	–	DAT（+）	15	红细胞，激素，IVIG	痊愈/2
美国	女/19	CF	13	肌肉痛，头痛，发热，疲劳	4.1	＜20	18.7	2302	4.7	IgG	17	红细胞，激素，IVIG	痊愈/2
西班牙	男/20	CF/RE	7	发热，肌痛，上腹部痛	11.3	–	–	–	–	–	7	无	好转/–
美国	女/41	CF/BA	5	低血压，意识不清	2.7	–	–	↑	↑	–	＞5	红细胞	好转/4
德国	女/44	CF/PE	14	–	8.6	18	13.6	276	–	IgG，C3，IgA，	＞14	无	痊愈/3
美国	女/30	CF/PE	11	呼吸困难，心悸	3.1	＜6	–	1620	7.0	IgG，C3	11	叶酸	好转/7
印度	男/7	败血症	–	–	6.9	–	–	–	–	IgG	–	红细胞	好转/15

续表

报道来源	性别/年龄（岁）	感染	发病时间（天）[a]	初始症状	实验室检查					血清学	天数[b]	治疗[c]	结果/天[d]
					血红蛋白（g/dl）	结合蛋白（mg/dl）	网织红细胞（%）	乳酸脱氢酶（U/L）	总胆红素（mg/dl）				
英国	女/34	CF	13	头痛，恶心，发热，粉红色尿	5.5	0.3	–	–	4.79	DAT（+）	13	激素，叶酸	痊愈/14
美国	男/24	肺炎	8	–	–	–	–	2508	78.7	IgG（2+）	8	血浆	好转/–
美国	女/80	肺炎	3	–	↓	109	↑	288	–	DAT（+）	3	无	好转/7
美国	男/48	败血症	2	–	5.0	< 10	16	955	1.8	Ab	2	红细胞，激素，IVIG	好转/–
美国	男/37	尿路感染	3	–	6.1	< 30	–	–	–	DAT（+）	6	红细胞	好转/–
美国	男/66	阑尾炎	2	–	4	< 10	–	1379	5[e]	IgG	2	无	好转/10
法国	女/72	RI	14	–	3.9	–	–	–	–	IgG，C3	14	无	未提及
德国	女/–	RI	1	–	8.4	–	–	5090	4.5	IgG，IgA，IgM，C3d	–	无	死亡
美国	男/47	败血症	< 1	脉搏消失	–	25	2.62	2411	2.4	Ab	–	血浆分离	好转/–
美国	男/58	蜂窝组织炎	1	低血压	3.3	30	–	2435	7.7	Ab	1	血液，激素，血浆分离	痊愈/–

注：Ab. 抗体；ARF. 急性呼吸衰竭；BA. 支气管扩张加重；CF. 囊性纤维化；DAT. 直接抗球蛋白试验；IVIG. 静脉注射免疫球蛋白；PE. 肺恶化；RE. 呼吸恶化；RI. 呼吸道感染；– 表示未提供数据，↑表示升高，↓表示降低。

a. 事件发生的时间（天）。

b. PT 治疗持续时间（天）。

c. 所有病例中的疑似药物均停用。

d. PT 停用后恢复的时间（天）。

e. 间接胆红素。

表 4-6　血小板减少症患者的临床状况

报道来源	性别 / 年龄（岁）	感染	发病时间（天）[a]	初始症状	实验室检查			天数[b]	治疗[c]	结果 / 天[d]
					血小板（μl⁻¹）	血红蛋白（g/dl）	血清学			
西班牙	女 /69	胆囊炎	11	皮疹	15 000	–	PDPRA	11	无	痊愈 /3
中国	男 /78	CAP	8	瘀点，出血点	3000	9.6	–	8	血小板，血液透析	痊愈 /1
美国	男 /30	移植物感染	5	–	70 000	8.4	PDPRA	5	无	痊愈 /5
印度	男 /54	蜂窝织炎	6	瘀点	10 000	–	IgG[e]，IgM	14	无	痊愈 / < 9
英国	女 /48	肾脏感染	22	皮疹	2 000	–	–	18	IVIG	痊愈 /11
美国	男 /66	COPD	1	–	89 650	–	–	1	无	痊愈 / > 7
中国	女 /74	HCAP	7	–	19 000	–	–	9	血小板	痊愈 /3
印度	女 /50	支气管扩张	1	鼻出血	1000	–	IgG，IgM	2	无	痊愈 /2
美国	女 /62	膝关节感染	11	出血	6000	6.5	IgG[e]	13	血小板，IVIG	痊愈 /4
美国	女 /47	HCAP	0.5	–	7000	–	–	0.5	无	痊愈 /5
美国	女 /55	术后	1	–	3000	–	–	1	无	痊愈 /24
加拿大	男 /69	肺炎	0.5	–	7000	7.4	–	0.5	血小板，CVVHD	痊愈 /13
加拿大	男 /64	CAP	< 0.5（小时）	黑粪	< 5	5.4	–	0.5	激素	痊愈 / –
中国	男 /76	肺炎	3	–	13 000	–	IgG	13	无	痊愈 /2
中国	男 /60	脓肿	23	–	9000	5.5	–	30	无	–
西班牙	男 /23	呼吸道感染	17	发热	96 000	12.5	–	17	无	痊愈 /4
沙特阿拉伯	男 /81	COPD	9	–	25 000	–	–	12	无	好转 / < 7

续表

报道来源	性别 / 年龄（岁）	感染	发病时间（天）[a]	初始症状	实验室检查			天数[b]	治疗[c]	结果 / 天[d]
					血小板（μl^{-1}）	血红蛋白（g/dl）	血清学			
沙特阿拉伯	男 /77	尿路感染	5	–	7000	–	–	5	IVIG，地塞米松	好转 /1
瑞典	– / –	肺炎	1	瘀点	5000	–	PDPRA	1	无	痊愈 /5
印度	女 /63	肺炎	12	–	6000	11.2	–	12	激素，血小板	痊愈 /2
美国	男 /49	预防性使用	2	–	1000	–	PDPRA	3	激素，血小板，IVIG	好转 /7
美国	男 /20	肺炎	< 0.5（2 小时）	鼻出血，发热	1000	–	–	0.5	激素，血小板	好转 /3
卡塔尔	女 / –	尿路感染	14	发热	5000	–	–	18	无	痊愈 /2

注：CAP. 社区获得性肺炎；COPD. 慢性阻塞性肺疾病；CVVHD. 持续静脉 - 静脉血液透析；HCAP. 医院护理相关性肺炎；IVIG. 静脉注射免疫球蛋白；PDPRA. 哌拉西林依赖性血小板反应性抗体；– 表示未提供数据。

a. 事件发生的时间（天）。

b. PT 治疗持续时间（天）。

c. 所有病例中的疑似药物均停用。

d. PT 停用后恢复的时间（天）。

e. 万古霉素和哌拉西林依赖性抗体。

表 4-7 中性粒细胞减少症患者的临床状况

报道来源	性别 / 年龄（岁）	感染	发病时间（天）[a]	初始症状	实验室检查				天数[b]	总剂量（g）[c]	治疗[d]	结果[e]
					白细胞计数（μl^{-1}）	中性粒细胞计数（μl^{-1}）	血红蛋白（g/dl）	血小板（μl^{-1}）				
美国	男 /29	伤口感染	28	发热，肌痛，发冷，头痛	1700	17	正常	正常	28	378	无	痊愈 /5
西班牙	女 /18	盆腔肿块	17	发热	1000	400	9.2	79 000	18.5	250	无	痊愈 /2
印度	男 /19	IAP	21[f]	–	900	520	正常	72 000	21[f]	–	无	痊愈 /6
卡塔尔	男 /50	胸腔积液	16	–	900	0	正常	正常	20	270	无	痊愈 /4
卡塔尔	男 /57	纵隔脓肿	12	–	1900	0	正常	正常	24	324	G – CSF	痊愈 /4
土耳其	女 /29	骨髓炎	23	发热，抽筋，脐周疼痛	1400	100	10.4	正常	25	310.5	无	痊愈 /6
中国	男 /42	颅内感染	17	发热，皮疹	1000	210	13	34 000	17	229.5	无	痊愈 /4
土耳其	男 /67	足趾感染	15	发热，皮疹，疲劳	1090	551	–	75 600	19	256.5	无	痊愈 /7
澳大利亚	男 /54	肺脓肿	21	–	3500	1100	–	–	21	270	无	痊愈 /3
黎巴嫩	男 /91	肺炎	3	–	2900	1334	9.1	171 000	5	54	无	痊愈 /3
爱尔兰	男 /27	肺脓肿	14	发热，发麻	2100	600	10.3	123 000	14	189	无	痊愈 /2
美国	女 /54	骨髓炎	25	发热，出汗，发冷，皮疹	2100	420	正常	132 000	25	324	无	痊愈 / –

注：G-CSF. 粒细胞集落刺激因子；IAP. 特发性急性胰腺炎；– 表示未提供数据。

a. 事件发生的时间（天）。

b. PT 治疗持续时间（天）。

c. 给药后使用的 PT 总剂量。

d. 所有病例中的可疑药物均已停用。

e. PT 停用后的恢复时间（天）。

f. 使用哌拉西林 16 天，然后在接下来的 5 天改为 PT。

再持续2周。与HA或血小板减少症的发生不同，大多数患者在PT长期治疗后出现中性粒细胞减少。当粒细胞受到抑制时，最明显的特征是白细胞减少，主要表现为中性粒细胞减少，但单核细胞和淋巴细胞通常正常。如果仍需要抗感染治疗，可以用其他种类的抗生素代替PT。PT引起的中性粒细胞减少通常是可逆的，停药后，绝大多数患者在1周内康复。

【讨论与分析】

PT引起的不良反应的临床表现、机制和处理方法不同，因此对其进行了单独讨论。药物诱发的HA通常是免疫介导的。药物引起的免疫介导的HA（drug-induced immune-mediated HA，DIIHA）是一种罕见的不良反应，发病率很低，为每年每百万人1～4例。头孢替坦、头孢曲松、哌拉西林和β-内酰胺酶抑制剂是最常见的主要药物。虽然PT被广泛使用，但仅有少数病例报道了PT引起的免疫性HA。一般来说，发病机制是补体介导的或半抗原诱发的，但也发现了非免疫机制。

PT诱发的HA很少见，并且已经推测了几个危险因素，如并发症、反复使用哌拉西林治疗和年龄增长。其中18例（72%）患者有并发症，包括囊性纤维化（cystic fibrosis，CF）、高血压、糖尿病、心力衰竭等。研究表明CF患者对抗生素过敏的发生率更高。在这项研究中，11例（44%）CF患者在PT治疗期间出现HA。CF可能是药物诱发HA的一个非常重要的危险因素，尤其是在女性患者中，因此在这类患者中应谨慎使用PT。这可能是由于反复PT治疗增加了半抗原侵袭和免疫溶血激活的机会引起的。此外，两项研究表明，抗E特异性抗体阳性的人群更容易接受PT治疗。在PT诱发HA的报道中，大多数患者为年龄小于50岁，年龄的增长可能不是一个危险因素。

当怀疑出现ADR时，应立即停用PT，并对免疫反应进行适当的调查（1级推荐，C级证据）。糖皮质激素或IVIG或两者合用常用于严重的DIIHA患者，然而，它们的益处尚不清楚。糖皮质激素必须单独使用，这将取决于临床情况（2级推荐，C级证据）。由于缺乏证据，不建议将IVIG常规用于治疗自身免疫性溶血性贫血（autoimmune hemolytic anemia，AIHA），它可能用于严重危及生命的AIHA。IVIG对DIIHA的治疗可能与AIHA相似。

血小板减少症是临床上常见的血液系统疾病，但药物引起的免疫性血小板减少症的发生率很低，约为每年10/1000 000。尽管PT使用广泛，但血小板减少症的不良反应很少，发生率不确定。一般认为PT诱发的血小板减少症（PT-induced thrombocytopenia，PITP）是免疫介导的，尤其是单纯性血小板减少症。在这项研究中，5例仅在哌拉西林存在的情况下发现血小板抗体，2例同时检测到万古霉素和哌拉西林依赖性血小板反应抗体。此外，1例被证明是骨髓抑制。

到目前为止，以前的研究还没有发现除PT以外的PITP的危险因素。然而，根据这项研究，年龄和反复使用PT可能易患血小板减少症。如表4-6所示，15例年龄大于50岁，13例有呼吸道感染，9例同时有这两种因素。因此，呼吸道感染患者，尤其是老年患者，可能因反复使用PT而诱发快速免疫性血小板减少症。

当怀疑PITP时，应立即停止PT，并单独进行免疫学检测或骨髓检查。建议使用糖皮质激素和IVIG治疗儿童（1B，1B）（1B表示1级推荐B级证据），或成人（2B，2C）（2B表示2级推荐B级证据，2C表示 2 级推荐 C 级证据）的免疫性血小板减少症。对于严重肾功能不全的患者，可采用血液透析治疗。

哌拉西林引起的中性粒细胞减少症很少见，发生率为 0.04%，但是由 PT 引起的发生率尚不清楚。β- 内酰胺类药物引起中性粒细胞减少的机制可能是骨髓抑制或免疫介导的。哌拉西林导致骨髓细胞增殖停滞。然而，只有 3 例进行了骨髓穿刺检查，并显示粒细胞成熟停滞。

更多研究表明，PT 诱发的中性粒细胞减少症与累积剂量、治疗持续时间长有关，且很少在治疗后 10 天内发生。在这项研究中，纳入 11 例患者进行用药分析，1 名患者被排除在外，因为他使用了哌拉西林 16 天，然后用 PT 替代。其余患者 PT 治疗的累积剂量和持续时间为 54 ～ 378g（平均值 259.6g）和 5 ～ 28 天（平均值 19.7 天）。只有 1 名患者接受了为期 5 天的 PT 治疗，累积剂量为 54g，这可能与患者年龄较大、其他药物的治疗时间较长、总剂量较高有关。这一结果与以前的研究结果相似。Benli 等学者最近报道，延长 PT 治疗，尤其是在联合抗生素治疗的情况下，年轻且并发症较少的患者或初始嗜酸性粒细胞计数较高的患者，往往会出现白细胞减少、中性粒细胞减少或嗜酸性粒细胞增多。在我们的研究中，3 名患者有并发症，这与当前的研究一致，即并发症不是一个危险因素。此外，4 名年龄在 30 岁以下，6 名年龄在 50 岁以上。年龄是否是一个危险因素尚不清楚。

PT 引起的中性粒细胞减少症是罕见的，因此接受长期 PT 治疗的患者应谨慎。通常监测白细胞计数以评估对抗生素治疗的反应，计数下降通常是感染恢复的指标。然而，在 PT 治疗期间，早期白细胞计数减少，尤其是中性粒细胞减少，可能是 ADR。对于重症病例，粒细胞集落刺激因子（granulocyte colony stimulating factor，G-CSF）是一种有效的治疗方法。尽管病例报告和病例系列研究表明 G-CSF 缩短了非化疗药物引起的中性粒细胞减少症的恢复时间，但目前可用的前瞻性随机研究并未显示这种益处。

虽然 PT 引起的 HA、血小板减少症或中性粒细胞减少症是罕见的，但有时会危及生命。根据药物不良反应的特点，有必要定期对伴有危险因素或长期接受 PT 治疗的患者进行血常规检查。如果白细胞计数、血小板或血红蛋白下降加重并伴有某些典型症状，则应考虑 ADR。然后，应按照时间顺序仔细了解患者的用药史，以便快速识别引起不良反应的主要药物。一旦怀疑或确定某种药物，应立即停用，并用其他治疗方法替代。通过血清学或骨髓检查来确定病因是很重要的。

【总结】

哌拉西林 / 他唑巴坦是一种半合成抗生素，被广泛用于治疗多种微生物感染，其血液学不良反应非常罕见，严重程度可危及生命。据我们所知，还没有关于哌拉西林 / 他唑巴坦引起的血液学异常的综述。本文评价了哌拉西林 / 他唑巴坦的血液学毒性的特点、临床表现、机制和治疗方法。通过检索 Medline 和 Embase 电子数据库（截至 2018 年 12 月），检索与哌拉西林 / 他唑巴坦相关的血液系统不良反应的病例报告。共获得 59 篇文献，涉及 62 例患者。使用 Excel 2007 对人口学特征、临床特征、实验室指标和治疗方法进行统计分析。药物不良反应主要为溶血性贫血（25、40.3%）、血小板减少（23、37.1%）和中性粒细胞减少（12、19.4%），可能还伴有一些典型症状。溶血性贫血或血小板减少通常被认为是免疫介导的，通常在10天内出现，中性粒细胞减少被认为与骨髓抑制有关，通常在开始使用哌拉西林/他唑巴坦后2周出现。无论是否接受治疗，大多数患者在1周内都有所改善或恢复，而高质量的循证治疗较少。虽然部分患者有临床症状，但哌拉西林/他唑巴坦的血液系统药物不良反应容易被忽视或误诊。对于长期接受哌拉西林/他唑巴坦治疗的患者或患有特定疾病的患者，应特别谨慎其不良反应的监测，及时识别和治疗药物不良反应对加快恢复是至关重要的。

（王庆庆　何忠芳　武新安
魏玉辉　黄剑林）

五、超短期使用瑞舒伐他汀钙致急性肝损伤1例

药物性肝损伤（DILI）是指由各类处方或非处方药及其代谢产物乃至辅料等所诱发的肝损伤，DILI是最常见和最严重的药物不良反应之一。发达国家的DILI发病率为1/100 000～20/100 000或更低，我国DILI的确切发病率尚不清楚。瑞舒伐他汀钙是一种选择性、竞争性的HMG-CoA还原酶抑制剂，可降低血清总胆固醇和低密度脂蛋白胆固醇的浓度，从而降低动脉粥样硬化及其并发症（心肌梗死和脑卒中）的风险。瑞舒伐他汀钙的不良反应一般是轻度和短暂性的，常见的有内分泌失调、神经系统异常、胃肠道异常和全身无力、肌痛等，肝胆系统异常（肝转氨酶升高）则为罕见。本文报道1例瑞舒伐他汀钙引起的急性转氨酶升高病例，旨在提高医务人员对瑞舒伐他汀钙引起急性肝损伤的重视。

【病例概况】

患者，女，63岁，因头晕伴恶心、呕吐2周，加重伴双下肢力弱1周于2018年1月14日收入兰州大学第一医院神经内科。患者于2017年12月30日无明显诱因出现头晕伴恶心、呕吐，此后上述症状加重并于1周前开始自感双下肢力弱。2018年1月12日23：20就诊于兰州大学第一医院急诊科，生化检查示：AST 41U/L，ALT 49U/L，碱性磷酸酶（ALP）57U/L，总胆红素（TBIL）10.9μmol/L，肌酸激酶（CK）45U/L；颅脑CT示多发腔隙性缺血性脱髓鞘、双侧颈内动脉硬化。给予静脉滴注丹参多酚酸盐200mg、脑苷肌肽10ml、泮托拉唑40mg，均qd；苯海拉明注射液20mg，im，1次。患者头晕、恶心稍有减轻，呕吐停止。请神经内科医师会诊后收入院。患者既往有高血压病史8年，血压最高达180/110mmHg，口服替米沙坦80mg/d，血压控制在110/80mmHg左右；糖尿病史8年，口服二甲双胍0.5g，bid，格列喹酮30mg，tid，血糖控制良好；冠心病病史2年，2017年5月行经皮冠状动脉介入治疗，口服氯吡格雷75mg/d。患者无肝病史，无药物及食物过敏史。

入院体检：体温36.6℃，心率87次/分，呼吸21次/分，血压105/73mmHg。四肢肌力5⁻级，龙贝格征（+），余未见明显异常。实验室检查示各型肝炎及自身免疫抗体阴性。诊断：腔隙性脑梗死。入院当日继续按急诊方案给予丹参多酚酸盐、脑苷肌肽、泮托拉唑，并于20：00左右给予口服瑞舒伐他汀钙10mg/d、氯吡格雷75mg/d，暂未给予降压药、降血糖药。1月15日生化检查示AST 254U/L，ALT 157U/L（当日7：00抽取血样），其余未见异常。考虑肝转氨酶升高可能与丹参多酚酸盐及泮托拉唑有关，停用该2种药物，并给予还原型谷胱甘肽1.8g、银杏二萜内酯葡胺注射液5ml（25mg）静脉滴注，qd，用以保

肝和改善脑循环。1 月 17 日复查：AST 587U/L，ALT 660U/L，考虑肝转氨酶升高可能由瑞舒伐他汀钙引起，停用该药，加用复方甘草酸苷注射液 40ml，静脉滴注，qd。1 月 25 日复查：AST 112U/L，ALT 201U/L，停还原型谷胱甘肽。2 月 1 日复查：AST 42U/L，ALT 63U/L，停用复方甘草酸苷。2 月 5 日患者无不适，停用除氯吡格雷外的其他药物后出院，嘱出院后恢复使用降压药、降血糖药物。出院后 2 周随访，患者肝功能未出现异常。

【讨论与分析】

本例患者入院前急诊查肝功能正常，入院当晚口服瑞舒伐他汀钙 10mg 后 11 小时发现肝转氨酶升高，停用该药并给予保肝治疗 15 天后肝功能基本恢复正常。患者仅在急诊使用苯海拉明 1 次，使用丹参多酚酸盐和泮托拉唑 2 次，停药后给予保肝治疗，肝转氨酶仍持续升高，故可排除此 3 种药物所致；氯吡格雷和脑苷肌肽在治疗阶段持续使用，也可排除。该患者甲肝、戊肝和自身免疫抗体均为阴性，乙肝表面抗体阳性，可排除急性病毒性肝炎和自身免疫性肝病。瑞舒伐他汀为细胞色素 P450 同工酶弱底物，亦不存在由细胞色素 P450 介导的与其他药物之间的相互作用。依据《药物性肝损伤诊治指南》的 RUCAM 量表评估，结果为 7 分，患者肝转氨酶升高很可能与瑞舒伐他汀钙相关。

瑞舒伐他汀钙是β- 羟基 -β- 甲戊二酸单酰辅酶 A 还原酶（β-hydroxy-β-methylglutaryl-CoA，HMG-CoA）抑制剂，能够选择性、竞争性抑制 HMG-CoA 还原酶，抑制胆固醇的合成。瑞舒伐他汀钙造成的肝损害已有较多报道，所报道病例中监测到转氨酶升高的时间为用药后 7 天至 4 个月。而本例患者为用药 1 次即出现肝转氨酶升至正常上限的 3 倍以上，用药 3 天后升至参考值上限的 10 倍以上。瑞舒伐他汀引起肝损伤的机制尚不明确，可能与他汀类药物可减少 HMG-CoA 向甲羟戊酸（胆固醇和辅酶 Q10 的前体）的转化有关，细胞内该药处于较高浓度时，可降低线粒体中辅酶 Q10 的浓度，使 ATP 合成减少、DNA 氧化损害加重，最终因细胞能量耗竭致凋亡。与其他 HMG-CoA 抑制剂相比，瑞舒伐他汀被肝细胞摄取的选择性和效率更高，可能更易对肝细胞产生损害作用。

本例提示，超短期服用常规剂量的瑞舒伐他汀也可引起肝损伤，虽经停药和保肝治疗，转氨酶降至正常，但延长了患者住院时间，增加了医疗费用。因此，提醒临床医师在使用瑞舒伐他汀的过程中，应加强对患者肝功能的监测，发现肝转氨酶升高应及时处理，必要时停药，以免对患者造成严重伤害。

【总结】

1 例 63 岁女性患者因头晕伴恶心、呕吐，双下肢肌力弱于急诊科给予丹参多酚酸盐、脑苷肌肽、泮托拉唑静脉滴注，苯海拉明肌内注射（仅用药 1 次）。实验室检查示肝功能未见异常，颅脑 CT 示多发腔隙性缺血性脱髓鞘、双侧颈内动脉硬化，以腔隙性脑梗死收入院。入院当晚给予口服瑞舒伐他汀钙 10mg/d、氯吡格雷 75mg/d。11 小时后实验室检查示 AST 254U/L、ALT 157U/L。停用丹参多酚酸盐及泮托拉唑，给予还原型谷胱甘肽。用药第 3 天，AST 587U/L，ALT 660U/L。考虑肝转氨酶升高与瑞舒伐他汀钙相关，停用该药并加用复方甘草酸苷。停用瑞舒伐他汀钙第 9 天，AST 112U/L，ALT 201U/L，并停用还原型谷胱甘肽。停用瑞舒伐他汀钙第 15 天，AST 42U/L，ALT 63U/L，并停用复方甘草酸苷。4天后患者出院。2周后随访，患者肝功能未再出现异常。

（何忠芳　杨晴晴　鲁雅琴
蒋珍秀　刘赵东　梁　莉）

六、注射用甲泼尼龙琥珀酸钠致严重过敏反应1例

甲泼尼龙琥珀酸钠为甲泼尼龙的前体化合物，极易溶于水，克服了甲泼尼龙极难溶于水的缺点，适用于需要快速达到较高血药浓度的静脉给药。甲泼尼龙琥珀酸钠为中效糖皮质激素，在体内迅速水解后发挥作用，临床上用于抗炎、免疫抑制、休克和内分泌失调等的治疗。甲泼尼龙琥珀酸钠说明书中描述的不良反应较多，有感染、白细胞增多、过敏反应、内分泌异常和代谢异常、精神异常和神经系统异常等，文献报道其不良反应主要表现为神经系统、骨骼肌肉系统和精神症状等。本文报道1例甲泼尼龙琥珀酸钠引起的速发型严重过敏反应，以期提高医护人员对其不良反应的重视，促进临床合理用药。

【病例概况】

患者，女，49岁，身高162cm，体重86kg，因“发作性咳嗽、咳痰1年余”，于2017年1月4日入住兰州大学第一医院。入院前曾到外院就诊并间断服用药物，具体不详。查体：体温36.5℃，脉搏76次/分，呼吸18次/分，血压125/75mmHg。专科查体：精神欠佳，口唇稍发绀，咽部充血。8年前行剖宫产，术程顺利，术后恢复良好，平素体健，否认肝炎、结核等急慢性传染病史，否认外伤史，既往对盐酸小檗碱过敏，否认长期服药史。1月4日行胸部CT示：双肺多叶、段支气管壁增厚伴散在小斑片及磨玻璃密度影，考虑炎症；右侧多发胸膜下结节；主动脉壁硬化。腹部彩超示：肝脏弥漫性病变（考虑脂肪肝）；胆囊炎症。入院后查血常规，肝功能、肾功能，红细胞沉降率、降钙素原，均未见明显异常，诊断为支气管哮喘。给予头孢唑肟钠2g，静脉滴注，q12h抗感染治疗，同时给予茶碱缓释片、复方甘草酸苷片、沙丁胺醇溶液、布地奈德混悬液等对症治疗。为控制哮喘发作，1月9日18：10予甲泼尼龙琥珀酸钠（Pfizer Manufacturing Belgium NV公司生产，批号：N29669）40mg加入氯化钠注射液100ml中静脉滴注治疗，每分钟40～50滴。2～3分钟患者出现口唇发绀、呼吸困难、球结膜充血水肿，双肺可闻及大量的喘鸣音及痰鸣音。查体：体温36.5℃，脉搏164次/分，呼吸30次/分，血压205/169mmHg，动脉血氧饱和度（SpO_2）59%，患者神志清楚，皮肤完好，考虑甲泼尼龙琥珀酸钠过敏，立即停止输液，给予心电监护、吸氧（5L/min）、平喘（沙丁胺醇气雾剂吸入及多索茶碱注射液0.2g+氯化钠注射液100ml缓慢静脉滴注）等治疗。患者症状逐步缓解，具体生命体征变化如下：1月9日20：00，体温36.2℃，脉搏106次/分，呼吸23次/分，血压124/92mmHg，SpO_2 87%；1月10日00：00，体温36.3℃，脉搏76次/分，呼吸18次/分，血压134/76mmHg，SpO_2 92%；1月10日4：00，体温36.2℃，脉搏79次/分，呼吸17次/分，血压128/80mmHg，SpO_2 90%。1月10日早晨查房，患者仍有咳嗽、咳痰，双肺呼吸音粗，可闻及哮鸣音，右肺呼吸音较左肺低。继续治疗后，于2017年1月13日好转出院。

【讨论与分析】

患者第一次静脉输注甲泼尼龙琥珀酸钠，2～3分钟（之前10小时未输液）即出现口唇发绀、呼吸困难、球结膜充血水

肿，双肺大量的喘鸣音及痰鸣音，考虑存在喉头水肿、支气管痉挛，立即停止输液并对症处理后患者呼吸困难症状逐渐缓解。患者症状的发生与甲泼尼龙琥珀酸钠的使用具有明显的时间相关性，且难以用患者所患疾病及其进展、治疗药物和饮食的相互作用解释。依据 Naranjo 评分（该患者为 5 分）或药物不良反应关联性评价，此速发型严重过敏反应的发生与甲泼尼龙琥珀酸钠使用的相关性为“很可能”。

过敏反应的紧急处理包括重点监护、保持稳定的气道和静脉通路。极少数过敏伴高血压患者，当存在潜在的致命性的速发型过敏反应表现，如上气道阻塞时，必须立即使用肾上腺素，同时监测血压。但该患者为糖皮质激素引起的过敏反应伴血压急剧升高（血压 205/169mmHg），所以未使用肾上腺素，而采取扩张支气管及平喘等对症治疗，症状逐渐缓解。临床上糖皮质激素常用于过敏反应的防治，但其也能引起过敏反应，发生率为 0.1% ～ 0.3%。既往文献报道甲泼尼龙可以引起速发型过敏反应，表现为荨麻疹、瘙痒、打喷嚏、咳嗽、呼吸困难、支气管痉挛、血管性水肿，有些伴恶心、呕吐、头痛、意识水平下降、呼吸暂停等；其中 3 例严重不良反应分别表现为呼吸急促、喘鸣、发绀、昏迷；面色苍白、口唇发绀、呼吸急促，伴有呕吐、意识不清；荨麻疹、发绀、意识丧失。

该患者对甲泼尼龙琥珀酸钠出现过敏反应伴血压升高的机制尚不明确，可能与以下 5 种因素有关。

（1）琥珀酸酯化后引起：甲泼尼龙的溶解性差，因此将其 C-21 位酯化来提高药物的溶解度，从而达到静脉给药的目的，常见的有半琥珀酸酯（钠盐或羧酸）、乙酸酯及磷酸酯。有学者对甲泼尼龙、甲泼尼龙琥珀酸钠、甲泼尼龙乙酸酯分别进行试验，结果显示患者对甲泼尼龙及甲泼尼龙乙酸酯不过敏，而对甲泼尼龙琥珀酸钠过敏。Fernaandez 等及 Burgdorff 等分别对既往甲泼尼龙过敏的患者进行甲泼尼龙和甲泼尼龙半琥珀酸酯的针刺或针刺 + 皮试试验，结果显示患者对未琥珀酸酯化的甲泼尼龙的反应呈阴性，而对半琥珀酸酯化的甲泼尼龙反应呈阳性。Freedman 等进行了类似试验，发现患者对甲泼尼龙乙酸酯反应呈阴性，而对甲泼尼龙半琥珀酸酯反应呈阳性。Nucera 等在上述试验的基础上，对既往糖皮质激素过敏患者进行了详细的过敏源评估，结果显示在甲泼尼龙半琥珀酸酯制剂辅料试验呈阴性的情况下，患者对甲泼尼龙半琥珀酸酯试验呈阳性，排除了辅料的影响。以上报道充分说明过敏反应是由半琥珀酸酯化后的药物引起的。

（2）由甲泼尼龙药物分子本身引起：Mendelson 等报道了 1 例 17 岁男性患者应用甲泼尼龙琥珀酸钠后发生了皮疹、血管性水肿及加重性支气管痉挛。皮试显示患者对甲泼尼龙反应呈阳性，而对甲泼尼龙琥珀酸钠呈阴性。

（3）辅料的影响：除了糖皮质激素药物本身外，药物的辅料如赋形剂和稀释剂也可能与过敏有关。Venturini 等报道了 2 例患者对羧甲基纤维素（曲安西龙制剂的辅料）过敏，Patterson 等也报道了由羧甲基纤维素引起的过敏反应。甲泼尼龙琥珀酸钠的辅料为苯甲醇、一水磷酸二氢钠、磷酸氢二钠、乳糖、10% 氢氧化钠和注射用水，本次的过敏是否与辅料有关，有待进一步研究。

（4）可能与患者的病理生理状态和个体差异有关：哮喘是由 T 淋巴细胞、嗜酸性粒细胞和肥大细胞等多种细胞及其组分参与的慢性气道炎症性疾病，是一种外周免疫耐受机制缺陷性疾病。一般认为小分子药物不能单独引起免疫应答，即不具有免疫原性，但是进入体内后，药物或其代谢物可与体内的生物大分子连接而形成半抗原 - 载体复合物，进而通过一系列免疫机制诱发免疫应答的发生。对于免疫缺陷或耐受性差的个体则易引发严重过敏反应，如有哮喘的患者应用皮质激素后引起急性过敏反应。

（5）该患者血压升高的可能机制：患者体内嗜碱性粒细胞和肥大细胞释放一系列炎性介质导致黏液分泌增多、毛细血管通透性增加，血管平滑肌张力明显降低而出现血压下降；同时，机体内部产生代偿性反应，如肾素 - 血管紧张素系统激活，产生强效血管收缩剂内皮素 -1，导致血压波动；另外，少数患者在过敏期间外周血管阻力异常增高，其中 5- 羟色胺起着重要作用，作用于相应受体（5- 羟色胺Ⅰ型受体和 5- 羟色胺Ⅱ型受体）可导致全身性的高血压。

【总结】

本例报道是患者在自身的基础疾病、糖皮质激素本身、酯化物或辅料的单一作用或共同作用下引起的不良反应。由于缺少对糖皮质激素过敏的系统性研究，故对糖皮质激素致敏的高危因素认识有限。患者对一个或一组糖皮质激素过敏，并不意味着不能应用其他糖皮质激素，通过谨慎的斑贴、针刺试验、皮试及诱发试验来选择合适的糖皮质激素是较安全的治疗方法。因此，首先，应加强医护人员对糖皮质激素不良反应的认识，对可疑患者进行过敏试验，确保特殊人群的用药安全；其次，应对过敏患者进行相关知识教育，同时告诉患者就医时告知医护人员既往过敏情况的必要性与重要性；最后，可对患者追踪并进行过敏反应研究。

（王晓华　王庆庆　何忠芳
马志远　周　芸）

七、碘克沙醇脑血管造影致迟发性过敏反应及感觉异常 1 例

【病例概况】

患者，男，58 岁，体重 76kg，因“间断左侧肢体麻木、力弱伴头晕、言语不利 10 天余”，于 2015 年 1 月 13 日收住入院。入院查体：体温 36.9℃，脉搏 78 次 / 分，呼吸 18 次 / 分，血压 135/75mmHg。发育正常，营养中等，全身皮肤黏膜无黄染、皮疹及皮下出血点，心肺腹未查及明显异常，脊柱四肢无畸形，双下肢无水肿。神经系统查体：神志清，精神可，语言欠流利，对答切题，四肢肌张力正常，左侧肢体肌力 5^- 级，右侧肢体肌力 5 级，左侧偏身痛觉减退，双侧巴宾斯基征阴性。头颅 CT 示：左侧脑室前角旁腔隙性梗死，根据患者临床症状及相关检查，初步诊断为脑梗死。既往有乙肝病史，20 余年前患有面神经麻痹，已治愈。否认高血压、糖尿病等慢性病史，否认药物及食物过敏史。入院后血常规、凝血功能、肝肾功能、粪尿常规检查未见明显异常。乙肝三系统检查示：HBsAg 阳性、抗 -HBe 阳性、抗 -HBc 阳性。头颅 MR 平扫示：枕叶斑片状异常信号病灶，考虑陈旧性梗死，合并新发梗死灶；双侧额叶、半卵圆中心、侧脑室旁多发腔隙性梗死。颈动脉彩超示：双侧颈动脉硬化并多发斑块形成。治疗药物给予硫酸氢氯吡格雷片 75mg，po，qn，阿托伐他汀钙 20mg，po，qn，依达拉奉注射液 30mg，ivgtt，bid，疏血通注射液 6ml，ivgtt，qd，丹红注射液 30ml，ivgtt，qd，甲钴胺 1mg，iv，qd 等抗血小板聚集、调

脂稳定斑块、清除自由基、改善循环、营养神经等治疗。于 1 月 16 日加用阿司匹林肠溶片 75mg，po，qn。为进一步评估患者脑血管情况，于 1 月 19 日 13：00 行选择性全脑血管造影术，术前碘（泛影葡胺）过敏试验阴性。术中造影剂为碘克沙醇 320mgI/ml（江苏恒瑞医药股份有限公司，批号 14081646），造影术前无水化处理，术中碘克沙醇注射方式为自动高压注射，主动脉弓注射流速为 15ml/s，颈总动脉注射流速为 4ml/s，椎动脉注射流速为 3ml/s，碘克沙醇总用量为 76ml，术后嘱患者多饮水。造影结果示：右侧颈内动脉起始部后壁充盈缺损，右侧大脑中动脉 M1 段轻度狭窄，右侧椎动脉纤细，左侧为优势侧，最大狭窄达 40%。手术过程顺利，于 14：00 安返病房。1 月 20 日 01：00，患者出现颜面部肿胀、僵硬（患者诉似橡胶轮胎样，尤以颧骨明显），伴有颜面部发热、发痒，监测脉搏 65 次 / 分，血压 138/72mmHg。立即肌内注射地塞米松磷酸钠 2mg、异丙嗪注射液 25mg。1 月 21 日患者症状无明显好转，并出现颈部发痒，颈胸部可见散在红疹，其他部位无异常，给予葡萄糖酸钙注射液 10ml，ivgtt，qd，左西替利嗪胶囊 5mg，po，qn 抗过敏治疗。1 月 22 日患者面部肿胀、僵硬明显减轻，但面部和颈部仍泛红，患者自诉只在睡觉时发痒，并开始出现脱皮现象。血常规示：白细胞计数 $11.75 \times 10^9/L$，中性粒细胞百分比 0.86，血红蛋白 172g/L，肝肾功能正常；活化部分凝血活酶时间（APTT）40.8 秒。此时，停用所有静脉滴注药物（依达拉奉注射液、疏血通注射液、丹红注射液）。1 月 23 日患者左侧颜面部肿胀和感觉基本恢复正常，右侧颜面部仍稍有硬感，于 1 月 24 日好出院。

【讨论与分析】

该患者从入院后至行全脑血管造影术前进行药物治疗时未出现任何不适，行造影术后 11.5 小时出现上述不适症状，此患者造影手术前后所用治疗药物并无变化，且出现不适症状后积极给予抗过敏治疗，患者症状逐渐好转。上述不良反应的发生与碘克沙醇的使用具有时间相关性，为碘造影剂（碘对比剂）引发的迟发性不良反应。碘造影剂不良反应按照发生时间分为①急性不良反应：发生在造影剂注射后 1 小时内；②迟发性不良反应：发生在造影剂注射后 1 小时至 1 周内；③晚发性不良反应：发生在造影剂注射 1 周后。因此本次不良反应考虑为碘克沙醇所致的伴有感觉异常的迟发性过敏反应。

碘克沙醇为一种非离子型碘造影剂，血浆渗透压为 290mOsm/（kg · H_2O），为等渗造影剂，且具有不解离和不带电荷的特点，较其他非离子型的碘造影剂的不良反应发生率低，然而碘克沙醇的不良反应仍有报道。本例患者使用碘克沙醇后出现的局部发热、红疹、水肿的过敏反应在其说明书中均有描述，国内外文献也有报道，但属感觉异常的颜面部僵硬在《马丁代尔药物大典》及《新编药物学》中均未提及，中外文献亦未见报道，属新发的不良反应。

本例患者不良反应的出现可能与下列因素有关：①碘克沙醇的特异质反应，与造影剂的使用剂量无关，主要与碘造影剂引起的病理生理反应有关。②与造影剂的渗透压、水溶性、黏度、浓度剂量及注射速度有关。碘克沙醇虽然为等渗的非离子造影剂，但其黏度偏高，很可能是其发生过敏反应的原因之一。③与个体状态有关。患者手术时已是下午 1：00，此时患者处于饥饿状态，患者往往体内能量不足、抵抗力下降，在一次性大剂量快速注射碘克沙醇时所产生的应激反应能力相对低下，容易发生过敏反应。

【总结】

碘过敏试验呈阴性的患者在使用碘造影剂时也可能出现不良反应，必须高度重视。《碘对比剂血管造影应用相关不良反应中国专家共识》不推荐进行碘造影剂过敏试验，碘造影剂过敏试验没有预测过敏样不良反应发生的价值。为减少碘造影剂发生过敏样反应的概率，术前应对患者出现不良反应的风险进行评估，其危险因素包括碘过敏史、对其他药物食物过敏史、基础疾病（如哮喘、心血管疾病、肾脏疾病、糖尿病）、紧张、焦虑、年龄等。对于高危人群（既往有碘造影剂过敏史），术前可考虑预防用药，如口服泼尼松片等。血管造影手术时应常规配备急救设备与急救药品，做好不良反应的防范工作，一旦患者发生不良反应，立即根据患者的症状给予治疗，如吸氧及使用肾上腺素等药物，避免给患者造成不必要的伤害。

（王晓霞　何忠芳　武新安
陈　军　鲁雅琴　谷有全）

八、注射用甲磺酸二氢麦角碱致不良反应1例

【病例概况】

患者，男，41岁，体重62kg，因“左侧肢体无力伴言语不利4天”，于2015年2月2日收住入院。入院体检：体温35℃，脉搏80次/分，呼吸20次/分，血压138/99mmHg。查体：发育正常，营养中等，偏瘫步态；全身皮肤黏膜无黄染、无皮疹及皮下出血点；心肺腹未查及明显异常。神经系统查体：神志清，言语不能，反应迟钝；四肢肌张力正常，左侧肌力4级，右侧肌力5级，左侧指鼻试验、跟膝胫试验欠稳准，左侧巴宾斯基征阳性，感觉系统检查不配合。否认高血压、糖尿病、心脏病等慢性病史，否认药物及食物过敏史。血常规、凝血、肝肾功能检查未见明显异常。头颅MR平扫示：右侧额颞叶、基底节区脑梗死（亚急性期），结合临床症状及相关检查，初步诊断为脑梗死。治疗给予阿司匹林肠溶片0.1g，po，qn，阿托伐他汀钙20mg，po，qn，依达拉奉注射液30mg，ivgtt，bid，疏血通注射液6ml，ivgtt，qd，丹红注射液30ml，ivgtt，qd等抗血小板聚集、调脂稳定斑块、清除自由基、改善循环等治疗。入院第5天，停用丹红注射液，加用注射用甲磺酸二氢麦角碱0.6mg（黑龙江哈尔滨医大药业有限公司，批号20141001），溶于0.9%氯化钠注射液250ml，ivgtt，qd改善脑代谢治疗。于2月7日13：30开始输注，约60分钟后当患者输注完2/3瓶（约170ml）时，患者自觉气短、呼吸困难，同时伴有大汗淋漓、流涎、呃逆、呕吐，呕吐物为胃内容物（黄色水样），全身皮肤先发白，后转为发红。立即停止输注甲磺酸二氢麦角碱，并给予吸氧、心电监护等对症处理，即时测血压134/80mmHg，呼吸35次/分，脉搏90次/分，氧饱和度97%。同时进行心肌坏死血清标志物和脑钠肽前体检测。约1小时后患者气短、呼吸困难等症状好转，出汗渐消退，未再出现流涎、呃逆、呕吐，皮肤颜色恢复正常。心肌坏死血清标志物和脑钠肽前体检测结果示：肌钙蛋白I（TnI）＜0.010ng/ml（参考值0.010～0.023ng/ml）、肌酸激酶同工酶（CK-MB）＜2.0ng/ml（参考值2.0～7.2ng/ml）、肌红蛋白（Myo）24ng/ml（参考值23～112ng/ml）、脑钠肽前体（NT-proBNP）57ng/ml（参考值300～450ng/ml），从检

测结果上排除心肌梗死。心电监护示：血压 142/78mmHg，呼吸 21 次 / 分，脉搏 90 次 / 分，氧饱和度 98%。后连续 4 天继续输注原方案中的其他治疗药物，无任何不适，继续治疗至病情好转出院。

【讨论与分析】

甲磺酸二氢麦角碱是天然麦角生物碱的 4 种双氢衍生物的等比例混合物，包括甲磺酸二氢麦角考宁、甲磺酸二氢麦角汀、甲磺酸二氢 α- 麦角隐亭和甲磺酸二氢 β- 麦角隐亭。该混合物对 α- 肾上腺素、多巴胺和 5- 羟色胺受体具有部分激动和（或）拮抗作用。该药主要用于急性缺血性脑卒中、脑卒中后状态或颅脑损伤后遗症、外周血管病（血管栓塞性脉管炎、雷诺病、动脉硬化和糖尿病引起的功能紊乱）等疾病的治疗。本例患者为脑梗死，有使用此药的指征，用法用量均合理。且此患者入院至应用甲磺酸二氢麦角碱之前未出现任何不适，在输注此药的过程中出现上述反应，立即做停药处理，患者症状逐渐消失，排除疾病因素（心肌梗死）外，继续使用除该药品外的其他治疗药物，患者未再次出现与前次不良反应相同或相似的症状，此不良反应的发生与甲磺酸二氢麦角碱的使用在时间上具有相关性，因此，本次不良反应为注射用甲磺酸二氢麦角碱所致，属于速发型。

注射用甲磺酸二氢麦角碱的主要不良反应包括消化功能紊乱，如恶心、呕吐、腹胀、厌食；个别患者出现视物模糊、鼻充血及皮疹，出现以上现象无须停药。头晕、心动过缓、直立低血压和功能亢进偶有发生。随着本品使用量的增加，不良反应也会增加，已经有本品引起恶心呕吐、大汗淋漓、过敏性休克的报道。国外文献有致血管痉挛性脉管炎及窦性心动过缓的报道。呼吸困难、气短、全身皮肤发红的不良反应在《新编药物学》中有描述但未见中外文献报道，而流涎的不良反应表现在药品说明书、《马丁代尔药物大典》及《新编药物学》中均未提及，中外文献亦未见报道，属新发的不良反应。

本例患者出现不良反应可能与下列因素有关。

（1）与药物的成分有关：甲磺酸二氢麦角碱为麦角碱的几种有效成分混合体，且在药品制备过程中不可避免地添加药用辅料，这些辅料及可能混入的杂质进入体内可作为抗原物质刺激机体免疫系统产生过敏反应，导致皮肤潮红、皮疹、呼吸困难等。

（2）与药理作用有关：甲磺酸二氢麦角碱的作用机制可能在介入乙酰胆碱合成的胆碱乙酰化酶；也可能作用于大脑的中枢神经递质：多巴胺，5- 羟色胺（5-HT），去甲肾上腺素。甲磺酸二氢麦角碱激动多巴胺受体，可兴奋延髓催吐化学感受区，引起恶心、呃逆、呕吐等不良反应；5-HT 尚可兴奋支气管平滑肌，引起气道收缩，因此，甲磺酸二氢麦角碱在作用于 5-HT 受体发挥治疗作用的同时可能导致气短、呼吸困难等不良反应。

（3）与药物相互作用有关：因患者前期使用多种药物，体内保留着尚未消除的药物及代谢物，特别是前组使用了中药注射液疏血通，成分为水蛭、地龙，所含药理活性物质、作用机制及药物相互作用均未完全阐明，且两组药物又同时输注，中间无间隔液体或冲管操作，因此，上述不良反应是否是由药物间或药物与其代谢物间的相互作用所致不能排除。

（4）与机体状态有关：患者输注甲磺酸二氢麦角碱时已至中午，此时空腹造成体内血糖偏低，肾上腺素、胰高血糖素分泌增加，血浆酮体增高而使机体处于偏酸环境，血清素等生物活性物质水平也会出现波动。同时有动物实验研究显示饥饿可使胸腺及脾脏指数降低，IgM、补体C3、C4降低，IgG、IgM、补体C3、C4等免疫因子参与内环境稳定，因此饥饿所致的内环境特别是免疫功能改变使机体对致敏物质的反应发生改变，易发生过敏反应。

（5）与患者的疾病状态有关：患者既往无药物过敏史，本次入院以脑梗死初发收住，起病急骤，在急性期机体属于应激状态。应激可引起肾上腺皮质激素的增多、机体代谢率升高，吞噬细胞趋化和吞噬功能下降等变化致免疫功能下降、机体内环境明显失衡等，易于发生过敏反应。因此，应激状态使机体易于对药物产生过敏反应也是本次不良反应发生的可能原因之一。

【总结】

随着甲磺酸二氢麦角碱在临床的广泛应用，其安全性问题须引起重视。此外，在临床输注各种药物时，应严格掌握适应证及用法用量，尽量在患者内环境相对稳定的状态下（避免饱食或饥饿状态）立即大量输液。对于曾有过敏史的患者或各种病因和药物因素所致的应激状态、高敏状态患者，在用药过程中，医师、护士、药师应相互协作，严密监护，一旦出现不良反应立即停药，必要时给予对症治疗，保障患者的用药安全。

（陶丽君　何忠芳　武新安　王晓华　王天红）

九、中/长链脂肪乳注射液致严重不良反应1例

【病例概况】

患者，男，70岁，主诉“颈肩部疼痛伴双上肢麻木1月余”，以“颈椎病”于2014年5月14日收住入院。既往无糖尿病、高血压等慢性病史，无药物及食物过敏史。入院后完善相关检查，脑脊液检查示：微量蛋白2.54g/L，乳酸脱氢酶52 U/L，其他指标无异常。颈椎增强MRI示：颈髓内明显不均匀强化肿物，其以远脊髓中央管扩张，考虑室管膜瘤、星形细胞瘤。给予甲泼尼龙琥珀酸钠冲击、减轻水肿和营养神经等治疗，患者颈部疼痛症状有所好转。于2014年5月31日因患者进食差，首次给予20%中/长链脂肪乳注射液（C8-24Ve）（德国贝朗医疗有限公司，批号NO.130158082，分包装批号38113060）提供静脉营养。18：00输注20%中/长链脂肪乳注射液（250ml），滴速20滴/分，21：00时（剩余约60ml）患者突发高热（最高达40.5℃）、寒战、大汗淋漓、胸闷、呼吸困难、抽搐（双上肢屈曲），血压140/100mmHg，心率120～140次/分。立即停止输注，给予吸氧和地塞米松磷酸钠注射液10mg静脉注射抗过敏处理，同时给予硝酸甘油片0.5mg舌下含服，地西泮注射液10mg静脉注射，苯巴比妥钠粉剂0.1g肌内注射，双氯芬酸胶浆纳肛降温。经上述处理，10分钟后患者体温开始下降，约30分钟恢复至正常；患者胸闷、呼吸困难、抽搐等症状逐渐消失，40分钟后测血压120/80mmHg。后期未再使用20%中/长链脂肪乳注射液治疗，继续其他治疗，未再出现上述反应。

【讨论与分析】

中/长链脂肪乳为复方制剂，是一种将中链脂肪乳和长链脂肪乳按一定比例以物理混合形式制成的脂肪乳注射液，为需要接受静脉营养的患者提供能量来源和必需脂肪酸（多不饱和脂肪酸）。本例为老年颈髓内肿瘤患者，体重54kg，进食差，入院后每日给予液体输入量1725ml（其中供

能的 5% 葡萄糖注射液 1000ml)，根据卧床患者每天热量需求，该患者每日摄入的总热量未达标，有使用脂肪乳注射液治疗的指征。第一次输注 20% 中 / 长链脂肪乳注射液后即出现上述反应，经处理后继续 5 月 31 日前的用药医嘱治疗，未再出现类似反应，表明此反应的出现与 20% 中 / 长链脂肪乳注射液的使用具有相关性。为了区分药物不良事件和药物不良反应，调查院内同批号的 20% 中 / 长链脂肪乳注射液在临床各科室的使用情况，结果表明未发生类似反应或群发事件，同时我们与护理人员沟通，不存在操作不规范和输液器质量等致使注射液被污染的问题，因此基本可排除因药品质量问题（如热原不合格）、操作和输液器等引发的热原反应，即药物不良事件。再从用药时间、出现反应的时间、停药时间、反应消退的时间上判断，此反应是中 / 长链脂肪乳注射液的不良反应（ADR），其关联性评价结果为“很可能”级别。

使用脂肪乳注射液可能发生的不良反应有急性反应和迟发型反应。急性反应表现：体温轻度升高、发热感、寒冷感、寒战、呼吸困难、过敏反应等。长期（> 1 周）或大剂量使用时可发生“脂肪过量综合征”，表现为血脂升高、血小板减少、白细胞减少，肝脏的网状内皮组织有棕色沉淀等迟发型反应。该患者发生的 ADR 可能为 20% 中 / 长链脂肪乳注射液的急性不良反应，但出现高热，可能与个体差异有关。其可能机制为脂肪乳注射液中存在微量较大的脂肪乳颗粒，易被机体的免疫系统识别为外源性异物，引起剧烈的免疫系统反应，一般表现为高热，也可出现皮肤过敏，严重的甚至可能发生过敏性休克。胸闷和呼吸困难也可能与产生相应的免疫反应有关，抽搐可能为高热所致或中枢神经系统损害的表现，鲜有报道，其机制有待进一步探讨。

文献报道，在 97 例脂肪乳引起的 ADR 患者中，30.9% 的原发疾病为肿瘤，可能与使用脂肪乳治疗的患者原发疾病多为创伤、手术及恶性肿瘤患者有关。也有研究显示，脂肪乳注射液的不良反应报道中以男性多于女性，60 岁以上患者多见。因此，建议临床使用脂肪乳注射液时，首先掌握适应证（如手术、大面积烧伤、肿瘤、急慢性胃肠疾病所致吸收不良，以及昏迷或其他补液有限制的心肺功能不全、腹水、颅内高压等需要营养支持的患者），同时应高度警惕特殊人群，重点关注体质较差的老年患者、新生儿、病情进展中的肿瘤患者和首次使用者，用药前仔细询问患者的过敏史。其次，使用脂肪乳注射液应按照《中华人民共和国药典临床用药须知》（化学药和生物制品卷）2010 年版控制用法与用量，严格控制输注速度，中 / 长链脂肪乳注射液开始输注的前 15 ～ 30 分钟滴速一般为 10 滴 / 分，如无不良反应出现，可逐渐增加到 20 滴 / 分，20% 中 / 长链脂肪乳注射液 500ml 的输注时间不少于 8 小时。最后，应增强医护人员对药物不良反应的认识，加强监护，并做好抢救的准备工作，一旦出现不良反应，立即处理和对症治疗，必要时进行抢救。

【总结】

患者，男，70 岁，主因“颈肩部疼痛伴双上肢麻木 1 月余”，以“颈椎病”收住入院。因患者进食差，首次给予 20% 中 / 长链脂肪乳注射液（C8-24Ve）静脉营养。18：00 输注 20% 中 / 长链脂肪乳注射液（250ml），滴速 20 滴 / 分，21：00 时（剩余约 60ml）患者突发高热（最高达 40.5℃）、寒战、大汗淋漓、胸闷、呼吸困难、抽搐（双上肢屈曲），血压 140/100mmHg，心率 120～140 次 / 分。立即停止输注，给予吸氧和地塞米松磷酸钠注射液 10mg 静脉注射抗过敏处理，同时给予硝酸甘油片 0.5mg 舌下含服，地西泮注射液 10mg 静脉注射，苯巴比妥钠粉剂 0.1g 肌内注射，双氯芬酸胶浆纳肛降温。经上述处理，10 分钟后患者体温开始下降，约 30 分钟恢复至正常；患者胸闷、呼吸困难、抽搐等症状逐渐消失，40 分钟后测血压 120/80mmHg。后期未再使用 20% 中 / 长链脂肪乳注射液治疗，继续其他治疗，未再出现上述反应。

（关 丽 武新安 何忠芳 张淑兰 郭未艳）

十、甲钴胺片致药疹和口腔黏膜增厚及交叉过敏反应分析

甲钴胺（甲基维生素 B_{12}，mecobalamin）属于维生素 B_{12}（VitB_{12}）类，是 VitB_{12} 的衍生物，因在中央钴分子上结合了一个甲基基团，可参与物质的甲基转运，以及核酸、蛋白质和脂质的代谢，促进核酸、蛋白质及卵磷脂合成，通过刺激轴突的再生修复损伤的神经。甲钴胺片临床主要用于缓解麻木、疼痛和感觉异常等。国内外文献对甲钴胺片的不良反应和交叉过敏报道较少，兰州大学第一医院有 1 例患者服用甲钴胺片出现药疹和口腔黏膜增厚，报道如下，并探讨其交叉过敏反应的情况。

【病例概况】

患者，男，60 岁，以双足底疼痛 1 年余，于 2011 年 10 月 6 日来本院门诊就诊。既往史：高血压、脑梗死、抑郁症病史 3 年，否认糖尿病、心脏病。过敏史：对磺胺过敏。完善相关检查和检验，初步诊断为脊髓亚急性联合变性。予甲钴胺片（商品名弥可保，日本卫材株式会社，批号为 101015A）0.5mg，tid，po；VitB_1 10mg，tid，po；谷维素 20mg，tid，po。服用 1 周后，双足踝部内侧出现药疹，不痒，口腔内牙龈与牙出现分离。来门诊咨询，告知患者立即停用甲钴胺片（患者既往服用维生素 B_{12}、谷维素无异常反应），约 10 天后，药疹和牙龈与牙分离的情况逐渐康复。同时，因治疗需要再次服用甲钴胺片，此次服药 3 天后，出现口腔内右侧黏膜增厚（长约 3cm 的棒状凸起，中间有一裂缝），进食、饮水时出现刺激疼痛感，足踝部无异常。再次门诊咨询，立即停药，停用后症状逐渐减轻，疼痛刺激感消失，棒状凸起减小。同时用药有文拉法辛、脑蛋白水解物片、尼群地平片等，饮食结构基本无改变，考虑药疹和口腔黏膜增厚与甲钴胺片使用相关。患者在 1 个月前曾肌内注射维生素 B_{12} 0.5mg，qd，连用 10 天，后隔日 1 次，连用 20 天，无任何不适；因患者症状加重，于 2011 年 11 月 6 日住院治疗，选择腺苷钴胺 0.5mg，im，qd，治疗 10 天，未出现不良反应。

【讨论与分析】

本病例首次服用甲钴胺片后出现药疹等过敏症状，停药后逐渐康复。再次服用，出现口腔黏膜增厚凸起的不良反应，停药后逐渐缓解，同时服用的药物及饮食结构无变化，故考虑与口服甲钴胺片有关。其中口腔黏膜增厚凸起未见文献报道，为新的不良反应，其机制不明，可能与个体差异、药物、辅料等相关。

药物交叉过敏反应是指患者对某一药物发生过敏反应，在应用另一种化学结构与之相似的药物或该药的代谢产物后发生的过敏反应。维生素 B_{12}、甲钴胺、腺苷钴胺的化学结构为母核相同的钴胺素，维生素 B_{12} 中心钴原子上为氰基，甲钴胺为甲基，腺苷钴胺为 5- 脱氧腺嘌呤核苷基，甲钴胺和腺苷钴胺是维生素 B_{12} 在体内的活性

代谢产物，两者为细胞合成核苷酸的重要辅酶，可促进核酸和蛋白质的合成，从而促进髓鞘恢复和轴突的再生，还能促进红细胞的发育、成熟。上述三者均可用于营养神经的治疗。查阅《马丁代尔药物大典》中甲钴胺的不良反应，以及维生素 B_{12}、甲钴胺、腺苷钴胺注射剂和片剂说明书，包括皮疹、头痛、腹泻、血压下降、呼吸困难等，但均无交叉过敏反应的提示。其中甲钴胺片说明书中描述皮疹发生率＜0.1%。Bigby 等研究发现 1975～1982 年的 15 438 例住院患者的资料中，有 168 例接受了维生素 B_{12} 治疗，引起过敏性皮肤反应的有 3 例。国内关于甲钴胺不良反应的文献报道仅 5 例，分别为口服甲钴胺片致严重周围神经性水肿 1 例、面部红肿 1 例、过敏反应 1 例、低血压晕厥 1 例，甲钴胺注射液致月经失调 1 例。关于腺苷钴胺肌内注射出现不良反应 1 例，表现为左侧臀部的巨大肿胀、疼痛、发热。关于维生素 B_{12} 致过敏性休克 1 例，耳穴注射维生素 B_{12} 致过敏性休克 1 例，维生素 B_1、维生素 B_{12} 致药疹 1 例，维生素 B_1、维生素 B_{12} 肌内注射致过敏性休克 1 例。上述 10 例患者均未提及有无维生素 B_{12} 同类物的用药史及过敏史。

【总结】

本病例前期使用维生素 B_{12} 注射液无异常反应，后续甲钴胺片出现明确的过敏反应，最后使用腺苷钴胺注射剂又无不良反应发生，这 3 种药物虽然具有相同的母核结构，但在此患者未有交叉过敏反应发生。笔者作此报道，供临床参考。

（何忠芳　陈　军　王天红）

十一、哌拉西林钠他唑巴坦钠致白细胞减少 1 例

【病例概况】

患者，女，46 岁，因右侧肢体疼痛、麻木 15 年余，左下肢麻木 1 年，缓慢加重，于 2012 年 3 月 9 日入院。15 年前患者无明显诱因出现右上肢疼痛、麻木、力弱，痛温觉消失，无恶心、呕吐，无步态不稳，当时未予重视，亦未行任何治疗；10 年前无明显诱因出现右下肢麻木，自觉痛温觉减弱且逐渐加重；1 年前无明显诱因出现左下肢麻木，缓慢加重，遂来院进一步诊治。既往史：2011 年摔倒伤及右肘部；同年行子宫囊肿、宫颈息肉切除术；幼年时滴耳液致右耳耳膜穿孔，听力进行性减退，滴耳药物不详，现佩戴助听器；否认肝炎、结核、心血管病、糖尿病、高血压等病史。否认食物、药物过敏史。

入院体格检查：体温 36.5 ℃，脉搏 80 次 / 分，呼吸 20 次 / 分，血压 134/81mmHg。右上肢痛、温觉消失，右下肢痛、温觉减弱，右侧肢体肌力 3 级，右侧巴宾斯基征阳性。余未见异常。脊髓 MRI 检查：①小脑扁桃体下疝；②脊髓空洞症（颈及上胸段）。右肘关节正侧位 X 线片：右肘关节脱位。实验室检查：外周血白细胞计数 4.08×10^9/L，中性粒细胞百分比 0.59，血小板计数 225×10^9/L；肝肾功能正常。入院诊断：①寰枕畸形（小脑扁桃体下疝、脊髓空洞症）；②右肘关节脱位。3 月 15 日行颅后窝减压术与右桡骨头切除术。分别在术前 30 分钟和术后 24 小时给予头孢硫脒预防感染，术后给予止血、脱水降颅内压等对症治疗。3 月 22 日患者出现发热，体温达 39.3℃。血常规检查：白细胞计数 10.61×10^9/L，中性粒细胞百分比 0.87，红细胞计数 4.21×10^{12}/L，血小板计数 177×10^9/L。脑脊液检查：白细胞计数 5000×10^6/L，中性粒细胞百分比 0.75，葡萄糖 2.57mmol/L，氯化物 113mmol/L，蛋白质 2.73g/L，脑脊液细菌涂片和细菌培

养阴性。诊断为颅内感染。行腰大池引流，同时行经验性抗感染治疗，给予哌拉西林钠他唑巴坦钠 4.5g 溶于 0.9% 氯化钠注射液 100ml 静脉滴注，8 小时 1 次。用药 3 天后体温降至 37.2℃。脑脊液检查：白细胞计数在 3 月 24、26、29 日和 4 月 1 日分别为 2000×10^6/L、190×10^6/L、58×10^6/L 和 32×10^6/L。4 月 3 ～ 5 日（用药第 13 ～15 天）体温分别为 37.3℃、39.0℃、37.3℃，血白细胞计数分别为 1.79×10^9/L、1.74×10^9/L，1.00×10^9/L，中性粒细胞百分比、红细胞计数和血小板计数均在正常范围。考虑白细胞减少为哌拉西林钠他唑巴坦钠所致，立即停药，改为头孢他啶 2.0g，8 小时 1 次，ivgtt，阿米卡星 0.4g，qd，ivgtt，同时口服利可君 20mg，tid，皮下注射重组人粒细胞巨噬细胞集落刺激因子（rhGM-CSF）150μg，qd。停、换药 4 天后，体温 37.2℃，白细胞计数 6.95×10^9/L，中性粒细胞百分比 0.73。停、换药 6 天后，脑脊液检查示白细胞计数由首次用药后 15 天的 8×10^6/L 升至 56×10^6/L，因此再次应用哌拉西林钠他唑巴坦钠 4.5g，ivgtt，8 小时 1 次，同时给予 rhGM-CSF150μg 皮下注射，qd。连续用药 6 天后颅内感染治愈，随即停用抗菌药物。此次用药的第 2、5 天及停用抗菌药第 2 天白细胞计数分别为 2.67×10^9/L、1.65×10^9/L 和 1.81×10^9/L，中性粒细胞百分比和红细胞、血小板计数均在正常范围，最高体温分别为 39.0℃、37.6℃和 37.6℃。第 8 天白细胞计数为 5.75×10^9/L，当日停用 rhGM-CSF；第 15 天白细胞计数为 4.56×10^9/L。4 月 28 日患者原发疾病好转出院。1 个月后随访，患者一切如常。

【讨论与分析】

本例患者既往无血液病史，入院时血常规检查结果正常。单独应用哌拉西林钠他唑巴坦钠 13 天后出现白细胞减少，提示白细胞减少与哌拉西林钠他唑巴坦钠存在因果关系。第 2 次应用该药时再次出现白细胞减少，依据不良反应的关联性评价标准，评定为肯定级。

哌拉西林钠他唑巴坦钠为复方广谱抗生素。哌拉西林是一种广谱半合成青霉素，对多种革兰氏阳性和革兰氏阴性需氧菌及厌氧菌均具有抗菌活性；他唑巴坦是舒巴坦的衍生物，为Ⅱ～Ⅴ型 β- 内酰胺酶抑制剂，抑酶活性较强，增强并扩展了哌拉西林的抗菌谱。据其说明书描述，白细胞减少、中性粒细胞减少、血小板减少为该药少见的不良反应，发生率为 0.1% ～ 1.0%。其发生机制可能是药物的直接毒性反应，也可能与免疫机制有关。检索 PubMed 等数据库，哌拉西林 / 他唑巴坦引起白细胞和中性粒细胞减少的病例共 4 例，国内文献也仅有 5 例报道，经停药和对症治疗后，血常规均恢复正常。本例患者用药适应证、用法、用量、频次均合理，不良反应发生机制不明，可能与个体差异、药物或辅料等有关。国外报道的哌拉西林 / 他唑巴坦引起白细胞减少的 3 例患者用药时间分别为 17 天、20 天和 20 天，国内 5 例患者用药时间分别为 20 天、17 天、20 天、16 天和 10 天，本例患者为 13 天。提示该不良反应的发生除与患者自身的体质有关外，也可能与用药时间有关。对需要长期使用该药的患者，除应仔细询问既往史、食物药物过敏史及家族变态反应史外，还应密切监测血常规，以便及时发现问题，确保用药安全有效。

【总结】

1 例 46 岁女性患者，因术后颅内感染静脉滴注哌拉西林钠他唑巴坦钠 4.5g，8 小时 1 次。用药第 13、15 天外周血白细

胞计数从用药前的 10.61×10^9/L 分别降至 1.79×10^9/L 和 1.00×10^9/L。立即换用其他抗菌药物，同时给予 rhGM-CSF 150μg 皮下注射，qd。改变治疗后 4 天，血白细胞计数升至 6.95×10^9/L。改变治疗后 6 天脑脊液白细胞数由首次用药后 15 天的 8×10^6/L 升至 56×10^6/L，再次给予哌拉西林钠他唑巴坦钠，4.5g ivgtt，8 小时 1 次，rhGM-CSF 剂量未变。用药 6 天颅内感染治愈，遂停用抗菌药物。治疗第 2、5 天白细胞计数分别为 2.67×10^9/L 和 1.65×10^9/L。第 8 天停用 rhGM-CSF 后为 5.75×10^9/L，第 15 天为 4.56×10^9/L。后好转出院。

（何忠芳　郑茂华　武新安　徐吉光　雒以诚）

十二、注射用五水头孢唑林钠致寒战、高热和血压升高 1 例

注射用五水头孢唑林钠（cefazolin sodium pentahydrate）是我国自行研制开发的第一代头孢菌素类药物，是通过独特的溶媒结晶工艺，将 2 分子头孢唑林、10 分子水和 1 个钠离子形成稳定的螯合晶体结构，使得头孢唑林钠的稳定性得到明显改善。临床上主要用于治疗敏感菌所致的呼吸道感染、尿路感染及皮肤软组织感染等，也可作为外科手术前的预防用药。五水头孢唑林钠说明书中描述的不良反应(adverse drug reaction，ADR）有药疹（发生率 1.1%）和嗜酸性粒细胞增高（发生率 1.7%），单独以药物热为表现的过敏反应偶有报道。其上市后的安全性调查显示，主要 ADR 为过敏反应、胃肠道反应和肝功能损害，但发生率很低。本文报道 1 例五水头孢唑林钠迟发型不良反应，表现为寒战、高热和血压升高的病例，旨在提高医务人员对五水头孢唑林钠新发不良反应的重视。

【病例概况】

患者，男，84 岁，体重 65kg，因“排尿困难 20 余天”，于 2015 年 5 月 26 日入院。查体：体温 36.6℃，心率 80 次 / 分，呼吸 21 次 / 分，血压 143/90mmHg。专科查体：肛查：前列腺增大；B 超示：双肾多发囊肿，前列腺增生并钙化灶。6 月 3 日行前列腺穿刺活检，病理回报示：前列腺癌；全身骨扫描结果：左侧骶髂关节骨转移瘤可能。住院期间血常规，肝、肾功能无明显异常；肿瘤标志物示：F-PSA（游离前列腺特异性抗原）10.3ng/ml（参考值＜1.3ng/ml），T-PSA（总前列原特异性抗原）45.42ng/ml（参考值＜4ng/ml）。平素体健，否认肝炎、结核等急慢性传染病史，否认外伤、手术史，否认药物及食物过敏史，否认长期服药史。诊断为前列腺恶性肿瘤。6 月 10 日（9：00 ～ 10：20）在脊椎麻醉下行双侧睾丸切除术＋膀胱造瘘术。于术前 30 分钟给予五水头孢唑林钠（深圳华润九新药业有限公司，每支 0.5g，批号：1501142，皮试阴性）2.0g，ivgtt 及术后 2.0g，ivgtt，bid 预防感染。6 月 11 日 19：30 开始输注（第 4 次）氯化钠注射液 100ml+ 五水头孢唑林钠 2.0g，约 5 分钟时，突发寒战、高热及血压升高，当时测体温 39.0 ℃，血压 180/89mmHg，心率 80 次 / 分，呼吸 22 次 / 分，未出现皮疹，早期预警评分 3 分。立即停用头孢唑林，并给予氯化钠注射液 250ml，地塞米松 10mg 加管，双氯芬酸胶浆 7ml 入肛，吸氧 2L/min。半小时后复测体温 37.5℃，血压 134/76mmHg，心率 78 次 / 分，呼吸 22 次 / 分，后平稳，患者至 6 月 12 日好转出院。

【讨论与分析】

患者五水头孢唑林钠皮试阴性，前 3 次输注该药也未出现任何不适，在第 4 次

输注过程中突发寒战、高热及血压升高，立即做停药和抗过敏、退热处理，患者症状很快消失。五水头孢唑林钠输液前组为能量组：10%氯化钾注射液1g+维生素B_6 200mg+维生素C 2g+5%葡萄糖注射液500ml，输完后无异常反应更换为五水头孢唑林钠，此ADR的发生与五水头孢唑林钠的使用具有时间相关性，且无法用患者病情的进展或新发疾病、药物的相互作用、其他治疗的影响来解释，也未食用特殊食物，因此考虑为五水头孢唑林钠的迟发型过敏反应。文献调研结果显示，五水头孢唑林钠ADR的个案报道包括过敏性休克、室性心律失常伴血压升高、迟缓过敏反应、胃肠道反应、溶血反应、视觉异常、大疱性表皮松解型药疹、药物性血尿。而本例患者在第4次输注（首次用药35小时后）五水头孢唑林钠时出现迟发型过敏反应，以寒战、高热及血压升高为主要表现，未见报道。国家食品药品监督管理总局提醒：头孢唑林的严重ADR有发热、寒战的表现，虽然五水头孢唑林钠的稳定性较头孢唑林钠有明显改善，但也出现了寒战、发热和血压升高的不良反应，希望引起临床的认识和重视。

迟发型过敏反应是由于淋巴细胞介导的Ⅳ型过敏反应，有一定的潜伏期，一般是在首次用药24小时后发病，多出现于第2～4天，最长可达20天，其临床表现多种多样，有溶血、过敏性哮喘、剥脱性皮炎及胃肠反应等，但此患者以寒战、高热为主。发生机制不考虑热原反应，因病区和医院同批号同规格的药品在使用，未出现类似反应；产生机制可能与个体差异、药物、辅料及杂质多因素或综合作用有关，五水头孢唑林钠作为半抗原或全抗原与体内蛋白结合后产生抗体，抗原抗体复合物被吞噬细胞吞噬后即可释放内源性致热原，引起患者发热；患者膀胱造瘘术属于Ⅱ类切口，术前30分钟及术后使用五水头孢唑林钠的药物选择、溶剂和使用维持时间均合理，因患者为高龄、恶性肿瘤，预防用药时间应持续到术后48小时。单次剂量方面是偏大的（总量是合理的），预防用药的推荐剂量为每6～8小时0.5～1.0g，但患者出现的寒战、高热及血压升高是否因单次剂量偏大所导致，未见文献报道，需要进一步探讨。

【总结】

随着五水头孢唑林钠在临床使用量的增大，其ADR报道在增多，但迟发型过敏反应报道很少，因此，即使患者无药物过敏史和皮试阴性，也要在输注的过程中密切观察，尤其要警惕迟发型过敏反应的发生，一旦出现过敏反应先兆，应迅速处理并采取相应的急救措施，以免发生严重不良后果。

（何忠芳　杨　茜　武新安
万江厚　鲁雅琴　成文媛）

十三、抗癫痫药物过敏反应综合征：两个案例报道和文献综述

抗癫痫药物过敏综合征（AHS）是由肝细胞中与遗传缺陷相关的环氧化物-羟化酶的缺失导致对抗癫痫药物（AED）的过敏反应。抗癫痫药物过敏综合征与抗癫痫药物的剂量无关，是由于环氧化物-羟化酶的缺陷，不能被进一步催化，使得中间代谢产物积累。抗癫痫药物过敏综合征反应仅发生在相对较小比例的患者中（1/10 000～1/1000）。然而，其往往是严重的，并有相当高的死亡率。抗癫痫药物引起的皮肤过敏反应通常发生在3个月内服用芳香族抗癫痫药物后，特别是在2～8周，这是一种延迟型过敏反应。也有报道称，可能在给药后1天内发生抗癫痫药物过敏

综合征。大多数患者可观察到发热、皮疹和淋巴结病。此外，内脏器官受累可能有症状或无症状，至少会涉及一个器官系统。

目前，抗癫痫药物过敏综合征患者必须被诊断并根据临床综合征进行治疗，由于没有特殊的治疗药物，它很容易与败血症、恶性肿瘤、传染性单核细胞增多症混淆。此外，抗癫痫药物过敏综合征在早期症状多变，这可能会延迟诊断和错过最好的治疗机会，导致肝脏受损。根据上述原因，应尽早做出明确的诊断，及时停用诱导过敏反应的药物。治疗药物监测或体外淋巴细胞增殖检测将会有助于准确的诊断和有效的治疗。

【病例概况】

患者 1：18 岁，男性，2013 年 6 月 30 日因癫痫发作收入兰州大学第二医院。长期给予卡马西平 150mg，tid。体格检查示：体温 36.8 ℃，血压 115/65mmHg，呼吸频率 18 次 / 分。磁共振成像示：海马右侧硬化，磁共振波谱（MRS）显示 NAA/Cho + Cr 为 0.5，脑电图无明显异常。计算机断层扫描示：双侧颞叶内侧血流灌注减少。白细胞计数 3.89 × 10^9/L，中性粒细胞百分比 0.63，ALT 43U/L，AST 47U/L，肌酐 62μmol/L，γ- 谷氨酰转肽酶 67U/L。根据上述症状及实验室检查，诊断为癫痫全身强直性发作。患者入院第 1 天仍服用卡马西平（150mg，tid），并添加镁保护受损的神经细胞并改变由癫痫发作引起的低镁综合征。入院第 2 天，患者喉咙和颈部疼痛；第 3 天出现疲倦、入睡困难和食欲缺乏。体格检查示：体温升高至 39℃，脉搏 92 次 / 分，呼吸 19 次 / 分。静脉滴注 0.25g 更昔洛韦溶于 0.9% 氯化钠溶液 100ml Bid，但无明显改善。此外，患者在第 11 天出现皮疹和瘙痒，血液培养呈阴性。实验室检查血清肝酶异常，ALT 725U/L，AST 384U/L，总胆红素 16.4μmol/L，直接胆红素 10.4μmol/L，间接胆红素 6.0μmol/ 和 γ- 谷氨酰转肽酶 406U/L。考虑到上述实验室结果，更昔洛韦改为地塞米松，但该综合征仍未改善。第 13 天，肌内注射 0.5mg 苯巴比妥后，患者的皮疹和瘙痒加重。第 14 天，服用苯巴比妥（30mg，tid）代替卡马西平。然而，该综合征仍未缓解。此外，面部出现红肿，与正常皮肤相比边界不清，粟粒集中分布在颈部和躯干，部分有融合趋势。在第 15 天，患者体温为 36.8℃，血压为 115/65mmHg，呼吸 18 次 / 分，体温高达 39.4 ℃，脉搏 92 次 / 分，血压为 128/96mmHg。根据临床观察，最终被诊断为抗癫痫药物过敏综合征。因此，决定终止使用地塞米松和苯巴比妥。输注 80mg 甲泼尼松琥珀酸钠，然后给予丙戊酸镁 200mg，tid。患者皮疹改善，体温下降，脉搏 112 次 / 分，各项指标恢复到正常水平。实验室检查示：白细胞计数 24.42 × 10^9/L，中心粒细胞百分比 0.50，单核细胞百分比 0.15，ALT 373U/L，AST 182U/L，总胆红素 86.2μmol/L，直接胆红素 78.9μmol/L，γ- 谷氨酰转肽酶 406U/L。入院后第 17 天出院。

患者 2：45 岁，男性，2013 年 2 月 16 日因癫痫发作收入兰州大学第二医院。体格检查示：体温 37.2℃，血压 105/60mmHg。MRI 示：右侧海马体硬化。MRS 示：NAA/Cho+ Cr 为 0.52。脑电图未见明显异常。计算机断层扫描示：双侧颞叶内侧血流灌注减少。血清肝酶水平轻度升高。患者诊断为癫痫，部分性发作继发全身强直性发作。入院前，给予卡马西平 150mg，tid，持续 2 个月，同时停用了已服用 3 年的丙戊酸镁缓释片。实验室检查示白细胞计数、血红蛋白水平和血小板计数正常。患者在卡马西平给药的第3天未出现癫痫发作，后出现疲倦、难以入睡和食欲缺乏等症状。体格检查示：体温39.6℃，脉搏82次/分。给予更昔洛韦0.25g，Bid静脉输注治疗，但未观察到明显改善。第9天，患者出现皮疹和耳朵瘙痒，血液培养呈阴性，血清肝酶水平异常，ALT 525U/L，AST 364U/L，碱性磷酸酶71U/L，γ-谷氨酰转肽酶426U/L，总胆红素15.4μmol/L，直接胆红素10.3μmol/L和间接胆红素5.1μmol/L。然后面部出现脸红和肿胀，与正常皮肤相比边界不清。此外，粟粒密集分布在颈部和躯干上，其中部分在第11天有融合趋势。根据观察结果，患者最终诊断为抗癫痫药物过敏综合征。因此，静脉输注80mg甲泼尼龙琥珀酸钠，并给予拉莫三嗪25mg，po，qd治疗，皮疹和发热改善。体格检查示：体温降至36.8℃，血压降至101/62mmHg，脉搏高达102次/分；实验室检查ALT 444U/L，AST 382U/L，总胆红素为16.2μmol/L，直接胆红素为10.9μmol/L，γ-谷氨酰转肽酶为58U/L。入院后第13天出院。

【讨论与分析】

研究表明，芳香性抗癫痫药物可能导致皮肤损害，也称为Stevens-Johnson（史蒂文斯-约翰）综合征和中毒性表皮坏死松解症。首次服用卡马西平或苯巴比妥时，患者没有立即出现过敏反应。但第二次服用时，过敏反应发生，停药时过敏反应消失。因此，我们认为过敏反应是由卡马西平和苯巴比妥引起的，而不是其他药物引起的。卡马西平和苯巴比妥均具有芳香结构，可能是引起不良反应的主要原因。许多研究报道抗癫痫药物引起的不良反应，芳香族抗癫痫药物的不良反应源于某些代谢酶基因缺陷的特殊人群。虽然HLA-B1502基因对卡马西平或其他抗癫痫药物诱导的Stevens-Johnson综合征/中毒性表皮坏死松解症表型的作用尚不清楚，但一些报道表明，严重的皮肤过敏反应与该基因有关。此外，在FDA上市后不良事件报道中，一些亚洲人群中发生Stevens-Johnson（史蒂文斯-约翰）综合征/中毒性表皮坏死松解症的频率比高加索人高10倍以上。高频HLA-B1502等位基因的存在似乎与某些亚洲人群中卡马西平Stevens-Johnson（史蒂文斯-约翰）综合征/中毒性表皮坏死松解症的高发病率相关。一些研究人员推断这与其他具有相似结构的抗癫痫药物有关，他们建议在HLA-B 1502阳性的亚洲血统患者中也应避免使用芳香族抗癫痫药物，包括苯巴比妥。然而，考虑到较小的样本量，不能排除HLA-B 1502相对较高频率与芳香族抗癫痫药物诱导的Stevens-Johnson（史蒂文斯-约翰）综合征/中毒性表皮坏死松解症风险增加相关的可能性。因此，有必要在不同人群中进行更大规模的多中心研究。此外，需要更多的等位基因或等位基因组合来全面了解芳香族抗癫痫药物诱导的Stevens-Johnson（史蒂文斯-约翰）综合征/中毒性表皮坏死松解症的遗传关系。在卡马西平治疗癫痫的过程中发现了不良反应，但由于仍然使用卡马西平并进一步添加苯巴比妥，不良反应变得更加严重。在本病例的药物选择过程中，我们没有意识到过敏反应是否与抗癫痫药物有关。基于这种情况，我们并没有停止使用卡马西平，而是添加了苯巴比妥以控制皮疹，导致综合征加重。我们之前没有意识到不良反应是由具有芳香结构的化合物卡马西平引起的。而苯巴比妥还具有芳香结构，卡马西平与苯巴比妥合用可引起更严重的不良反应。

全面了解抗癫痫药物过敏综合征的生

化过程是很重要的。更好地理解任何易感因素及潜在的交叉反应将有助于临床医师评估和决定潜在的治疗方案。缺乏证据（疗效不足）是临床上改变抗癫痫药物的主要原因。皮疹的发生是芳香族抗癫痫药物的一个主要不良反应。因此，重要的是利用测试来确定引起综合征的真正原因。当然，临床实践的经验有助于做出更准确的诊断。

抗癫痫药物诱发的抗癫痫药物过敏综合征与其他综合征相似，会延误早期诊断，错过最佳治疗机会。直到入院后第 15 天才确诊，并用丙戊酸替代后控制癫痫发作。从上述病例来看，不良反应应该是可以预防的，这与我们的诊断和治疗是分不开的。一是与医院之间沟通不畅、医院信息更新慢有直接关系；二是医师对说明书理解不够深入细致；三是说明书没有强调不良反应，如症状或发生时间，四是药师没有给患者提供足够的信息，导致患者在发生不良反应时粗心大意。

医师和药师在选择合适的抗癫痫药物时，特别是芳香族抗癫痫药物时，应注意过敏反应。而且要同时询问患者的过敏情况、服药情况和家族史。一旦出现不良反应，应立即停用芳香族抗癫痫药物，并采取相应措施防止药物的进一步损害。

【总结】

我们报道了卡马西平和苯巴比妥引起的过敏反应病例，提示在使用不同抗癫痫药物时应注意患者的反应。同时应监测抗癫痫药物的血药浓度，以确定合适的治疗剂量。一般来说，早期诊断在减少有害和潜在的致命影响方面起着至关重要的作用。未来的遗传学研究应该调查哪组患者处于危险之中，这样可以避免危及生命的抗癫痫药物过敏综合征。

抗癫痫药物过敏综合反应的发生涉及严重的皮肤、血液和肝损伤。在严重的情况下，暴发性肝衰竭可能需要肝移植，大多数患者因肝衰竭而死去。严重的皮肤不良反应主要有罕见但致命的 Stevens-Johnson（史蒂文斯 - 约翰）综合征、中毒性表皮坏死松解症和超敏反应综合征等。上述不良反应的致死率高达 5% ～ 50%，早期的准确诊断和及时治疗可能降低死亡率。本文报道了两个癫痫患者对卡马西平或苯巴比妥的过敏综合症案例，来阐明癫痫的治疗过程和早期表现有助于改善癫痫的治疗方案，同时防止了潜在严重的抗癫痫药物的皮肤不良反应。两个案例报告强调在卡马西平及苯巴比妥的治疗中引起的致命性过敏反应可能与患者肝脏中缺少环氧化物羟化酶及基因缺失有关。

（党翔吉　焦海胜　王法琴
杨　飞　李　辉）

十四、基于治未病的中药药物警戒理论和实践思考

治未病是中医传统的经典思想，“治未病”的核心是“未病先防”“已病防变”“病后防复”。后人更有“防微杜渐”“截断扭转”等防治理念。药物警戒则是 20 世纪 70 年代新出现的概念和思想，北京中医药大学张、水课题组通过挖掘、梳理古籍提出我国传统中药用药的警戒思想，在其理论研究中，发现二者具有密切的关联。“治未病”和“中药药物警戒”看起来是 2 个理论体系，但事实上，从用药安全角度讲，中药药物警戒思想中处处体现了“治未病”的思想。

中药药物警戒是现代药物警戒理论与传统中药药物警戒思想相融合而形成的中药安全用药理论体系。基于它的“防患于未然”及“杜绝药源性疾病”发生为出发

点，其与“治未病”的思想不谋而合。不仅弥补了现代药物不良反应监测的某些缺憾，更能直接指导应用于临床。本文以“治未病”作为新的药物警戒思想中的立足点，对中药药物警戒理论和实践进行思考。

1. *中药药物警戒理论体系的内涵与特征* 传统的中药药物警戒思想有着悠久的历史沿革和深厚的中医药理论底蕴，具有丰富的前瞻性预防理念和鲜明的中医药实践特色，是中药安全性研究的指导性理论，强调通过临床合理用药将中药的潜在危害性降至最低。中药药物警戒思想主要包括配伍禁忌、妊娠禁忌、配伍或炮制减毒方法、剂量与疗程控制、中药毒性分级及中药解救等。课题组前期梳理大量古籍文献，提出了传统中医药“识毒 - 用毒 - 防毒 - 解毒”的警戒思想理论框架，全面地反映了中药安全用药的学术特征。中药药物警戒通过早期认识毒性，规范使用药物，避免药源性疾病的发生，通过有效的配伍、炮制手段减毒和有毒中药的剂量控制等原则，在使用过程中降低或减少药源性疾病或不良反应的发生，防患于未然。

药物警戒由法国科学家 Begaud 于 1974 年首次提出，2001 年 WHO 正式将药物警戒定义为“与发现、评价、理解和预防不良反应或其他任何可能与药物有关问题的科学研究与活动”，现已成为药物安全领域的重要管理理念和实践措施。在现代中药安全性问题的背景下，中药药物警戒理论逐渐被应用于中药用药、特殊人群用药监护、重点品种监控全过程，其目的是降低不良反应的发生率，减少用药风险，提高和保障用药安全性。

中药药物警戒的特征，课题组归纳为以下 4 个方面：首先，中药警戒与中华民族数千年的安全用药思想一脉相承，有着丰富的中医药伦理底蕴；其次，中药药物警戒是我国历代医药学家行医用药经验的精华浓缩，有着鲜明的中医药实践特色；再次，中药药物警戒不仅是中药安全性研究的指导性理论，同时也对西方草药的安全性监测与使用具有借鉴意义；最后，中药药物警戒不仅将中药上市后安全性监测作为核心内容，而且承袭了中医“治未病”思想，具有丰富的前瞻性预防理念，强调通过临床合理用药将中药的潜在危害性降至最低。具体内容如下：从中药采集、炮制、加工、临床使用、中药制剂生产等多维度、多环节分析其潜在安全隐患，并阐述合理用药策略与相关警戒措施；针对特殊人群用药警戒，如老年人、儿童、妊娠期和哺乳期妇女，以及肝、肾功能不全等患者，开展的治疗原则警戒、治疗方法警戒、药物选用警戒等；对重点监测品种的警戒，包含中药饮片、含毒性药材中药制剂、中药注射剂、中药外用制剂、非处方中成药及中药保健品等，切入临床常见的安全问题，评估临床用药风险，提出安全警戒措施，指导临床合理用药；应加强药品上市前的临床试验及相关研究过程的药物警戒，尽可能通过临床试验前的动物实验来反映药物安全性问题，尽早发现药物的严重风险，进而保护受试者的生命安全。

2. *中药药物警戒理论中的治未病思想* “治未病”源于古代“避祸防患于未然”的预防思想，“治未病”最早源自《黄帝内经》中“上工治未病，不治已病，此之谓也”。“治”，即为“治理管理”之意。“治未病”即采取相应的措施，预防保健和早干预，防止疾病的发生发展，其核心思想是“未病先防”“已病防变”“病后防复”。中药药物警戒包含了中药临床用药安全性防范相关的一切科学与活动。其中“科学”

主要包括中药临床安全用药理论、中药不良反应理论和中药毒理学等学术内容；“活动”则主要包括中药上市前与中药上市后的安全性监测与评价，中药安全性基础研究和中药临床安全问题发现、评估、认识与防范，实现合理用药指导及宣传等内容，最终目的是实现中药整个生命周期内全程的警戒活动。中药不良反应监测是对已发生的安全问题的收集，而中药药物警戒则是前瞻性地对药物可能潜在危害的发现、评价、理解和预防，包括不良反应，二者的区别在于中药药物警戒的防范体现在治未病方面。

分析“治未病”和传统药物警戒的思想体系，其交融点为“预防”。“治未病”是预防疾病的发生、加重及转归后复发，而药物警戒是预防药源性疾病的发生和因用药不当加重疾病的发展。就“未病先防”而言，药物使用中应防范使用不当引发的疾病。如何避免药源性疾病的发生，对于药品风险做到早发现、早评价、早理解和早预防，即印证了“治未病”中的“未病先防”，也是评价药学工作者的重要标准。在疾病发展过程中，合理使用药物，注重证候禁忌、配伍禁忌、炮制减毒、剂量、疗程警戒、妊娠禁忌、服药食忌及慢性病管理等，减少因长期用药导致多发药害或引发不良事件，起到警戒作用，印证“已病防变”。而对于药源性疾病，如何避免反复，这便与药物警戒思想中的安全性评价相对应，通过安全性评价、合理性点评等手段起到预警，防微杜渐，避免不良反应（事件）复发，亦是“病后防复”。

3. 基于“治未病”的药物警戒实践思考 药物警戒是临床工作中重要的实践过程，因为临床中存在大量的问题需要警戒。课题组对存在的问题进行分类界定，可划分为药物自身、患者机体及临床用药等方面的因素。如何使药物疗效最大化，毒性最小化？对于一些毒性中药或安全性低的药物，如何警戒？对于特殊疾病治疗过程如何警戒？对于长期用药的患者如何警戒？对于特殊人群患者如何警戒？对于患者的多种药物联用如何警戒？根据以上问题进行思考，本文提出以下中药药物警戒实践措施，以期为临床安全用药提供参考。

（1）施药嘱、重监护、防生变：在临床诊疗过程中加强患者用药交代、用药教育，注重对特殊人群、特殊药品的监护，提供个体化的药学服务，提高患者用药安全，提高患者依从性，预防药源性疾病的发生并控制疾病的发展。医疗机构应加强临床药师相关制度的实施，临床配备临床药师，门诊开展药师门诊或者医师-药师联合门诊，在临床诊疗中，药师应加强用药告知和用药教育，实施“药嘱”，警戒药物隐患。对每位患者详尽用药告知，包括药物使用注意事项、药物联合用药方法、服药后可能出现的不良反应、用药期间饮食宜忌及用药期间的生活指导等，全面指导患者合理使用药物，减少不良反应。

临床药师应加强重点患者、重点药物的用药监护，对于患有慢性病、需长期治疗的患者应重点监护，用药时注意监护患者的肝肾功能，对出院或门诊患者，应嘱其定时监测肝肾功能，防患于未然。含毒性、安全性低、治疗窗窄的药物，大剂量、长期使用容易导致体内蓄积，引发不良反应，剂量与疗程警戒也是中药防毒警戒实践的关键。临床药师在做药学监护时，应遵循剂量原则，通过从小剂量开始用药、中病即止来避免用药风险。同时药物剂量与疗程控制应根据用药毒性大小、适应证、用药人群等而定，不可一概而论。

做到因人而异，临床药师应提高个体化药学服务能力，关注特殊人群用药。正如《类经》曰："人有能耐毒者，有不胜毒者。"患者性别、年龄、生理、病理状态、遗传及所处环境的不同使得对药物的敏感性、耐受性也不同，即便是相同药物、剂量及适应证，患者所表现出的毒性反应及程度也不一定相同。如妊娠期及哺乳期妇女、幼儿、老年人、肝肾功能异常者、禀赋虚弱者及过敏体质者对药物的代谢与正常人不同，对中药"毒"的表现更加敏感，因此根据不同人群的特点，"未病先防"进行用药风险预警，合理使用药物，选择适当的给药途径，减少药源性疾病的发生。

(2) 计长远、病防变、延进展：临床诊疗应"为患者计长远"，注重药品风险评估，合理治疗和选用药物，改善患者长期的生存状态，因时制宜、因证制宜，避免药源性疾病的发生。不宜邀射功名、自逞俊快，不可一味追求快效而罔顾患者远期生活质量。如重剂大毒虽疗效凸显，但亦会导致其他脏腑损伤，从而产生新的病变。故临床药师应配合医者对患者进行疗效与风险评价，合理治疗和选用药物，避免药源性疾病的发生。

加强对慢性病或肿瘤治疗常见并发症的药学监护。我国约 80% 的患者所发现的恶性肿瘤已是中、晚期，而造成患者痛苦、致残、致死的主要原因是肿瘤并发症。肿瘤并发症是指在恶性肿瘤发生与发展过程中由肿瘤直接或者间接引起的，由手术、放化疗等导致的医源性症状等。临床药师应加强针对此类患者的药学监护，提供合理的药物治疗选择建议，降低药源性疾病的发生，即所谓"已病防变"。如针对肿瘤的中西医治疗方面的监护，对于需要长期服药的患者，如肿瘤患者术前或术后及放化疗过程中的辅助治疗，因时制宜、因证制宜，减少使用解毒、化瘀散结等具有偏性药物的剂量和疗程，加大补气、健脾和疏肝类药物的使用，进而改善患者长期的生存质量，减少药物引发的不良事件，起到警戒作用，印证已病防变。

(3) 护正气、控内乱、防复发：诊疗过程应"护正气"，就如《黄帝内经》提出"衰其大半而止"，是以药攻病去其大半，又有养正气之意也，在临床治疗中强调"顾护正气"；"控内乱"指中药治病用其毒，基于"有故无殒"，若用药失控失量而"衰其全部"，则不能"无殒"反而导致"过者死"，所以在用药时必须注意用量，避免"久服偏胜"，伤及机体。防复发，有防疾病反复之意，亦有防药源性疾病发生之意，更有防微杜渐之意。故课题组提出，诊疗中通过"控内乱"及"护正气"治病防变，通过"防反复"瘥后防复，药物警戒而防微杜渐。

对于有复发倾向的疾病，治疗主张"护正气"即扶正固本。肿瘤的发生、复发、进展、恶化及稳定、治愈，均由机体正气盛衰所决定。因此，对于肿瘤患者，尤其是肿瘤术后及放化疗后的患者，应遵循"护正气"的原则，注意培补正气，从而提高患者的生活质量，延长其生存期，而不是一味地使用峻烈及攻伐类药物，损伤人体正气，引起疾病的复发。

治疗注重"控内乱"，《黄帝内经》指出，中药表现出药效还是毒性，除了与证有一定关系外，还与服药的疗程有密切联系，如《素问·至真要大论》所说："久而增气，物化之常也，气增而久，夭之由也。"所以不止攻积峻利类的药物为"毒药"之属，就算是一些补益平淡之性的药物若久服多服，其本身的药效也会转化为"毒性"

伤及机体。

瘥后“防复发”，对于药源性疾病，如何避免反复，国外针对老年药源性疾病的流行病学、风险评估及风险评估模型建立等已有大量研究，并且一些药物的模型能为临床工作提供指导，然而中国老年人药源性疾病发生情况尚少见报道，针对高风险药物的风险评估及预警模型亟待开发和建立。临床药师应重视风险信号，强化药物警戒意识，通过安全性评价、合理性点评、中西药联用合理性点评、中药的特异质毒性评价、不良反应监控等手段做到预警，防微杜渐，避免再次使用时出现不良反应 / 事件，是保障中药用药安全的要务。

综上所述，“治未病”是我国传统医学的理论核心，具有前瞻性的防范思想，体现了中医药预防保健的优势。药物警戒重点在于提取风险信号，终极目标在于未来预警，通过古籍文献及现代研究分析证明，中药药物警戒是治未病的重要组成部分，是临床安全合理用药的重要保障，有利于保护和促进人民健康，提高人们的生活质量。

【总结】

“治未病”是我国中医学的一大特点和优势，是中医理论体系最具影响力的理论之一，其核心是“未病先防”“已病防变”“病后防复”，有“防微杜渐”“截断扭转”等防治理念。而中药药物警戒思想是该课题组通过挖掘、梳理大量古籍文献，提出的传统中医药“识毒 - 用毒 - 防毒 - 解毒”的警戒思想理论框架，是我国历代医药学家行医用药经验的精华浓缩，具有丰富的前瞻性预防理念，基于它的“防患于未然”及“杜绝药源性疾病”发生的出发点，它与“治未病”的思想不谋而合。本文本从“治未病”角度对中药药物警戒理论和实践进行思考，以期为临床安全用药提供参考。本文不仅对临床中存在的由药物自身、患者机体及临床用药等因素引发的药物警戒问题，提出“施药嘱、重监护、防生变”“计长远、病防变、延进展”“护正气、控内乱、防复发”等中药药物警戒实践措施，而且说明了中药药物警戒是治未病的重要组成部分，是临床安全合理用药的重要保障，有利于保护和促进人民健康，提高人们的生活质量。

（萨日娜　张　冰）

十五、注射用血栓通冻干粉致严重腹泻 1 例

【病例概况】

患者，女，74 岁，因“左侧肢体无力 13 年，双侧眼眶胀痛 1 周”于 2020 年 12 月 9 日至兰州大学第一医院治疗。既往有中枢神经系统脱髓鞘病病史 13 年，8 年前患者出现右眼视力下降，2 年前出现右侧肢体无力，1 年前出现腰背部疼痛，入院前 1 周，患者无明显诱因出现双侧眼眶胀痛伴有畏光、流泪，伴腰背部疼痛渐加重，入院时患者饮食、睡眠欠佳，偶有大小便失禁。有激素用药史，卡马西平过敏史，否认高血压、糖尿病、冠心病病史。

临床诊断为视神经脊髓炎谱系疾病，予抑制免疫、镇痛、抗炎、改善循环治疗。入院第 2 日开始给予痘苗病毒致炎兔皮提取物注射液 6ml，qd，ivgtt；萘普生缓释胶囊 500mg，qd，po。第 3 日加用地塞米松磷酸钠注射液 10mg，qd，ivgtt；注射用兰索拉唑 30mg，qd，ivgtt。

第 5 日痘苗病毒致炎兔皮提取物注射液及地塞米松磷酸钠注射液静脉滴注结束后，约 11 ∶ 30 加用注射用血栓通冻干粉（广西梧州制药集团，批号 20040212，

100mg / 支) 500mg，qd，溶剂为 0.9% 氯化钠注射液 250ml，ivgtt。当日约 18：00（血栓通静脉滴注结束后 5 小时）患者开始腹泻，共 2 次；22：00 给予蒙脱石散 3g，po，酪酸梭菌肠球菌三联活菌片 0.2g，po。

第 6 日 3：00 患者再次腹泻，呈水样便，给予蒙脱石散 3g、小檗碱片 0.1g、口服补液盐Ⅲ 5.125g，po，清晨患者腹泻好转。11：00 再次给予蒙脱石散 3g，po，12：00 血栓通冻干粉相同剂量静脉滴注，约 14：00，患者诉腹泻症状明显加重，呈黄色稀水样便，2 ～ 3 小时一次，共约 8 次，持续至次日清晨，腹泻呈里急后重感，患者精神差，腰背部疼痛较前加剧。遂于当日 19：00 予蒙脱石散 3g，po；21：00 补液、补钾（0.9% 氯化钠注射液 500ml+ 维生素 B_6 注射液 0.2g+ 维生素 C 注射液 2.0g +10% 氯化钾注射液 1.0g），ivgtt；23：00 予小檗碱片 0.2g 和蒙脱石散 3g，po。送检粪便常规：隐血（+），余未见异常。

经医师、药师详细问诊，使用血栓通与 ADR 的发生有合理的时间关系，故高度怀疑是血栓通冻干粉引起 ADR，于第 7 日停用该药，其他药物继续治疗。第 7 日 11：00 予蒙脱石散 3g，po，调节肠道菌群（复合乳酸菌肠溶胶囊 0.66g，tid，po，蜡样芽孢杆菌活菌胶囊 0.5g，tid，po），腹泻较前好转，第 7 日腹泻共 3 ～ 4 次。上述微生态制剂继续服用，第 8 日腹泻症状明显好转，第 9 日完全恢复。患者停用注射用血栓通后，其他合并药物继续使用，在院期间未再发生腹泻，好转出院。

【讨论与分析】

注射用血栓通最常见的 ADR 为皮肤及其附件损伤，消化道 ADR 表现为呕吐、胃肠道出血、大便变色、腹痛、胀气，41.41% 的 ADR 发生在用药当日。血栓通引起腹泻的报道罕见，仅 2007 ～ 2017 年国家药品不良反应监测系统中由江苏省上报 2 例，但对腹泻的具体表现未见描述，余未见报道。

本例患者入院第 5、6 日应用正常剂量血栓通后当日发生严重腹泻并持续加重，药物 ADR 的出现与药物治疗在时间上有合理的先后关系。发生特点与正常药理作用无关，属 B 型药物不良反应，及时停药处理后腹泻逐渐好转。其他联用药物（大剂量糖皮质激素、非甾体抗炎药、质子泵抑制剂等）在入院 2 ～ 3 日即开始用药并在治疗阶段持续使用，未再出现腹泻症状，可排除由以上药物所致。患者在院期间饮食规律，无不洁食物及疾病引起腹泻的可能性。根据 Naranjo 法评分为 8 分，可判定腹泻与注射用血栓通的使用很可能相关。

血栓通引起腹泻的直接机制尚不明确。因不良反应发生的个体差异较大，结合该患者病史及入院后用药情况，本例患者 ADR 具有罕见性及特殊性。①联合用药是该不良反应发生的重要原因。药物导致的消化道黏膜损伤和胃肠道防御系统改变与腹泻密切相关。高龄、合并应用非甾体抗炎药及大剂量糖皮质激素，是非甾体抗炎药溃疡并发症及应激性黏膜病变的危险因素，因而该患者为发生胃肠道损伤的高危人群。文献调研显示，与血栓通联合用药时出现 ADR 较多的药物为泮托拉唑、奥美拉唑、地塞米松磷酸钠注射液、氨氯地平、甘露醇、氨甲环酸、利多卡因和氨溴索，且大部分 ADR 发生在联合用药后 1 天内。有研究报道血栓通与质子泵抑制剂连续输注时药液会变色，患者容易发生静脉炎、皮疹、发热等反应，增加 ADR 的风险。以上证据表明，与血栓通联合应用的糖皮质激素、非甾体抗炎药和质子泵抑制剂等药物可能增加了本例患者发生腹泻 ADR 的风险，应尽量避免联用。②该患者年龄、性别、病史及血栓通溶剂也可能影响 ADR 的发生。老年人肝肾功能减退、肝药酶活性降低，对药物的代谢和排泄能力下降，ADR 发生风险增加。国家药品不良反应监测系统等平台显示，女性 ADR 发生比例略高于男性，65 岁以上老年患者 ADR 相关报道占 27.7%。同时，该视神经脊髓炎谱系疾病患者入院时偶有大小便失禁，表明存在膀胱直肠功能障碍，对于消化道刺激可能更加敏感。溶剂选择方面，建议非糖尿病患者静脉滴注血栓通时选择葡萄糖注射液并在 6 小时内用完，因研究发现血栓通以 0.9% 氯化钠注射液溶解时，其不溶性微粒（肉眼不可见）明显比 5% 葡萄糖注射液多，ADR 发生率更高。

【总结】

血栓通引起腹泻的病例报道罕见，本病例应用血栓通后发生严重腹泻，影响其精神状态与疾病治疗进程。药师对使用血栓通的患者，特别是老年人、女性或多药联合使用患者，应做好药学监护：①尽量避免与质子泵抑制剂、糖皮质激素、非甾体抗炎药、甘露醇、氨甲环酸、利多卡因和氨溴索联用；②选择适当溶剂；③注意监测用药后可能出现过敏性休克及多个系统不良反应，特殊情况下须警惕其致腹泻，一旦出现应及时考虑血栓通引起 ADR 并停药对症处理，避免或降低对患者造成严重损害。

（魏　婷　何忠芳　陈　军　雒　扬　马向海　张玉蓉）

十六、脑心舒口服液致药物不良反应分析

脑心舒口服液的主要成分是蜜环菌浓缩液、蜂王浆，其中蜜环菌为药食两用真菌，常用于治疗癫痫、腰腿酸痛和佝偻病；对不同病因引起的眩晕有较好疗效，也可用于肢体麻木、耳鸣及失眠等症的治疗。近年来的研究发现，蜜环菌具有多种药理作用，如镇静、抗惊厥、增强机体免疫力等，并对全脑缺血模型小鼠有较好的脑保护作用，对犬类的脑血管、冠状血管和外周血管有扩张作用。蜜环菌中分离出来的多糖可增强机体免疫力，对环磷酰胺所致小鼠骨髓细胞损伤有较好的防护作用，并且蜜环菌在动物实验中显示了良好的安全性。脑心舒口服液作为中成药制剂及非处方药制剂，药物不良反应（ADR）相关报道较少。本研究对该药所致 ADR 进行了分析，现报道如下。

【病例概况】

患者，女，65 岁，因有低血压，长期口服脑心舒口服液（具体厂家不详）。换用另一品牌脑心舒口服液（湖北东信药业有限公司，国药准字 Z42020185，批号为 130402，规格为每支 10ml），于午餐后口服 1 支，药液入口后即感口腔烧灼、刺痛，同时伴有胸闷感，自觉呼吸受限。遂立即吐出剩余药液，闻其有类似瓦斯的气味。随后反复漱口，疼痛未见好转。同时感咽喉部刺痛，不能说话、咳痰，痰中有红色血性物质，鼻腔中有血液渗出。立即前往诊所就诊，给予针灸后，症状无好转，遂来兰州大学第二医院急诊科就诊。入院体格检查可见咽部充血，悬雍垂充血水肿明显，可见 1 个水疱形成，电子喉镜示会厌部充血水肿明显，给予抗炎、激素对症治疗。1 小时后患者出血停止，但咽痛仍明显，不能正常说话，以“急性会厌炎”收治于耳鼻喉科。入院时查血常规示白细胞计数 $13.5\times10^9/L$，中性粒细胞百分比 0.83，淋巴细胞百分比 0.14，血红蛋白 153g/L，

血小板计数 232×10^9/L，平均血小板体积 12.40fl，血小板分布宽度 16.30fl。入院后，患者持续咽痛，给予抗感染（五水头孢唑林钠、头孢曲松钠等）、化痰平喘（布地奈德混悬液、糜蛋白酶等）、改善免疫力（甘露聚糖肽、薄芝糖肽等）、局部雾化（2% 复方苯甲酸酊、地塞米松等）、流质饮食、心电监测、补液等对症支持治疗，患者咽痛渐好转，复查喉镜示：会厌及双侧劈裂肿胀较前明显好转，予以出院，共住院 13 天。

本例患者不适感与服药时间密切相关，患者服药前无不适主诉，药液入口，尚未吞咽，药物接触部位即出现不适症状。相关检查也提示为急性起病，故排除慢性喉炎急性发作，因此，患者此次出现症状多考虑为脑心舒口服液所致速发型 ADR，ADR 关联性评价为“可能”。

【文献分析】

通过查询国家药品监督管理局网站，至 2018 年 1 月共有脑心舒口服液生产批号 110 个，说明书适应证均为身体虚弱、心神不安、失眠多梦、神经衰弱、头痛眩晕。推荐剂量为 10ml（bid）。检索维普、中国知网和万方数据库，以“脑心舒”“蜜环菌”“蜂王浆”“不良反应”等为检索词，检索时间为自建库至 2018 年 1 月，共查询到相关文献约 200 篇，通过阅读摘要及人工查重，共收集有关脑心舒口服液的 ADR 报道 5 篇，均为个案，逐篇查阅原文，排除综述，剔除描述不详细和重复报道，以及按《药品不良反应报告和监测管理办法》无法判断 ADR 因果关系的报道，得到符合条件的文献报道 4 篇，ADR 关联性评价均为“很可能”。采用回顾性研究方法详细阅读 4 篇文献，记录患者的性别、年龄、用药原因及剂量、ADR 发生时间、临床表现和预后等有效信息，并进行统计与分析。

1. *患者性别与年龄分布* 结果见表 4-8。4 例个案报道中，男女各 2 例；年龄 23 ～ 59 岁，平均（39.5±19.5）岁。

表 4-8 患者的性别及年龄分布

年龄（岁）	男（例）	女（例）	合计（例）	构成比（%）
21 ～ 30	1	0	1	25.00
31 ～ 40	1	1	2	50.00
41 ～ 50	0	0	0	0
51 ～ 60	0	1	1	25.00

2. *用药合理性及 ADR 发生情况* 本研究纳入的 4 例患者中，1 例（25.00%）未提及适应证，但给药剂量合理；其余 3 例（75.00%）适应证合理，但给药剂量不合理。ADR 发生时间为用药后 1 ～ 26 天，其中用药后 1 ～ 10 天 3 例（75.00%），用药后 21 ～ 30 天 1 例（25.00%），累及系统均为皮肤及其附件，其中 3 例为不同部位的药疹，1 例为下肢水肿，2 例合用其他多种药物。

3. *ADR 处理、转归及后续治疗* 2 例经停药及抗过敏治疗后症状消退，1 例停药 10 天症状自行消退，1 例停用合用药后好转。好转（痊愈）后，均未再次服用脑心舒口服液。

【讨论与分析】

1. *常见 ADR* 脑心舒口服液主要 ADR 为皮疹，本例患者发生的严重的口腔黏膜损伤也属于皮肤及其附件损害范畴，与分析结果一致，但黏膜受损严重，需住院治疗，属严重 ADR。查询近年来脑心舒口服液及其主要成分的药理作用和药效学研究，发现其主要成分安全性较好，少见 ADR；主要成分治疗窗宽，过量服用导致毒性反应的可能性小；ADR 轻微，且多为联合用药所致，提示医师及患者在用药种类过多时应慎重。

2. 注意 ADR 漏报　脑心舒口服液已上市多年，但报道的 ADR 较少，该药本身安全性良好是原因之一，也不排除随访不到位而发生漏报的现象。目前我国上报的 ADR 主要来源于住院患者，与多数国家一致，通过自发报告系统收集并录入数据库中，存在漏报等局限性。如何监护非住院患者及自主购药患者的用药过程需进一步研究。

3. 中成药制剂使用的安全隐患　脑心舒口服液属中成药制剂，该类药品说明书中对于 ADR 的描述简单，客观上使患者深信“中药没有毒副作用”的错误观念，造成患者擅自加大药量、延长用药时间，给中药 ADR 或不良事件（ADE）的发生埋下了隐患。加之中药辨证理论的复杂性，患者在服药时不易准确把握适应证也是出现 ADR 的诱因。近年来的研究发现，中成药 ADR 的诱因中，适应证不适宜和用法用量不合理占比较大。本例患者服用脑心舒口服液为自我行为，未接受专科医师的诊断，且服用时间较长，故是否存在适应证不合理及药物蓄积等原因继而引发 ADR 尚不明确。但文献分析可知，半数患者（2 例，50.00%）存在用法用量不合理，证实中成药使用不规范。故中成药应遵循医师或药师指导，严格按药品说明书规范用药，以降低 ADR 的发生率。

4. 非处方药使用安全隐患　脑心舒口服液为非处方药，安全性虽优于处方药，但仍具有药品属性，如缺少医学专业人员的指导和监护，必然会有不合理使用的风险，发生 ADR 的概率也随之增大。我国非处方药不合理使用的常见原因：自我诊断或判断不准确；药物选择不当；对非处方药标签、说明书的阅读和理解不充分；缺乏药师的指导；自我药疗中的依从性差；多种药品同时使用；不能及时终止自我药疗；误服药物等。

目前，我国 ADR 上报主体人群为医疗机构及医务人员，但其上报 ADR 以处方药为主，由于非处方药具有特殊市场属性及其 ADR 一般轻微可控的特点，非处方药的 ADR 在整个药品监测与上报过程中常被忽视，本应作为其上报主体的社会药店及消费者，实际上报率较低，对非处方药的安全性监控不足，应加强对药品风险的评估及监控工作。非处方药作为药物的重要组成部分，其 ADR 监测也应纳入国家对药品整体的监测体系。

【总结】

本文为临床安全使用脑心舒口服液提供了参考。结合 1 例脑心舒口服液所致药物不良反应（ADR）的临床特点；检索维普、中国知网和万方数据库关于脑心舒口服液 ADR 的文献，分析 ADR 发生情况、发生原因及用药合理性。该临床病例症状多考虑为脑心舒口服液所致速发型 ADR，ADR 关联性评价为“可能”。文献检索发现脑心舒口服液致 ADR 的个案报道 4 例次；年龄以 31 ～ 40 岁居多（2 例，50.00%）；多发生在用药后的 10 天内（3 例，75.00%）；累及系统 / 器官均为皮肤及其附件。结果表明使用脑心舒口服液时应遵循医师或药师指导，严格按药品说明书规范用药，同时应加强用药监测，警惕 ADR 的发生。该病例再次提示全面提供药学服务的必要性，除关注住院患者外，还应密切留意在社会药房长期自行购药的患者，为其提供专业的药学服务更为紧迫。同时，应在患者服药前开展用药教育，告知用药期间应尽量避免更换药品的厂家及种类，防止该类不明原因的 ADR 出现，从而提升使用中成药非处方制剂的安全性。

（姜 娟 王法琴 周素琴 温 辉）

十七、151 例阿帕替尼致药物不良反应国内文献分析

阿帕替尼是一种高度选择性小分子血管内皮细胞生长因子（VEGF）受体 2 酪氨酸激酶抑制药，可抑制肿瘤血管生成。国家食品药品监督管理总局于 2014 年 10 月批准其在国内上市，用于既往至少接受过 2 种系统化疗后进展或复发的晚期胃腺癌或胃 - 食管结合部腺癌患者，患者接受治疗时应一般状况良好。目前临床应用于晚期胃癌、晚期乳腺癌、晚期肝癌、晚期肺癌等的治疗，ADR 报道较多。阿帕替尼说明书中记载的 ADR 主要有腹泻、食欲缺乏、便隐血、腹痛、恶心、消化道出血等胃肠道系统不良反应，以及血压升高、手足综合征、蛋白尿、低蛋白血症、低钾血症、低磷血症、白细胞减少、粒细胞减少、血小板减少、红细胞减少、血红蛋白降低等。本文检索阿帕替尼所致 ADR 的中文文献报道并进行统计分析，为临床安全使用该药提供参考。

【资料与方法】

1. 资料来源　计算机检索中国期刊全文数据库（CNKI）、维普中文期刊数据库，检索时间段为 2015 年 1 月 1 日至 2018 年 12 月 31 日，以“阿帕替尼”“不良反应”“致”“恶性肿瘤”为关键词进行检索，收集国内公开发表的中文文献中涉及阿帕替尼 ADR 的个案报道、系列病例分析和临床研究。

2. 文献纳入与排除标准

（1）纳入标准：国内公开发表的有关阿帕替尼 ADR 的病例报道与临床研究类文献，均为使用阿帕替尼治疗恶性肿瘤的病例，病例相关信息完整，ADR 均发生于使用阿帕替尼后；按国家药品不良反应监测中心制定的《药品不良反应报告和监测工作手册》中 ADR 的关联性判断标准对阿帕替尼与 ADR 进行关联性评价，纳入评价结果为肯定、很可能相关、可能相关的病例。

（2）排除标准：ADR 描述不清或相关信息不全，重复报道，综述及摘要类文献。

3. 统计分析方法　采用回顾性研究方法，提取纳入文献相关信息，按照患者性别、年龄、原患疾病、给药途径、给药剂量、合并基础疾病、联合用药，以及不良反应发生的时间、不良反应临床表现及转归等情况进行整理归纳，建立 Excel 数据库，对录入的数据信息进行汇总分析，并根据《药品不良反应报告和监测工作手册》中不良反应报告类型的定义对“新的”和“严重的”不良反应进行评价。“新的”不良反应定义：指药品说明书中未载明的不良反应；“严重的”不良反应定义：导致死亡；危及生命；致癌、致畸、致出生缺陷；导致显著的或者永久的人体伤残或者器官功能的损伤；导致住院或者住院时间延长的不良反应。

【结果】

1. 文献检索流程与结果　检索到涉及阿帕替尼 ADR 的相关文献 72 篇，剔除重复报道文献后，得到文献 40 篇，剔除病例资料不全、无法确定 ADR 与阿帕替尼直接相关、无有效数据、综述、回顾性研究。用药经过或处理情况叙述不详及其他干预的文献后，共提取出符合纳入标准的文献 11 篇，与阿帕替尼相关 ADR 病例共 151 例。文献检索流程图见图 4-4。

2. ADR 患者性别与年龄分布　151 例阿帕替尼 ADR 病例中，男 83 例，女 68 例；年龄最小 29 岁，最大 81 岁，平均年

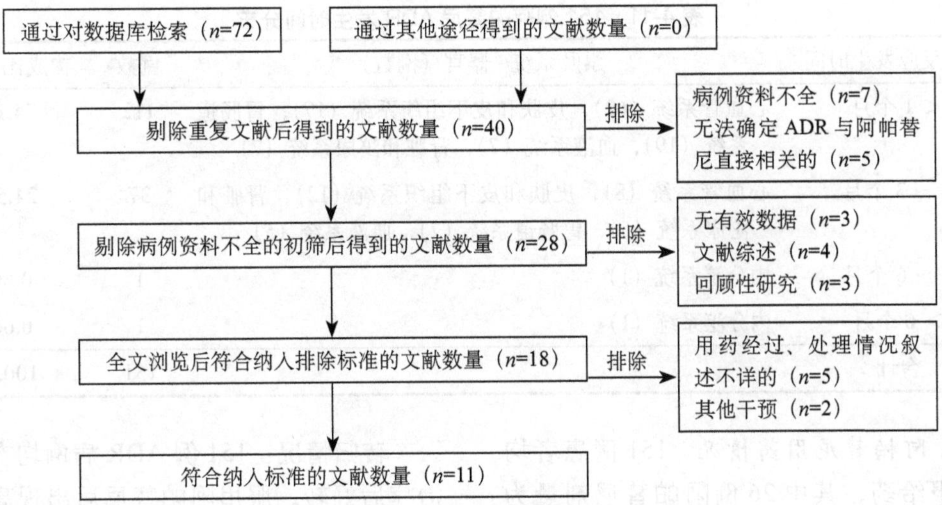

图 4-4　文献检索流程图

龄（52.8±12.45）岁，见表 4-9。

3. ADR 病例原患疾病与基础疾病情况　151 例 ADR 患者的主要用药原因如下：胃恶性肿瘤、肺恶性肿瘤、纵隔神经内分泌瘤、肝胆管细胞癌、结肠恶性肿瘤、宫颈恶性肿瘤、肾上腺恶性嗜铬细胞瘤、乳腺恶性肿瘤等，见表 4-10。

4. ADR 发生时间　本文中 ADR 发生时间指首次用药时间至 ADR 出现的时间。151 例 ADR 中，发生时间最短的为用药后 3 天，最长的为用药后 10 个月；大部分 ADR 发生在用药后 1 个月之内，见表 4-11。

表 4-9　151 例阿帕替尼致不良反应患者基本情况

年龄（岁）	男（例）	女（例）	合计（例）	构成比（%）
＜30	1	0	1	0.67
30～45	21	15	36	23.84
46～60	35	28	63	41.72
＞60	26	25	51	33.77
总计	83	68	151	100.00

表 4-10　151 例阿帕替尼不良反应的原发疾病分布

原发疾病涉及系统	例数	构成比（%）	主要原发疾病（例数）
肝胆系统肿瘤	1	0.66	肝胆管细胞癌（1）
胃肠系统肿瘤	144	95.38	胃恶性肿瘤（141），结直肠恶性肿瘤（2），贲门恶性肿瘤（1）
呼吸系统肿瘤	3	1.98	肺恶性肿瘤（2），纵隔神经内分泌瘤（1）
妇科肿瘤	1	0.66	宫颈恶性肿瘤（1）
乳腺肿瘤	1	0.66	乳腺恶性肿瘤（1）
肾上腺肿瘤	1	0.66	肾上腺恶性嗜铬细胞瘤（1）

注：151 例患者中合并其他基础疾病的有 16 例，包括既往有高血压已经使用降压药物的 14 例，结肠恶性肿瘤伴支架置入术后 1 例，既往乙型肝炎病史 1 例。

表 4-11　151 例阿帕替尼 ADR 发生时间分布

不良反应发生时间	累及系统 - 器官（例数）	例数	构成比（%）
＜ 1 个月	心血管系统（62），皮肤和皮下组织系统（17），胃肠道系统（19），血液系统（7），肾脏和泌尿系统（7）	112	74.17
1 ～ 3 个月	心血管系统（8），皮肤和皮下组织系统（12），肾脏和泌尿系统（5），胃肠道系统（7），血液系统（5）	37	24.51
3 ～ 6 个月	内分泌系统（1）	1	0.66
＞ 6 个月	内分泌系统（1）	1	0.66
合计		151	100.0

5. *阿帕替尼用药情况*　151 例患者均为口服给药，其中 26 例阿帕替尼剂量为 250mg/d，64 例剂量为 500mg/d，剂量为 750mg/d 的有 7 例，850mg/d 的有 54 例。大部分病例均无基础性疾病，为多周期化疗后由于病情进展以阿帕替尼单药口服化疗。

联合用药 18 例，其中阿帕替尼联合吉西他滨 1 例，替吉奥联合阿帕替尼 1 例，在阿帕替尼治疗前已经服用降压药物的 14 例，阿帕替尼与苯磺酸氨氯地平、卡托普利联用 1 例，阿帕替尼与尼群地平联用 1 例。

6. *ADR 主要临床表现及转归*　阿帕替尼 ADR 主要累及心血管系统（46.0%），主要临床表现为高血压；其次累及皮肤和皮下组织系统（19.0%），主要表现为手足综合征。具体见表 4-12。

转归情况：151 例 ADR 病例均在对症治疗后好转。服用阿帕替尼后出现高血压的患者经服用降压药后血压恢复正常；出现急性左心衰竭的患者静脉注射毛花苷丙 0.3mg、呋塞米 20mg 后，患者症状有所缓解，并停服阿帕替尼；出现快速型心房颤动患者停药后给予吸氧、平喘、利尿、强心、转复心律等治疗，并持续进行心电、血氧饱和度监测，停药第 5 天胸痛缓解，未再出现心悸、胸闷、气喘，心电监护示窦性心律；出现甲状腺功能减退患者服用左甲状腺素钠片后各项指标正常；对出现手足综合征的患者给予疾病相关健康教育，减少手足部受刺激，如避免接触过冷或过热的水，穿宽松柔软的鞋袜以避免手足部摩擦过度，避免接触化学洗涤用品，补充维生素 B_6，尿素软膏外用，根据患者的自觉

表 4-12　151 例阿帕替尼致不良反应累及系统 - 器官及其临床表现

累及系统 - 器官	主要临床表现	例数	构成比（%）
心血管系统	高血压、急性左心衰竭、乏力、快速型心房颤动	70	46.36
皮肤和皮下组织系统	口腔黏膜溃疡、皮疹伴瘙痒、手足综合征	29	19.20
胃肠道系统	消化道出血、恶心、呕吐、腹泻、便血、肝功能损伤	26	17.22
血液系统	骨髓抑制	12	7.95
肾脏和泌尿系统	蛋白尿	12	7.95
内分泌系统	甲状腺功能减退	2	1.32
合计	/	151	100.0

症状酌情使用塞来昔布胶囊镇痛，症状好转后继续服药；出现便血、骨髓抑制、蛋白尿的患者停用阿帕替尼或减量后症状好转或消失。

7. *“新的”“严重的”ADR 发生情况*　151 例 ADR 中新的 ADR 共 4 例（2.64%），分别为急性左心衰竭 1 例、快速型心房颤动 1 例、甲状腺功能减退 2 例。其中急性左心衰竭、快速型心房颤动各 1 例，均导致患者住院或住院时间延长，为新的严重的 ADR。

151 例 ADR 中严重的 ADR 共 2 例（1.32%），分别为急性左心衰竭和快速型心房颤动各 1 例。

8. *关联性评价结果*　151 例 ADR 的关联性评价结果：肯定 18 例（11.92%），很可能 88 例（58.28%），可能 45 例（29.80%）。

【讨论与分析】

1.*ADR 与原患疾病的关系*　研究收集的 151 例 ADR 报道中，主要的用药原因多为晚期胃癌，其次为肺癌和结直肠癌的治疗。阿帕替尼片说明书中规定适应证：本品单药适用于既往至少接受过 2 种系统化疗后进展或复发的晚期胃腺癌或胃 - 食管结合部腺癌患者，患者接受治疗时应一般状况良好，因此在晚期胃癌患者中广泛应用。除了说明书适应证外，在其他恶性肿瘤患者中应用也较多，如原发性肝癌、转移性乳腺癌、晚期直肠癌、晚期肺癌、晚期卵巢癌等，阿帕替尼临床应用广泛，ADR 发生也随之增加，在治疗过程中，一定要做好 ADR 监测工作。

2. *ADR 类型及临床分布*　收集的 151 例 ADR 中，高血压构成比排列第一，约占 46.35%，引起此类 ADR 的机制尚不明确，可能的原因如下：阻断 VEGF，导致一氧化氮生成减少、肾脏排钠减少和血管收缩，进而引起水钠潴留，影响肾脏血管收缩，血容量增加，诱发高血压。血压升高大多在服药后 2 周左右发生，多数患者通过合并使用降压药使血压升高得到良好控制。阿帕替尼药品说明书中提示：Ⅱ / Ⅲ期临床研究中，高血压的发生率为 36.32%，其中 3 级高血压的发生率为 5.38%，未见 4 级高血压。《阿帕替尼治疗胃癌的临床应用专家共识》指出高血压分级及防治建议，使用过程中按照共识建议进行防治与剂量调整。

皮肤和皮下组织系统 ADR 约占 19.20%（位列第二），主要表现为口腔黏膜溃疡、皮疹伴瘙痒、手足综合征，此类反应与患者自身感觉及躯体表现有关，也较容易引起患者及家属的注意。该类 ADR 一般在服药后 1 ～ 3 个月出现，对症支持治疗可缓解或减轻，最常见的为手足综合征，发病机制尚不清晰，可能与阻断 VEGF/VEGFR 通路损害了真皮的血管及其修复过程，导致过量的药物残留在皮肤组织中发生毒性有关；因此阿帕替尼引起的手足综合征往往与用药剂量相关。《阿帕替尼治疗胃癌的临床应用专家共识》中提出了手足皮肤反应分级及防治建议，使用过程中按照共识建议进行防治与剂量调整。

位列第 3 位的是胃肠道系统 ADR，约占 17.23%，表现为消化道出血、恶心、呕吐、腹泻、便血、肝功能损伤。该类 ADR 一般发生在用药后 1 个月内，该药引起出血的机制尚不明确，认为抑制 VEGF/VEGFR 通路可降低血管内皮细胞的再生能力，使基质下的促凝血磷脂暴露并引起血小板功能障碍，从而导致出血和血栓形成。其他 ADR 所占比例较小，其中甲状腺功能减退 2 例，阿帕替尼药品说明书中未提示，判定为新的 ADR，在阿帕替尼治疗期间，建议进行甲状腺功能监测，以免甲状腺功能减退所引起的临床症状。

3. ADR与给药剂量的关系 该药药品说明书中的推荐用法用量：850mg，qd，po，餐后半小时服用，以温开水送服，连续服用，直至疾病进展或出现不可耐受的不良反应。在151例ADR中，给药剂量250mg/d 26例、500mg/d 64例、750mg/d 7例、850mg/d 54例。大多数患者给药剂量为500mg/d。致消化道出血的给药剂量为850mg/d，急性左心衰竭、快速型心房颤动、甲状腺功能减退的给药剂量为500mg/d。田春艳等的研究结果显示，第1周给予阿帕替尼250mg/d，第2周增加为500mg/d，第3周开始以850mg/d给药的患者，与从第1周开始就给予850mg/d的患者相比，恶心、呕吐、腹痛、腹胀和腹泻等胃肠道ADR发生率和手足综合征、消化道出血发生率均较低，而高血压、蛋白尿、肝肾功能异常和骨髓抑制等ADR发生率差异无统计学意义。在临床使用中，首次服药可以选择250mg/d给药，根据患者的耐受情况第2周逐渐增加为500mg/d，直至850mg/d，同时应严密监测ADR。

4. ADR与服药时间的关系 151例ADR的发生时间＜1个月的占74.6%，为1～3个月的占24.5%，发生时间最短为3天，最长为300天。阿帕替尼ADR可出现在用药后任何时间段，患者用药后需加强监测和预防。1～3个月发生的ADR一般为皮疹、高血压、口腔黏膜溃疡、恶心、呕吐、腹泻、骨髓抑制等已知ADR，而2例甲状腺功能减退的发生时间分别为在服用阿帕替尼治疗后的第6个月和第10个月。由此可见，阿帕替尼已知ADR多于服药1个月内发生，随着用药时间的延长，可能逐步耐受；而新的严重的不良反应多发生于用药3个月以后。在阿帕替尼的临床使用中，要注意结合患者个体情况，在不同时间注意监测不同类型ADR的发生。

5. “新的”“严重的”ADR 将文献检索发现的151例ADR与阿帕替尼药品说明书中载明的ADR进行对比，高血压、乏力、口腔黏膜溃疡、皮疹伴瘙痒、手足综合征、消化道出血、恶心、呕吐、腹泻、便血、肝功能损伤、骨髓抑制、蛋白尿等在说明书中均有记载，评价为已知ADR；而急性左心衰竭、快速型心房颤动、甲状腺功能减退在药品说明书中未记载，评价为新的ADR，其中急性左心衰竭、快速型心房颤动均导致患者住院或住院时间延长，为新的严重的ADR。阿帕替尼心脏毒性的机制尚未明确，可能与药物对EGFR的抑制有关。临床医师使用该药时应常规监测患者血压和心功能，包括治疗前基线评估、治疗中规律动态监测、治疗后随访。一旦出现心功能不全症状时，应立即停药，并积极进行急救处理。

6. 小结 阿帕替尼已知ADR诸多，在Ⅱ/Ⅲ期临床研究中，常见ADR包括白细胞减少、中性粒细胞减少、血小板基数下降、高血压、蛋白尿、手足综合征、乏力、食欲缺乏和腹泻等。多数ADR均可通过暂停给药、调整剂量及对症处理实现控制和逆转。通过本次文献分析，初步了解阿帕替尼ADR的主要类型与临床表现、发生时间，以及其他相关影响因素，提示临床使用过程中，临床医师、药师应积极关注和监测，提前做好药物知识的宣教，为临床安全用药积累经验。阿帕替尼目前仍在新药监测期内，对超剂量、超适应证的用药方案，用药前应全面评估用药指征，与临床医师进行讨论以确定给药剂量，进一步促进实施我国新药的临床安全性评价工作，保障患者用药安全。

【总结】

本文探讨了阿帕替尼致药物不良反应（ADR）的一般特点和规律，为临床安全用药提供参考。通过检索 2015 ～ 2018 年中国期刊全文数据库、维普中文期刊数据库，对收集到的阿帕替尼致 ADR 的文献报道中关于患者性别、年龄、原患疾病、给药途径、给药剂量、合并基础疾病、联合用药，以及 ADR 发生的时间、临床表现和转归等情况进行统计分析。共纳入文献 11 篇，涉及 151 例 ADR 病例。ADR 多发生在 46 ～ 60 岁的患者（41.72%）。151 例 ADR 中，给药剂量 250mg/d 26 例、500mg/d 64 例、750mg/d 7 例、850mg/d 54 例；联合用药 18 例。发生 ADR 时间最短的为用药后 3 天，最长的为用药后 10 个月；大部分 ADR 发生在用药后 1 ～ 3 个月。ADR 累及器官 - 系统最多的是全身性损害（46.35%），主要表现为高血压，其次为皮肤黏膜系统（19.20%），主要表现为手足综合征，第三是消化系统（17.23%），主要为消化道出血、恶心、呕吐。急性左心衰竭、快速性心房颤动、甲状腺功能减退为阿帕替尼新的 ADR。提示重视阿帕替尼所致新的，严重的 ADR，加强用药监测，以确保患者用药安全。

（何苗苗　谢六生　刘光斌　杨孝来）

十八、口服降血糖药致糖尿病患者药物性肝损伤 1 例

药物性肝损伤（drug-induced liver injury，DILI）是指由药物或其代谢产物引起的肝损伤。肝脏是药物吸收、转化、代谢的主要器官，尤其是口服药由胃肠道吸收后即进入肝脏，药物在肝脏内的浓度较在血液和其他器官中高，当药物用量过大或用药时间过长，就会对肝脏造成伤害。DILI 不仅包括药物在正常用法、用量下所出现的肝脏不良反应，而且包括过量、误服、错用等引起的疾病，主要为不合理用药所致。其发生率呈逐年上升趋势，据世界卫生组织统计，DILI 已居全球死亡原因的第 5 位。本文为 1 例糖尿病患者服用盐酸二甲双胍片和阿卡波糖后出现 ALT 升高的病例分析。

【病例概况】

患者，女，54 岁，因“发现血糖升高 10 年，转氨酶较前升高半个月”于 2009 年 10 月 9 日收治入院。患者 10 年前体检时发现空腹血糖为 8 ～ 9mmol/L，诊断为“2 型糖尿病”，给予盐酸二甲双胍片（0.5g，tid）降血糖治疗。5 年前因血糖控制欠佳，加用阿卡波糖（50mg，tid），间断复查糖化血红蛋白（HbA1c）含量（波动于 7% 左右）。1 年前体检时发现 ALT 增高至 300 U/L，查肝炎相关指标未提示有明显异常，考虑为口服降血糖药所致，遂停口服降血糖药改用胰岛素治疗，后复查 ALT 基本正常，但血糖波动明显，故又加用了盐酸二甲双胍（格华止，0.5g，tid），半个月前复查肝功能示 ALT 再次增高，HbA1c 含量为 8.8%，为进一步诊治收住入院。1 年前发现患者血压增高，最高达 150/90mmHg，自觉服用抗高血压药后出现头痛，未规律使用抗高血压药。其母亲患有高血压、糖尿病。

【讨论与分析】

临床药师仔细阅读分析病史后，考虑患者 ALT 升高可能是盐酸二甲双胍或阿卡波糖所致。该患者既往无慢性肝病史，无大量饮酒史，各类肝炎病毒抗体均为阴性，超声检查肝、胆、胰、脾均正常，故可排除酒精性肝病、病毒性肝炎、脂肪肝等非药物性肝脏疾病。在服用盐酸二甲双胍 9 年、阿卡波糖 5 年后患者 ALT 升高，停用 2 种

药后 ALT 恢复正常，而再次服用盐酸二甲双胍数月后，ALT 再次升高，故考虑盐酸二甲双胍所致 DILI 的可能性更大。

1. *患者出现 ALT 升高可能与盐酸二甲双胍有关* 盐酸二甲双胍的药物使用说明书中未提及对肝脏有影响，其排泄主要以原型药由尿排液出，不经肝脏代谢，也不经胆汁排泄，经肾小管排泄是二甲双胍的主要途径。但有文献报道，患者服用盐酸二甲双胍片 1 个月后 ALT 升高，停药 1 周后复查 ALT 降至正常。盐酸二甲双胍为常用的双胍类口服降血糖药，其通过肝糖原异生，降低肠对糖的吸收，并且可通过增加外周糖的摄取和利用而提高胰岛素的敏感性等发挥降血糖作用。其主要不良反应为胃肠道反应，特殊情况可发生乳酸性酸中毒，此外有文献报道二甲双胍可致过敏性休克、室性期前收缩、DILI，故提醒医务人员应谨慎使用本药。为避免 DILI 的发生，用药 1～2 周后应复查肝功能。

2. *患者出现 ALT 升高可能与阿卡波糖有关* 阿卡波糖是 α- 葡萄糖苷酶抑制剂，通过对小肠 α- 葡萄糖苷酶的抑制，减慢葡萄糖的吸收速度而抑制血糖上升。α- 葡萄糖苷酶抑制剂竞争性抑制分解淀粉、双糖等淀粉酶、麦芽糖酶、蔗糖酶等，减慢肠道内糖的消化和吸收，从而抑制餐后血糖快速升高。阿卡波糖常见的不良反应有恶心、胃肠胀气、肠鸣音亢进等消化系统症状。Carrascosa 等报道 1 例 2 型糖尿病患者曾服用格列本脲（每日 10mg）降血糖，但血糖控制不佳，又加服阿卡波糖（100mg，tid）。2 个月后，患者出现呕吐、腹痛、黄疸而住院，实验室检查提示 AST、ALT 均升高。遂停用阿卡波糖，继续服用格列本脲，治疗 10 个月后，肝功能恢复正常；再次加服阿卡波糖（50mg，tid）1 个月后，AST、ALT 又升高至异常值；停用阿卡波糖后，上述肝酶又恢复正常。阿卡波糖致肝损伤的机制可能为药物或代谢产物与细胞蛋白质共价结合形成复合物，作为免疫靶点引发变态反应，导致肝细胞膜破坏和死亡，或抑制药物代谢的细胞通路；此外，使用其他药物和有药物不良反应史的患者也可增加发生 DILI 的易感性。本例患者用药与肝损伤的发生存在合理的时间顺序，停药后恢复正常，服药后 ALT 再次升高，停药后又恢复正常。阿卡波糖药品说明书中提示：在 50 万余例治疗的患者中，有 19 例出现 ALT 及 AST 升高，其中 15 例使用剂量较高（1 次高于 100mg，tid），但停药后均恢复正常。建议医师在临床应用阿卡波糖时要定期检查肝功能（前 6～12 个月注意 ALT 及 AST 的变化），以防止严重不良反应的发生。

【总结】

本病例提示医师和药师，需谨慎使用盐酸二甲双胍和阿卡波糖，服药期间严密监测肝功能，特别是老年患者及存在肝功能不全的患者更应特别关注。一旦发现肝功能异常，在排除其他原因而肯定或者怀疑为 DILI 后需立即停药。作为临床药师，在临床工作应善于注重细节的观察和分析，协助医师和患者发现并解决问题，发挥临床药师的作用。

（王　霞　黄廷礼）

参考文献

陈静静，钱佩佩，曹凯，等，2020. 我国药品不良反应关联性评价方法与诺氏评估量表法的对比与分析 [J]. 中国药事，34(8): 988-992.
党翔吉，焦海胜，王法琴，等，2015. 抗癫痫药物过敏综合症：两个案例报道和文献综述 [J]. 中国药学（英文版），24(2): 128-132.
关丽，武新安，何忠芳，等，2015. 20% 中 / 长链脂肪乳注射液致严重不良反应 1 例 [J]. 中国医院药学杂志，35(12): 1158-1159.
何苗苗，谢六生，刘光斌，等，2019. 151 例阿帕替尼致药品不良反应国内文献分析 [J]. 中国药师，22(11): 2086-2089.
何忠芳，陈军，王天红，2013. 甲钴胺片致药疹和口腔黏膜增厚及交叉过敏反应分析 [J]. 中国新药与临床杂志，32(2): 157-158.
何忠芳，杨茜，武新安，等，2016. 注射用五水头孢唑林钠致寒战、高热和血压升高 1 例 [J]. 中国新药与临床杂志，35(7): 525-526.
何忠芳，杨晴晴，鲁雅琴，等，2019. 超短期使用瑞舒伐他汀钙致急性肝损伤 [J]. 药物不良反应杂志，21(5): 391-392.
何忠芳，郑茂华，武新安，等，2012. 哌拉西林钠他唑巴坦钠致白细胞减少 [J]. 药物不良反应杂志，14(5): 308-309.
姜娟，王法琴，周素琴，等，2020. 脑心舒口服液致药品不良反应分析 [J]. 中国药业，29(22): 36-38.
姜远英，文爱东，2016. 临床药物治疗学 [M]. 4 版 . 北京：人民卫生出版社 .
萨日娜，张冰，2020. 基于治未病的中药药物警戒理论和实践思考 [J]. 中国中药杂志，45(17): 4273-4276.
陶丽君，何忠芳，武新安，等，2015. 注射用甲磺酸二氢麦角碱致不良反应 1 例 [J]. 中国医院药学杂志，35(22): 2069-2070.
王霞，黄廷礼，2012. 口服降糖药致糖尿病患者药物性肝损害 1 例 [J]. 中国医院用药评价与分析，12(9): 864.
王晓华，王庆庆，何忠芳，等，2017. 注射用甲泼尼龙琥珀酸钠致严重过敏反应 1 例 [J]. 中国新药与临床杂志，36(6): 370-372.
王晓霞，何忠芳，武新安，等，2016. 碘克沙醇脑血管造影致迟发性过敏反应及感觉异常 1 例 [J]. 中国医院药学杂志，36(5): 424-425.
魏婷，何忠芳，陈军，等，注射用血栓通冻干粉致严重腹泻 1 例 [J]. 医药导报，2023, 42(1)130-131.
He Z F, Chen J, Zhou C N, et al, 2017. Disabling tremor induced by long-term use of sodium valproate and lamotrigine[J]. Medicine, 96(47): e8711.
He Z F, Chen L, Zhang J P, et al, 2019. Hepatotoxicity and hematologic complications induced by fusidic acid in a patient with hepatitis B cirrhosis: A case report[J]. Medicine, 98(45): e17852.
He Z F, Wu X A, Wang Y P, 2013. Severe bone marrow suppression and hepatic dysfunction caused by piperacillin/tazobactam[J]. Scand J Infect Dis, 45(11): 885-887.
Wang Q, He Z, Wu X, et al, 2020. Hematologic adverse effects induced by piperacillin-tazobactam: a systematic review of case reports[J]. Int J Clin Pharm, 42(4): 1026-1035.

第5章　临床用药评价与典型案例分析

第一节　概　述

临床中，用药评价主要有药品临床综合评价、循证药学评价、药物经济学评价、合理用药评价等。药品临床综合评价是应用多种评价方法和工具开展的多维度、多层次证据的综合评判，评价主要聚焦药品临床使用实践中的重大技术问题和政策问题，围绕技术评价与政策评价两条主线，从安全性、有效性、经济性、创新性、适宜性、可及性6个维度开展科学规范的定性定量相结合的数据整合分析与综合研判，提出国家、区域和医疗卫生机构等疾病防治基本用药供应保障与使用的政策建议。

临床药师在药物治疗方案的评价和药学监护中，往往会遇到进口药品与国产药品的比较，同类药品不同品种的安全性、有效性和经济性的比较，应遵循系统评价和实践指南等最佳的循证医学证据进行评价，在没有证据可遵循的情况下，需要临床药师对药物治疗的安全性和有效性及超说明书用药等进行循证药学评价和药物经济学评价。

循证医学证据的评价方法包括系统评价和Meta分析，近几年，网络Meta分析得到了较大的发展和应用。系统评价包括定性系统评价（qualitative systematic review）和定量系统评价（quantitative systematic review），后者即包含Meta分析。系统评价与传统的叙述性文献综述（narrative review）存在一定的区别：传统的文献综述在文献选择方面存在一定的局限性和偏倚，仅采用定性分析的方法，不论文献质量好坏、样本含量大小、设计方法的论证强度和效应的大小，均一视同仁。因此，叙述性文献综述的重复性一般较差。系统评价则应用预先制定好的系统方案，对相关的研究进行收集、整理、评价和整合，尽可能地减少偏倚和误差，获得较为客观的结论，具有良好的重复性。系统评价的实施过程主要有确定目标问题、收集和分析有关资料、对结果进行分析解释得到结论等环节。主要具体步骤和内容如下：①确定目标问题，应围绕研究问题明确4个要素（PICO）：研究设计类型、研究对象、干预措施、对照措施和结局指标。②制订研究计划，研究计划的主要内容：研究背景、目的、意义、现状、内容、方法、资料来源与分析、结果解释、撰写报告等。③检索原始研究文献：根据选题，按照研究计划制订检索策略，采用多途径、多渠道、系统无偏的检索方法，将计算机检索和手工检索结合为一体，收集相关原始文献。④筛选文献检索：筛选时需先制订研究纳入和排除标准，以保证各独立研究的同质性、减少选择性偏倚。⑤评价文献质量：应根据临床流行病学评价文献质量的原则和方法对入选文献的研究质量进行评价，即对临床试验在设计、实施和分析过程中产生的偏移和随机误差进行评估。⑥收集数据：根据目标问题，确定需要从入选原始文献中收集的信息种类和数量，建立资料提取表。⑦分析数据：描述结果采用定性或者定量的方法对收集的数据进行分析，获得相应的结果。⑧解释结果：此步骤为系统评价的结论和讨论部分，主要描述该系统评价的局限性、论证强度、实用性、合成效应值大小，以及系统评价的经济学意义和对今后研究的意义等。Meta 分析是一种定量的系统评价方法，过程与系统评价类似，其主要包括异质性检验、统计分析、敏感性分析等方面的内容，具体步骤则主要为：①确定效应量，效应量指临床上有意义或有实际价值的数值或观察值变量。目前研究中常用效应尺度指标包括结局为分类变量时的 OR、RR 等；结局为数值变量时的加权均数差（WMD）或标准化均数差（SMD）等。②异质性检验，主要有图示法和统计学检验方法两种。图示法以直观可视的方法呈现所纳入文献是否同质，主要包括森林图、星状图等。统计学检验法则可客观定量地验证异质性大小，主要包括 Q 值检验、H 检验、I^2 检验。③选择效应模型和统计方法，效应模型分为两类——固定效应模型和随机效应模型。当研究无异质性时，选择固定效应模型；当研究存在异质性时，改变效应指标无效后，可选择随机效应模型进行合并。④敏感性分析，判断该系统评价结果的可靠性和稳定性。⑤发表偏倚，是 Meta 分析中一种无法回避的问题，绘制漏斗图并对其对称性进行检验，是判断发表偏倚存在与否最常用的方法。如本章节临床药师参与临床的典型案例“呋喃唑酮致神经系统毒性及精神障碍的系统评价”“泮托拉唑与 H_2 受体拮抗剂防治脑出血后应激性溃疡出血疗效对比的 Meta 分析”“他汀类药物对脑梗死患者 C 反应蛋白和颈动脉内中膜厚度影响的系统评价”“醒脑静注射液辅助治疗病毒性脑炎疗效及安全性的 Meta 分析”“依达拉奉治疗急性重型颅脑损伤的疗效及安全性的 Meta 分析”等。

依据《中国药物经济学评价指南（2020）》，药物经济学评价的主要步骤和方法为：①明确研究问题，主要包括研究背景、研究目的与问题、研究角度、目标人群、干预措施与对照、研究时限等内容。常见研究角度包括全社会角度、卫生体系角度、医疗保障支付方角度、医疗机构角度及患者角度等，推荐采用全社会角度和卫生体系角度进行评价。②研究设计，分为基于模型的研究和基于个体化水平数据的研究两大类。③成本分析。④贴现，建议采用每年 5% 的贴现率进行分析。⑤健康产出，健康产出的三类测量指标包括疗效 / 效果、效用和效益。⑥评价方法，主要分为最小成本分析（CMA）、成本 - 效果分析（CEA）、成本 - 效用分析（CUA）和成本 - 效益分析（CBA），该指南建议 CUA 作为药物经济学评价中最常用的方法，应优先考虑采用 CUA。具体参见典型案例“注射用血栓通对比银杏达莫注射液治疗缺血性脑卒中的成本 - 效果分析”。

合理用药评价是指评价处方的规范性、评价某一种药物的使用合理性（即评价药品选择、剂量及途径、联合用药是否合理等）

或描述某一类疾病的用药情况及趋势，达到分析处方及合理用药的目的。处方的规范性可依据《医院处方点评管理规范(试行)》中的点评方法及评价指标进行。评价某一类疾病的用药情况及趋势，通常是通过药物利用评估（drug use evaluation，DUE）的方法建立评价标准，但该法的不足之处在于仅能对评价对象的单一指标做出评价，无法对评价对象的整体合理性做出判断。近些年使用的加权TOPSIS法是在逼近理想排序法（technique for order preference by similarity to ideal solution，TOPSIS）的基础上引入属性层次模型赋值法（attribute hierarchical mode，AHM），通过结合各参评指标的相对权重，将指标评价结果量化归一，使评价结果更客观、全面、准确。作为常用的综合评价方法之一，加权TOPSIS法已被广泛用于医药卫生效用评价领域，如典型案例“基于加权TOPSIS法评价重组人血小板生成素的合理使用”“专项医嘱点评对我院万古霉素类药物合理应用的影响”。

（杨孝来）

第二节 典型案例分析

一、呋喃唑酮致神经系统毒性及精神障碍的系统评价

呋喃唑酮（furazolidone），又名痢特灵，是硝基呋喃类抗菌药，对革兰氏阳性及阴性菌均有一定的抗菌作用，为广谱杀菌剂，对消化道多数菌，如大肠埃希菌、葡萄球菌、沙门杆菌、志贺杆菌、部分变形杆菌、产气杆菌、霍乱弧菌等有抗菌作用，此外对梨形鞭毛虫、滴虫也有抑菌作用。临床主要用于菌痢、肠炎，也可用于伤寒、副伤寒、梨形鞭毛虫病和阴道滴虫病，对胃炎及胃、十二指肠溃疡有治疗作用。在文献调研中发现，呋喃唑酮引起神经系统毒性和精神障碍不良反应有散在报道，但未见系统报道，本研究采用系统评价方法，调查分析呋喃唑酮引起的神经系统毒性及精神障碍，旨在为临床合理用药提供参考。

【资料与方法】

1. *文献纳入标准* 全面收集使用呋喃唑酮致神经系统毒性及精神障碍的不良反应（adverse drug reaction，ADR）或不良事件（adverse event，AE）的研究，包括临床对照试验（随机对照试验和非随机对照试验）、队列研究、病例-对照研究、病例报告（个案报告和系列病例报告）。患者的年龄、性别、种族、原发病不限。干预措施为单独使用呋喃唑酮治疗，或呋喃唑酮与其他药物联用。排除文献类型为动物实验、基础研究、重复发表的文献、综述、未获得全文的文献、呋喃唑酮与ADR因果关系描述不明确的文献。

2. *检索策略* 数据库选择：中国期刊全文数据库（CNKI）（1979～2013）、维普医药信息资源系统（VIP）（1989～2013）、PubMed（1966～2013）、Cochrane Library、Springer（1997～2013）、Embase（1974～2013）。检索式：6个数据库的检索方法相似，以“呋喃唑酮（furazolidone）”“痢特灵（furoxone）”“ADR（adverse drug reactions）”“神经系统（nervous system）”“精神障碍（mental disorder）”“AE（adverse event）”分别作为篇名、关键词、全文组合检索。

3. 资料提取与统计学方法　采用 Microsoft Excel 软件制定数据提取表，主要内容包括呋喃唑酮引起神经系统毒性及精神障碍报道的作者、来源等发表信息；ADR 病例患者年龄、性别，原发疾病，用药剂量、频次，服药后 ADR 出现的时间、临床表现等。按照年龄和性别、给药日剂量、服药后 ADR 出现的时间、原发病，分别统计中枢神经毒性、周围神经毒性、精神障碍 ADR 总例数和构成比。

【结果】

1. 检索结果　初步筛选后纳入文献 63 篇，去除综述 11 篇，重要数据资料不清晰 9 篇，共纳入 43 篇文献 219 例病例（均为病例报告），未见 AE 病例。其中，中枢神经系统 ADR 病例 16 例，周围神经系统 ADR 176 例，精神障碍 ADR 27 例。见图 5-1。

2. 呋喃唑酮引起神经系统毒性及精神障碍的临床症状　中枢神经系统毒性主要表现为头痛、头晕、视物模糊、眼痛、双眼对光反应减弱或消失、眼底视神经盘充血、边界模糊、视网膜水肿、双耳耳鸣、听力下降等。

周围神经系统毒性主要表现为感觉异常、感觉减退和肢体疼痛，远端较近端为重，会出现不同程度的“手套袜套型”感觉减退，末梢有针刺痛感，皮肤对疼痛敏感，走路和抓物时麻木疼痛明显，病情较重者不能行走，双下肢剧烈疼痛，怕风，足下垂、肌肉萎缩，不能持筷端物，腱反射减弱或消失；电生理改变表现为神经源性损害，主要是神经传导速度减慢，以感觉神经传导速度减慢为多见，下肢重于上肢，神经动作电位波幅减低。

精神障碍主要表现为兴奋、失眠、多梦、精力充沛、活动增多、话多、惊恐、举止乖张、出现幻听和幻视等。

3. 呋喃唑酮致神经系统毒性及精神障碍病例年龄、性别分布　呋喃唑酮引起中

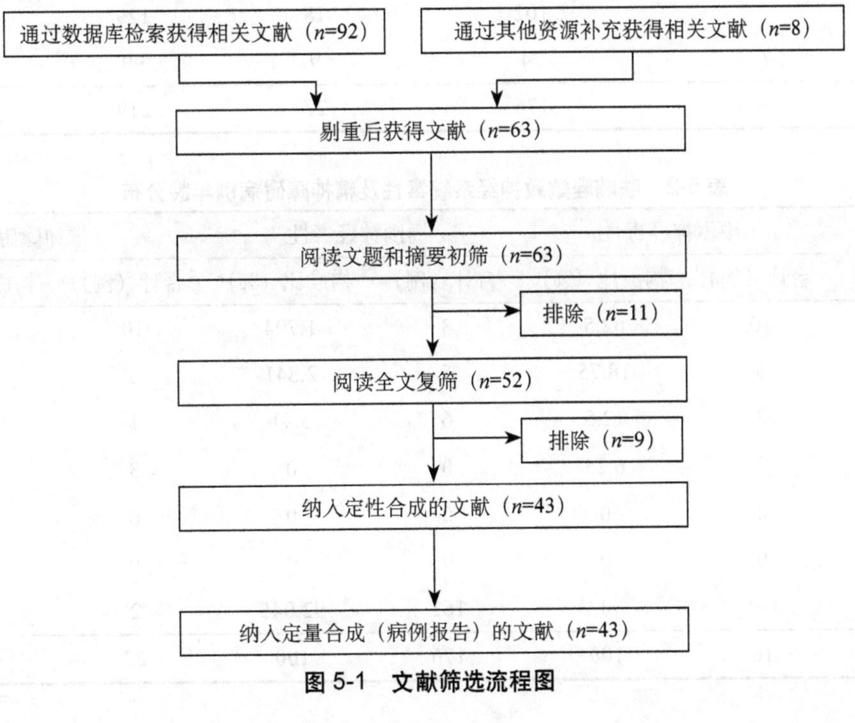

图 5-1　文献筛选流程图

枢神经毒性病例中男性 9 例，女性 7 例；周围神经毒性病例中男性 102 例，女性 74 例；精神障碍病例中男性 18 例，女性 9 例；三者合计为男性 129 例，女性 90 例。呋喃唑酮引起中枢神经毒性病例中年龄最小 4 岁，最大 59 岁，最多发生于＜ 30 岁年龄段；精神障碍病例中年龄最小 2 岁，最多发生于＜ 30 岁年龄段。由此可见，呋喃唑酮引起的神经系统毒性及精神障碍病例中，男性多于女性，多发生于＜ 30 岁年龄段，详见表 5-1、表 5-2。

4. 呋喃唑酮给药日剂量与神经系统毒性及精神障碍的关系　在发生 ADR 的病例中，有只服用呋喃唑酮 0.1g 就发生 ADR 的报道（仅 2 例），按说明书给药（给药剂量为每次 0.1g，每日 3 ～ 4 次）的病例有 80 例（占 36.5%），≥ 0.5g/d 的病例为 134 例（占 61.2%）。与＜ 0.5g/d 组相比，≥ 0.5g/d 病例组的不良反应发生率显著升高。因此认为呋喃唑酮给药日剂量≥ 0.5g 时发生神经系统毒性及精神障碍的风险明显增加，见表 5-3。

5. 服用呋喃唑酮后出现神经系统毒性及精神障碍的时间分布　服用呋喃唑酮后出现神经系统毒性及精神障碍的时间最短为 40 分钟，最长为半年以上，但在服药 11 ～ 30 天 的时间段出现神经系统毒性及精神障碍的概率明显增加（占 54.3%）。因此认为呋喃唑酮的服药疗程为 11 ～ 30 天时发生神经系统毒性及精神障碍的风险增加，见表 5-4。

6. 呋喃唑酮治疗的原发疾病分布　在呋喃唑酮引起的神经系统毒性及精神障碍病例中，患者的原发疾病多为胃炎（占 46.6%），其次为肠炎（占 17.8%）及十二指肠溃疡（占 11.0%）。因此认为呋喃唑酮

表 5-1　呋喃唑酮致神经系统毒性及精神障碍病例性别分布

性别	中枢神经毒性（例）	周围神经毒性（例）	精神障碍（例）	合计（例）	构成比（%）
男	9	102	18	129	58.9
女	7	74	9	90	41.1
合计	16	176	27	219	100

表 5-2　呋喃唑酮致神经系统毒性及精神障碍病例年龄分布

年龄（岁）	中枢神经毒性		周围神经毒性		精神障碍	
	合计（例）	构成比（%）	合计（例）	构成比（%）	合计（例）	构成比（%）
＜ 30	10	62.5	3	1.704	10	37
30 ～ 39	3	18.75	5	2.841	5	19
40 ～ 49	2	12.5	6	3.41	1	4
50 ～ 59	1	6.25	0	0	3	11
60 ～ 69	0	0	0	0	6	22
≥ 70	0	0	0	0	0	0
不详	–	0	162	92.045	2	7
合计	16	100	176	100	27	100

引起神经系统毒性及精神障碍的原发疾病以胃炎为主，见表 5-5。

【讨论】

本系统评价结果显示，呋喃唑酮引起的神经系统毒性及精神障碍的病例中，男性多于女性，多发生于＜ 30 岁年龄段，原发疾病多为胃炎，因此性别、年龄、原发疾病均为呋喃唑酮发生神经系统毒性及精神障碍的危险因素。

呋喃唑酮口服吸收较少，仅为给药量的 5%，一般认为呋喃唑酮毒性较小，如剂量超过 0.4g/d 或总量超过 3.0g，易引起神经毒性，但也有报道小剂量即出现神经系统毒性或精神障碍症状。本研究结果显示，当呋喃唑酮的给药剂量≥ 0.5g/d、服药疗程为 11 ～ 30 天时，发生神经系统毒性及精神障碍的风险明显增加，因此认为呋喃唑酮超剂量、长疗程服药是发生神经系统毒性及精神障碍的独立危险因素。

目前呋喃唑酮致神经系统疾病及精神障碍的原因尚未明确，有以下 3 种说法：①有学者认为呋喃唑酮能干扰细菌的糖代

表 5-3　呋喃唑酮给药日剂量与神经系统毒性及精神障碍的关系

给药日剂量	中枢神经毒性（例）	周围神经毒性（例）	精神障碍（例）	合计（例）	构成比（%）
0.1g	1	1	0	2	0.9
0.2g	1	1	1	3	1.4
0.3g	7	22	13	42	19.1
0.4g	1	34	3	38	17.4
≥ 0.5g	6	118	10	134	61.2
合计	16	176	27	219	100

表 5-4　服用呋喃唑酮后出现神经系统毒性及精神障碍的时间分布

出现 ADR 的时间	中枢神经毒性（例）	周围神经毒性（例）	精神障碍（例）	合计（例）	构成比（%）
＜ 24 小时	3	1	0	4	1.8
1 天	4	0	2	6	2.7
2 天	3	1	4	8	3.6
3 天	2	0	3	5	2.3
4 天	1	0	1	2	0.9
5 天	0	0	1	1	0.5
5 ～ 10 天	1	6	3	10	4.6
10 ～ 30 天	1	107	11	119	54.3
1 个月～半年	0	61	2	63	28.8
＞半年	1	0	0	1	0.5
合计	16	176	27	219	100

表 5-5 呋喃唑酮治疗的原发疾病分布

原发疾病	中枢神经毒性（例）	周围神经毒性（例）	精神障碍（例）	合计（例）	构成比（%）
菌痢	2	4	9	15	6.8
腹泻	13	5	1	19	8.7
溃疡	0	10	10	20	9.1
十二指肠溃疡	1	21	2	24	11.0
肠炎	0	35	4	39	17.8
胃炎	0	101	1	102	46.6
合计	16	176	27	219	100

谢，但同时也抑制了机体内有关糖代谢的酶系统，使糖代谢发生障碍，神经组织能量来源受阻，累及运动纤维和感觉纤维，从而导致周围神经炎症的发生。②还有学者认为呋喃唑酮能抑制由丙酮酸生成乙酰辅酶 A 的酶促过程，阻碍丙酮酸进入三羧酸循环，干扰糖代谢，导致丙酮酸堆积和神经组织能量缺乏，从而产生神经毒性的症状。③另外，还有一种说法是呋喃唑酮不仅是一种抗菌药，还是一种有效的单胺氧化酶抑制剂，口服呋喃唑酮后，在肠道菌群的作用下，产生的一种代谢产物叫 2-羟乙肼(HEH)，HEH 对单胺氧化酶(MAO)有明显的抑制作用。由于抑制 MAO，单胺类递质的降解减少。服用呋喃唑酮 1 ～ 3 天后，脑内去甲肾上腺素和 5- 羟色胺的含量增高 60% ～ 70%，多巴胺增高 20%。因此有学者认为精神障碍的发生很可能与呋喃唑酮抑制了 MAO，使脑内单胺类递质的浓度发生改变密切相关。

当使用呋喃唑酮治疗胃肠疾病时，应从小剂量起始，短疗程给药，一旦发生神经系统或精神障碍的不良反应，应立即停药，并给予 B 族维生素（如维生素 B_1、维生素 B_6、维生素 B_{12}）、神经营养药物（如神经生长因子、神经节苷脂类）及激素（如地塞米松、泼尼松）治疗，精神障碍还可联用抗精神病药物（如氯丙嗪、奋乃静）及镇静药物（如地西泮）治疗。

呋喃唑酮近年来的使用量下降，因此近期的文献较少，以往呋喃唑酮 ADR 的文献报道质量普遍不高，很多重要信息缺失，如患者信息、服用剂量、时间等，不利于分析 ADR 的原因，建议医护人员根据国家药品不良反应监测中心制订的不良反应 / 事件报告表上报不良反应 / 事件，并同时将完整内容报道发表在医学期刊上，在更大范围内起到借鉴和警示作用。

【总结】

本文探讨了呋喃唑酮引起神经系统毒性及精神障碍的发生情况及相关危险因素。检索 CNKI、VIP、PubMed、Cochrane Library、Springer、Embase 6 个数据库 1966 ～ 2013 年关于呋喃唑酮引起神经系统毒性及精神障碍不良反应的报道及临床研究。43 篇文献共报道 219 例有关神经系统及精神障碍 ADR 的病例，其中中枢神经毒性 16 例，周围神经毒性 176 例，精神障碍 27 例；男性多于女性，多发生于＜ 30 岁年龄段；原发病多为胃炎；当日剂量 ≥ 0.5g 或服药时间在 11 ～ 30 天时，发生此类 ADR 的风险最大。结果表明，呋喃唑酮致神经系统毒性及精神障碍的高危因素是超剂量、长疗程给药。

（关　丽　陈　军　武新安　张淑兰
郭未艳　王天红　何忠芳）

二、多种中枢性药物合用致帕金森综合征及恶化的循证分析

临床上，帕金森病与帕金森综合征的诊断易混淆，给治疗带来一定的困难。帕金森病是原发的、没有明确的病因，而帕金森综合征是有明确的病因可寻，一般由药物、毒物所引起，或继发于某些神经系统的疾病，包括脑血管病、脑外伤、颅内炎症、脑肿瘤等。因此当患者出现帕金森病的症状时，一定要问清患者的用药史、疾病史及外伤史等，鉴别帕金森病和帕金森综合征，明确诊断，才能针对性地治疗。本文基于循证思路，就 1 例帕金森综合征与药物不良反应及多种中枢性药物合用的关系进行探讨与分析。

【病例概况】

1. *病例资料*　患者，男，67 岁，因步态不稳、饮水呛咳 1 个月，渐加重，反应迟钝 4 天，于 2011 年 4 月 27 日入院。入院前 1 个月无明显诱因出现步态不稳，无大小便失禁，在他人扶持下尚可行走，在外院诊断为帕金森病、抑郁症，给予多巴胺替代、抗抑郁、改善循环等住院治疗。于 4 天前行走困难加重，摔倒后出现反应迟钝，发病以来精神、饮食、睡眠差，卧床休息，咳嗽，咳少量白痰。既往：头部外伤史 34 年，在当地医院行开颅手术治疗，肾结石病史 10 余年，4 年前因多发性脑梗死住院治疗好转，慢性胆囊炎病史 6 年余，高血压病史 7 年，前列腺增生病史 6 年，2 年前因黄疸性肝炎住院治疗好转，既往无心脏病、血液病、糖尿病病史。

2. *用药史*　入院前 1.5 个月规律服用舍曲林 50mg，bid；佐匹克隆 7.5mg，qn；氯硝西泮 1mg，qn；劳拉西泮 0.5mg，qn；维生素 E 胶丸 100mg，tid；银杏叶胶囊 2 粒，tid；卡左双多巴 125mg，bid。3 个月前间断服用西酞普兰、丁螺环酮、圣·约翰草提取物片等。

3. *诊断*　帕金森综合征。

4. *治疗及结局*　停用上述 7 种药物，排除青光眼后，给予苯海索片 2mg，bid，治疗 5 天，并予输液促进上述药物的排泄。肌张力渐降低，治疗 15 天后，四肢肌张力基本恢复正常，治疗 18 天后出院，基本可以自己行走，食欲、饮食量增加，饮水呛咳明显好转。

【讨论与分析】

帕金森综合征是有明确的病因可寻，如药物、中毒、感染、外伤和脑卒中等，其特点是震颤、强直、运动不能或运动迟缓，以及姿势和运动平衡失调。药物性帕金森综合征与帕金森病在临床表现上很难区别，重要的是有无吩噻嗪类、丁酰苯类、利血平、锂剂、α- 甲基多巴、甲氧氯普胺、氟桂利嗪等用药史。当停用药物数周至 6 个月后，帕金森综合征的症状即可明显减轻或消失，由此可以鉴别。此患者的主诉步态不稳与查体的四肢肌张力高（肌强直）有关，饮水呛咳与假性延髓麻痹有关，此次肌张力高与 1 个月来应用多种中枢性药物引起的锥体外系的不良反应相关，考虑为药物性帕金森综合征；此外，多巴胺治疗无效，也支持帕金森综合征的诊断，据此诊断为帕金森综合征。

1. *患者 1 个月来症状逐渐恶化分析*

（1）与使用舍曲林有关：舍曲林为新型抗抑郁药，是选择性 5- 羟色胺再摄取抑制剂（SSRI），其上市后的不良反应报道有

神经系统的锥体外系不良反应，如肌张力增高等。且有资料显示，舍曲林不宜与中枢神经抑制药合用，而此患者舍曲林与多种中枢神经抑制药合用。

(2) 与左旋多巴合用氯硝西泮、劳拉西泮、佐匹克隆有关：研究报道显示，在同时使用左旋多巴和苯二氮䓬类如地西泮、硝西泮或氯氮䓬的患者中出现了帕金森综合征的可逆性恶化。

(3) 与舍曲林联合左旋多巴有关：一项处方调查提供了一些证据，应用 SSRI 的同时，左旋多巴治疗帕金森病患者抗帕金森病治疗药物的增加，证明 SSRI 可能使帕金森症状恶化并且需要增加左旋多巴的剂量或者加入一些附加药物。

上述 3 条可能是引起患者肌张力增高和逐渐加重的原因。结合患者家属诉每次服完药后，与服药前比较，四肢明显发硬，提示肌张力增高与所服药物有关；同时家属诉步态不稳的症状日渐加重，与上述研究报道类似，表明患者出现帕金森症状可逆性恶化。停药后患者四肢肌张力恢复正常，饮水呛咳得到改善。

2. 患者在外院诊断的帕金森病欠妥　1.5 个月前外院诊断帕金森病欠妥，当时肌张力增高可能与 3 个月前不规律使用西酞普兰、丁螺环酮、圣・约翰草提取物片引起的锥体外系不良反应有关，考虑为药物性帕金森综合征；也可能与 4 年前的脑梗死、脑外伤所致的帕金森综合征有关。据报道，帕金森综合征和肌张力障碍是最常见的与 SSRI 有关的锥体外系不良反应。圣・约翰草提取物片有轻度抑制单胺氧化酶（MAO）和儿茶酚 -O- 甲基转移酶（COMT）的作用；而西酞普兰禁忌合用 MAO，不规律的合用可能会使西酞普兰的不良反应增强。

3. 帕金森综合征的治疗　药源性帕金森综合征是由于应用了利血平等药物使突触前多巴胺递质耗竭，或者应用抗精神病药和止吐药等阻滞了突触后膜多巴胺受体。尽管应用左旋多巴克服抗精神病药导致的多巴胺受体阻滞作用看上去是合理的，但一般的报道却是无效的或者可能增加精神症状。抗毒蕈碱性抗帕金森病药可以用来抑制帕金森综合征的症状，但是效果通常十分有限，而且还会引发不良反应。由于这类药会诱发或加重迟发性运动障碍，因此不推荐常规应用。金刚烷胺可以用来替代抗毒蕈碱类药。患者应用卡左双多巴疗效不好，即停用，选择苯海索治疗 5 天，予以停药。因患者在排除了青光眼后，虽有前列腺增生，但尿潴留不明显，在应用苯海索的同时，尿潴留症状加重，所以予以停药，只予输液促进药物排泄和改善脑功能治疗，患者步态不稳和饮水呛咳的症状得到改善。

抗抑郁药物的不良反应较多，发生机制比较复杂，涉及多个系统，部分可经停药而痊愈，有些却能造成不可逆的损害。抗抑郁药与多种药物合用的相互作用研究较多，资料显示，抗抑郁药物大多数要通过肝脏细胞色素 P450（CYP）酶系代谢，其原型药物和（或）代谢物可能具有 CYP 酶抑制或诱导作用，对合用的部分药物可能产生有临床意义的不良相互作用。而抗抑郁药与多种中枢抑制药物合用的研究较少，其机制也不明确，笔者为此做一报道分析。因此，在临床诊治的过程中，用药前应问清患者及家庭患病史和用药史（包括用药剂量、频次、疗程），明确诊断。用药期间定期密切观察患者用药后情况，监测患者各项生理指标，条件具备时应定期对患者进行血药浓度监测；更换治疗药物时要充分考虑药物的清除期长短；对联合用药应尽量减少，尤其是综合性医院医师使用 SSRI 时，需要考虑各种 SSRI 的药动学参数差别，既要考虑 $t_{1/2}$，又要注意有无药酶抑制作用及药物间的相互作用；与其他中枢性药物合用时，应密切观察患者的临床表现，尤其是药物不良反应是否增加、疗效是否降低、是否出现不良反应，以便及时采取相应的措施给予治疗。

【总结】

本文探讨了帕金森综合征与已使用中枢性药物的关系。通过 1 例帕金森综合征患者用药分析，查阅国内外文献，寻找药物致帕金森综合征及其恶化的证据。结果表明帕金森综合征及其恶化与 5- 羟色胺再摄取抑制剂（SSRI）的不良反应和多种中枢性药物合用相关，临床医师要合理使用 SSRI，慎重联合用药。

（何忠芳　杨　奎　陈江君　陈　军）

三、依达拉奉治疗急性重型颅脑损伤的疗效及安全性的 Meta 分析

急性重型颅脑损伤是各种外伤中最严重的损伤，伤残和病死率较高，其发生率占急性颅脑损伤的 12% ～ 21%，而病死率则高达 25% ～ 50%，其原因是颅脑损伤后脑组织的缺血、缺氧及能量代谢障碍，氧自由基反应增强，加重继发性脑损害。依达拉奉（MCI-186）是一种新型氧自由基清除剂，具有强大的自由基清除功能和神经保护作用。依达拉奉可清除颅脑损伤患者体内烷氧基（参与脂质过氧化）且能显著降低其水平。因此，国内探索性使用依达拉奉治疗颅脑损伤的临床研究已有较多报道，但对其能否成为治疗颅脑损伤的有效药物尚不清楚，为此我们对依达拉奉治疗重型颅脑损伤的临床随机对照试验进行系统评价，以客观评估依达拉奉的有效性和安全性，为临床治疗颅脑损伤提供证据。

【资料与方法】

1. 纳入标准　①研究类型，选择随机对照试验（RCT）。②研究对象，经临床及头颅 CT 检查确诊为急性重型颅脑损伤，Glasgow 昏迷评分（GCS）3 ～ 8 分。③干预措施，比较依达拉奉 + 常规治疗组与常规治疗组对颅脑损伤的治疗效果，依达拉奉剂量为 30mg，iv，bid 或 qd，疗程 10 ～ 14 天。常规治疗指给予脱水降颅压、止血、营养神经、抗菌药及外科手术、高压氧、对症等治疗。④结局指标，治疗结束时 GCS 的变化情况；3 个月后 Glasgow 预后评分（GOS）或恢复良好的百分率；治疗结束时不良反应发生情况。

2. 排除标准　①多发伤和（或）胸、腹等脏器严重并发损伤；②严重心、肝、肺、肾等疾病、精神障碍；③严重的血液系统、呼吸系统、内分泌系统、脑部器质性疾病如脑瘤；④孕妇或哺乳期妇女、有癫痫史者；⑤过敏体质，对多种药物有过敏史者；⑥影响 GCS 测定的患者，如耳聋、智能障碍等；⑦治疗前使用其他类似药物或对依达拉奉代谢及药理作可能产生影响的药物；⑧可疑吸毒或静脉药瘾史。

3. 文献检索与筛查　①数据库，计算机检索 PubMed、Embase、Cochrane 图书馆临床对照试验资料库、CBMdisc、CNKI 和万方数据库，检索时间均从建库至 2011 年 12 月。②检索策略，英文检索词如“edaravone”“traumatic brain injury”。中文检索词如“依达拉奉”“颅脑损伤”“颅脑外伤”“颅脑创伤”“重型颅脑损伤”。此外，还手工筛查检出文献的参考文献。③文献筛查，依据纳入标准和排除标准进行文献筛查，通过阅读摘要排除动物实验、综述、

依达拉奉联合其他药物、非随机试验、非对照试验、中度颅脑损伤、中重度颅脑损伤、结局指标不符合纳入标准的文献，再通过阅读全文排除结局指标标准不统一，无法合并的研究，最终纳入文献24篇。

4. *质量评价和资料提取* 使用统一的质量评价表格，由两位研究者独立对每篇符合纳入标准的文献进行质量评价和资料提取，并交叉核对。如有分歧，通过讨论或由第三位研究者协助解决。文献质量评价参考Cochrane系统评价员手册5.1.0版关于RCT的质量评价标准进行：①基线是否一致；②随机方法是否正确；③是否采用盲法；④是否做到分配隐藏；⑤有无失访或退出；⑥是否采用意向性治疗（intention-to-treat，ITT）分析。所有质量标准均满足者，发生偏倚的可能性最低，评为A级；如其中任何一条或多条质量评价标准仅部分满足（或不清楚），则该研究存在相应偏倚的可能性为中等，评为B级；如其中任何一条或多条完全不满足（未使用或不正确），则该研究存在相应偏倚的高度可能性，评为C级。提取资料以表格形式保存，主要包括①一般资料：文题、作者姓名、发表日期和文献来源；②研究特征：研究对象的一般情况、各组患者的基线可比性、干预措施；③结局指标：GCS（分值越低，昏迷程度越重）及GCS分段为＜8分、9～12分、13～15分的患者数，GOS及恢复良好的百分率，不良反应发生率。

5. *统计学方法* 采用Cochrane协作网提供的RevMan 5.0软件进行Meta分析。纳入研究间的异质性采用χ^2检验，$P < 0.1$和$I^2 > 50\%$时采用随机效应模型；反之，则采用固定效应模型进行合并分析。计数资料计算比值比（odds ratio，OR），计量资料计算加权均数差值（MD）或标准化均数差值（SMD），均给出其95%可信区间。当纳入足够多的研究时，则进行漏斗图分析判断是否存在发表偏倚；若临床试验提供的数据不能进行Meta分析时，则只对其进行描述性分析。

【结果】

1. *文献检索结果* 初检出相关文献267篇，发表时间1998～2011年。经阅读文题及摘要后去重和排除与研究目的不相关的文献，初纳入文献29篇，进一步阅读全文后排除结局指标标准不一致者5篇，最终纳入24篇，均为中文文献。在会议论文、Ongoing Controlled Trial等数据库中未检出相关文献。

2. *纳入研究特点* 所纳入的24个研究均为临床RCT，包括患者1909例，其中试验组983例，对照组926例。干预措施为依达拉奉干预组和常规治疗对照组。其中12个研究比较了常规组和依达拉奉组治疗10～14天后GCS的变化；7个研究比较了常规组和依达拉奉组治疗10～14天后GCS分段在不同范围内的患者数；8个研究比较了常规组和依达拉奉组3个月后GOS的变化情况；9个研究比较了常规组和依达拉奉组3个月后患者恢复良好的百分率；10个研究报道了常规组和依达拉奉组不良反应的发生情况；9个研究报道了常规组和依达拉奉组均无不良反应发生。

3. *方法学质量* 3个研究描述了具体的随机方法，其中1个研究采用数字随机法分组，1个研究采用住院号尾数单双号法分组，1个研究采用随机数字表法分组，其余研究虽标明“随机”，但未说明具体的随机方法；所有研究均未描述分配隐藏和使用盲法；有3个研究描述了退出/失访的人数，对退出 / 失访原因进行了详细描述但没有采用 ITT 分析；所有研究均具有基线相似性。评分均为 B 级，见表 5-6。

4. Meta 分析结果

（1）GCS 变化情况：12 个研究比较了依达拉奉组与常规治疗组对 GCS 升高的影响，共 884 例患者。各研究间有统计学异质性（I^2=64%，P=0.001），故采用随机效应模型进行 Meta 分析，结果显示，依达拉奉组与常规组间差异有统计学意义 [MD=1.60；95%CI（1.04 ～ 2.17）]，提示依达拉奉组 GCS 高于常规组（图 5-2）。

（2）GCS 分段在不同范围内的患者数量亚组分析：7 个研究比较了依达拉奉组与常规治疗组 GCS ＜ 8 的患者数量，共 486 例患者。各研究间无统计学异质性（I^2=0%；P=0.68），故采用固定效应模型进行 Meta 分析，结果显示，2 组差异有统计学意义 [OR=0.46；95%CI（0.31，0.68）]，提示依达拉奉组 GCS ＜ 8 分的患者少于常规组（图 5-3）；同时上述 7 个研究比较了 2 组 GCS 为 9 ～ 12 分的患者数量，各研究间无统计学异质性（I^2=0%；P=0.85），故采用固定效应模型进行 Meta 分析。结果显示，2 组差异无统计学意义 [OR=0.97；95%CI（0.67，1.39）]，提示依达拉奉组 GCS 为 9 ～ 12 分的患者不少于常规组（图 5-3）；另外，上述 7 个研究较了 2 组 GCS 为 13 ～ 15 分的患者数量，各研究间无统计学异质性（I^2=0%；P=1.00），故采用固定效应模型进行 Meta 分析。结果显示，2 组差异有统计学意义 [OR=2.34；95%CI（1.54，3.56）]，提示依达拉奉组 GCS 为 13 ～ 15 分的患者多于常规组（图 5-3）。

（3）GOS 变化情况：8 个研究比较了依达拉奉组与常规治疗组 3 个月后 GOS 的升高情况，共 608 例患者。各研究间有统计学异质性（I^2=50%；P=0.05），故采用随机效应模型进行 Meta 分析。结果显示，2 组差异有统计学意义 [MD=0.80；95%CI（0.49，1.10）]，提示依达拉奉组 GOS 高于常规治疗组（图 5-4）。

（4）GOS 评分中恢复良好率：9 个研究比较了依达拉奉组与常规治疗组 3 个月后 GOS 评分中恢复良好的患者数量，共 696 例患者。各研究间无统计学异质性（I^2=0%；P=0.98），故采用固定效应模型进行 Meta 分析。结果显示，2 组差异有统计学意义 [OR=3.13；95%CI（2.27，4.31）]，提示依达拉奉组恢复良好率高于常规治疗组（图 5-5）。

（5）不良反应发生情况：10 个研究报告了依达拉奉组与常规治疗组发生不良反应的情况，共 635 例患者，死亡 5 例，其中依达拉奉组 2 例，常规治疗组 3 例。余 2 组不良反应表现为肝肾功能异常、皮疹、肢体疼痛等。各研究间无统计学异质性（I^2=25%；P=0.21），故采用固定效应模型进行 Meta 分析。结果显示，2 组数量差异无统计学意义 [OR=1.41；95%CI（0.79，2.50）]，尚不能提示依达拉奉组不良反应的发生率高于常规治疗组（图 5-6）。

（6）不同剂量依达拉奉对 GCS 的影响：仅有 1 个研究比较了不同剂量依达拉奉对颅脑损伤患者 GCS 的影响，分为全量组（30mg，bid，iv）、减量组（20mg，bid，iv）与常规治疗组，共 80 例患者入选，有 7 例退出。结果显示，全量组与减量组治疗 14 天后 GCS 差异无统计学意义（P=0.86）。

【讨论与分析】

本系统评价结果显示，在重型颅脑损伤患者中应用依达拉奉治疗能显著升高 GCS；GCS 评分分段在 13 ～ 15 分患者数

表 5-6 纳入研究的基本情况和方法学质量评价

纳入研究的第一作者及发表年份	例数	年龄（岁）		干预措施		结局指标	疗程（天）	方法学评价						
	试验组/对照组	试验组	对照组	试验组（剂量、频次）	对照组			基线可比性	随机方法	是否采用盲法	分配隐藏	退出/失访（T/C）	ITT分析	等级
耿飞 2011	30/30	38.8±1.5	38.6±2.0	E30mg bid+R	R	GCS、GOS、ADR	14	相似	数字随机法	未提及	未提及			B
孟永康 2010	120/110	27.1±9.4	26.4±9.8	E30mg bid+R	R	GCS	14	相似	未提及	未提及	未提及			B
蔡宏斌 2010	19/20	42.2±8.2	41.1±9.2	E30mg bid+R	R	GCS、GOS、ADR	14	相似	未提及	未提及	未提及	2/1	无	B
温剑峰 2006	30/30	20～70	20～70	E30mg bid+R	R	GOS、ADR	14	相似	未提及	未提及	未提及			B
赖连枪 2009	30/30	35.2±11.5	36.9±12.2	E30mg bid+R	R	GCS、ADR	14	相似	住院号尾数单双号	未提及	未提及			B
王其平 2008	40/40	35.36	35.36	E30mg qd+R	R	GCS、GOS、ADR	10	相似	未提及	未提及	未提及			B
孙玉权 2008	30/30	39	39	E30mg bid+R	R	GCS、GOS、ADR	14	相似	未提及	未提及	未提及			B
涂悦 2007	54/54	36	35.4	E30mg bid+R	R	GCS、GOS、ADR	10	相似	未提及	未提及	未提及	2/4	无	B
石林 2010	34/34	35.2	34.8	E30mg bid+R	R	GCS、GOS、ADR	14	相似	未提及	未提及	未提及			B
韩杰冰 2007	24/24	未提及	未提及	E30mg bid+R	R	GOS、ADR	14	相似	未提及	未提及	未提及			B

续表

纳入研究的第一作者及发表年份	例数	年龄（岁）		干预措施		结局指标	疗程（天）	方法学评价						等级
	试验组/对照组	试验组	对照组	试验组（剂量、频次）	对照组			基线可比性	随机方法	是否采用盲法	分配隐藏	退出/失访（T/C）	ITT分析	
王一宁 2010	30/30	42	41.2	E30mg bid+R	R	GCS	14	相似	未提及	未提及	未提及			B
田刚强 2009	16/14	18～63	18～63	E30mg bid+R	R	GCS、GOS、ADR	14	相似	未提及	未提及	未提及			B
种衍军 2010	30 全量/25 减量/18	38/36.3	31.2	E30mg bid+R E20mg bid+R	R	GCS、ADR	14	相似	随机数字表	未提及	未提及	2/3/2	无	B
庄汉森 2009	31/31	26.7±12.8	26.5±13.3	E30mg bid+R	R	GCS、GOS、ADR	14	相似	未提及	未提及	未提及			B
陈玉宏 2010	40/39	31.2	35.4	E30mg bid+R	R	GCS、GOS	14	相似	未提及	未提及	未提及			B
舒宇峰 2009	60/60	35.6	35.4	E30mg bid+R	R	GOS、ADR	14	相似	未提及	未提及	未提及			B
黄金根 2009	49/45	18～75	18～75	E30mg bid+R	R	GOS	14*（3～4）	相似	未提及	未提及	未提及			B
王其平 2006	32/28	33.35±11.05	36.78±10.37	E30mg bid+R	R	GCS、GOS、ADR	10	相似	未提及	未提及	未提及			B
施婵宏 2005	40/40	15～74	13～71	E30mg bid+R	R	GCS、GOS	14	相似	未提及	未提及	未提及			B

续表

纳入研究的第一作者及发表年份	例数	年龄（岁）		干预措施		结局指标	疗程（天）	方法学评价						等级
	试验组/对照组	试验组	对照组	试验组（剂量、频次）	对照组			基线可比性	随机方法	是否采用盲法	分配隐藏	退出/失访（T/C）	ITT分析	
刁新峰 2010	30/30	53	53	E30mg bid+R	R	GCS、ADR	14	相似	未提及	未提及	未提及			B
王新东 2009	96/96	39.2	38.4	E30mg bid+R	R	GOS、ADR	14	相似	未提及	未提及	未提及			B
江振汝 2006	24/24	47.8±7.8	49.4±8.6	E30mg bid+R	R	GCS、GOS、ADR	14	相似	未提及	未提及	未提及			B
简国庆 2008	39/39	21～69	16～70	E30mg qd+R	R	GCS、GOS、ADR	14	相似	未提及	未提及	未提及			B
娄晓辉 2006	30/30	39	39	E30mg bid+R	R	GCS、GOS、ADR	10	相似	未提及	未提及	未提及			B

注：E. 依达拉奉；R. 常规治疗；GCS. 格拉斯哥昏迷评分或评分分段的病例数；GOS. Glasgow 预后评分或恢复良好的病例数；ADR. 不良反应。

Study or Subgroup	Experimental Mean	Experimental SD	Experimental Total	Control Mean	Control SD	Control Total	Weight	Mean Difference IV, Random, 95% CI
孟永康 2010	6.86	3.7	120	3.44	3.3	110	10.2%	3.42 [2.52, 4.32]
庄汉森 2009	6.21	2.5	31	3.82	2.4	31	8.4%	2.39 [1.17, 3.61]
施峰宏 2005	5.44	3.1	40	3.32	2.9	40	7.9%	2.12 [0.80, 3.44]
江振女 2006	6.89	2.8	24	4.83	1.9	24	7.7%	2.06 [0.71, 3.41]
王其平 2006	3.3	3.2	32	2.23	2.9	28	6.8%	1.07 [-0.47, 2.61]
王其平 2008	3.02	3	40	1.97	2.5	40	8.5%	1.05 [-0.16, 2.26]
田刚强 2009	6.12	2.2	16	3.77	2	14	7.0%	2.35 [0.85, 3.85]
石林 2010	3.35	3.7	34	2.23	3.7	34	5.9%	1.12 [-0.64, 2.88]
种衍军 2010	3.3	3.2	30	2.23	2.9	18	5.9%	1.07 [-0.69, 2.83]
耿飞 2011	3.1	1.5	30	2.3	1.7	30	10.8%	0.80 [-0.01, 1.61]
蔡宏斌 2010	3.3	1.7	19	2.4	1.7	20	9.3%	0.90 [-0.17, 1.97]
陈玉宏 2010	5.32	1.6	40	4.44	1.4	39	11.7%	0.88 [0.22, 1.54]
Total (95% CI)			**456**			**428**	**100.0%**	**1.60 [1.04, 2.17]**

Heterogeneity: $Tau^2 = 0.59$; $Chi^2 = 30.74$, df = 11 ($P = 0.001$); $I^2 = 64\%$

Test for overall effect: $Z = 5.59$ ($P < 0.00\,001$)

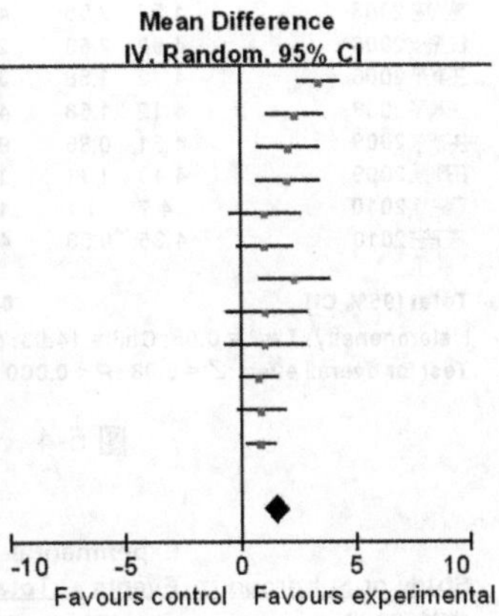

图 5-2　依达拉奉组与常规治疗组升高 GCS 的 Meta 分析

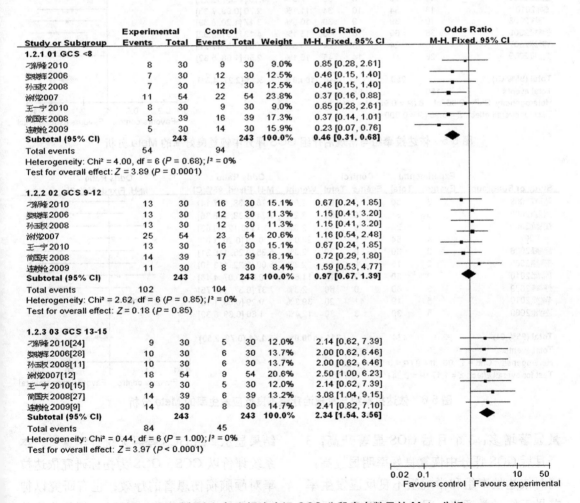

Study or Subgroup	Experimental Events	Experimental Total	Control Events	Control Total	Weight	Odds Ratio M-H, Fixed, 95% CI
1.2.1 01 GCS <8						
刁鹏峰 2010	8	30	9	30	9.0%	0.85 [0.28, 2.61]
娄晓辉 2006	7	30	12	30	12.5%	0.46 [0.15, 1.40]
孙玉权 2008	7	30	12	30	12.5%	0.46 [0.15, 1.40]
涂悦 2007	11	54	22	54	23.8%	0.37 [0.16, 0.88]
王一宁 2010	8	30	9	30	9.0%	0.85 [0.28, 2.61]
简国庆 2008	8	39	16	39	17.3%	0.37 [0.14, 1.01]
连赖伦 2009	5	30	14	30	15.9%	0.23 [0.07, 0.76]
Subtotal (95% CI)		**243**		**243**	**100.0%**	**0.46 [0.31, 0.68]**
Total events	54		94			
Heterogeneity: $Chi^2 = 4.00$, df = 6 ($P = 0.68$); $I^2 = 0\%$						
Test for overall effect: $Z = 3.89$ ($P = 0.0001$)						
1.2.2 02 GCS 9-12						
刁鹏峰 2010	13	30	16	30	15.1%	0.67 [0.24, 1.85]
娄晓辉 2006	13	30	12	30	11.3%	1.15 [0.41, 3.20]
孙玉权 2008	13	30	12	30	11.3%	1.15 [0.41, 3.20]
涂悦 2007	25	54	23	54	20.6%	1.16 [0.54, 2.48]
王一宁 2010	13	30	16	30	15.1%	0.67 [0.24, 1.85]
简国庆 2008	14	39	17	39	18.1%	0.72 [0.29, 1.80]
连赖伦 2009	11	30	8	30	8.4%	1.59 [0.53, 4.77]
Subtotal (95% CI)		**243**		**243**	**100.0%**	**0.97 [0.67, 1.39]**
Total events	102		104			
Heterogeneity: $Chi^2 = 2.62$, df = 6 ($P = 0.85$); $I^2 = 0\%$						
Test for overall effect: $Z = 0.18$ ($P = 0.85$)						
1.2.3 03 GCS 13-15						
刁鹏峰 2010[24]	9	30	5	30	12.0%	2.14 [0.62, 7.39]
娄晓辉 2006[28]	10	30	6	30	13.7%	2.00 [0.62, 6.46]
孙玉权 2008[11]	10	30	6	30	13.7%	2.00 [0.62, 6.46]
涂悦 2007[12]	18	54	9	54	20.6%	2.50 [1.00, 6.23]
王一宁 2010[15]	9	30	5	30	12.0%	2.14 [0.62, 7.39]
简国庆 2008[27]	14	39	6	39	13.2%	3.08 [1.04, 9.15]
连赖伦 2009[9]	14	30	8	30	14.7%	2.41 [0.82, 7.10]
Subtotal (95% CI)		**243**		**243**	**100.0%**	**2.34 [1.54, 3.56]**
Total events	84		45			
Heterogeneity: $Chi^2 = 0.44$, df = 6 ($P = 1.00$); $I^2 = 0\%$						
Test for overall effect: $Z = 3.97$ ($P < 0.0001$)						

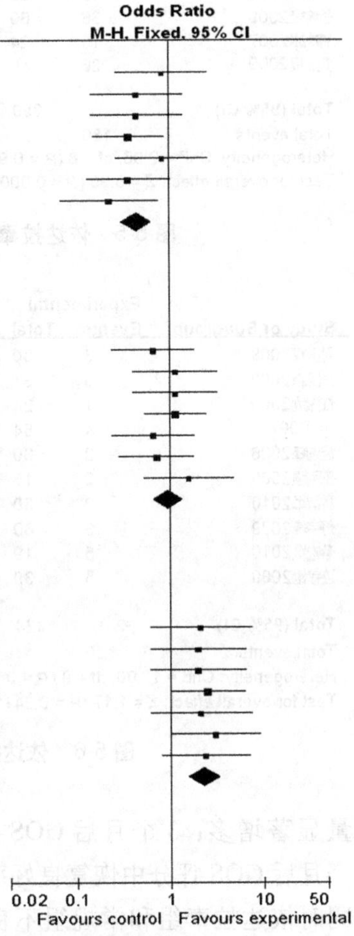

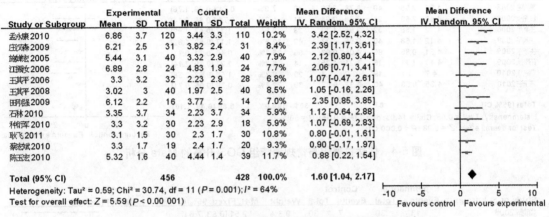

图 5-3　依达拉奉组与常规治疗组 GCS 分段患者数量的 Meta 分析

Study or Subgroup	Experimental Mean	Experimental SD	Experimental Total	Control Mean	Control SD	Control Total	Weight	Mean Difference IV, Random, 95% CI
施婵宏 2005	4.52	2.05	40	3.78	2.56	40	7.0%	0.74 [-0.28, 1.76]
江振汝 2006	4.52	2.68	24	3.78	2.24	24	4.2%	0.74 [-0.66, 2.14]
王其平 2006	4.12	1.58	32	2.95	1.37	28	10.9%	1.17 [0.42, 1.92]
王其平 2008	4.12	1.58	40	2.95	1.37	40	12.9%	1.17 [0.52, 1.82]
王新东 2009	4.51	0.85	96	4.05	0.93	96	25.3%	0.46 [0.21, 0.71]
田刚强 2009	4.43	1.31	16	3.21	1.25	14	8.2%	1.22 [0.30, 2.14]
蔡宏斌 2010	4.7	1.4	19	3.2	1.4	20	8.7%	1.50 [0.62, 2.38]
陈玉宏 2010	4.35	0.58	40	3.97	0.87	39	22.7%	0.38 [0.05, 0.71]
Total (95% CI)			**307**			**301**	**100.0%**	**0.80 [0.49, 1.10]**

Heterogeneity: $Tau^2 = 0.08$; $Chi^2 = 14.03$, $df = 7$ ($P = 0.05$); $I^2 = 50\%$

Test for overall effect: $Z = 5.08$ ($P < 0.000\ 01$)

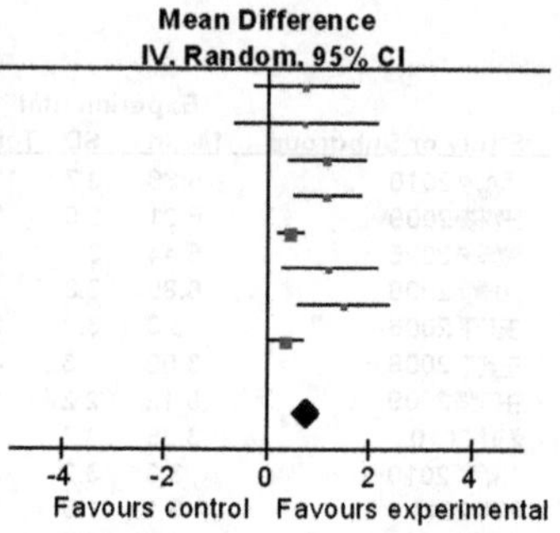

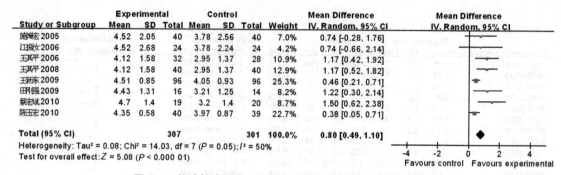

图 5-4 依达拉奉组与常规治疗组 GOS 升高的 Meta 分析

Study or Subgroup	Experimental Events	Experimental Total	Control Events	Control Total	Weight	Odds Ratio M-H, Fixed, 95% CI
娄晓辉 2006	13	30	7	30	9.3%	2.51 [0.83, 7.64]
孙玉权 2008	13	30	7	30	9.3%	2.51 [0.83, 7.64]
涂悦 2007	22	54	11	54	15.3%	2.69 [1.14, 6.33]
温剑锋 2006	18	30	8	30	7.5%	4.13 [1.39, 12.27]
石林 2010	18	34	10	34	11.1%	2.70 [0.99, 7.33]
简国庆 2008	19	39	9	39	10.9%	3.17 [1.20, 8.39]
舒宇峰 2009	36	60	16	60	15.1%	4.13 [1.91, 8.92]
韩杰冰 2007	15	24	6	24	5.3%	5.00 [1.45, 17.27]
黄金根 2009	26	49	14	45	16.1%	2.50 [1.08, 5.82]
Total (95% CI)		**350**		**346**	**100.0%**	**3.13 [2.27, 4.31]**
Total events	180		88			

Heterogeneity: $Chi^2 = 2.06$, $df = 8$ ($P = 0.98$); $I^2 = 0\%$

Test for overall effect: $Z = 6.95$ ($P < 0.000\ 01$)

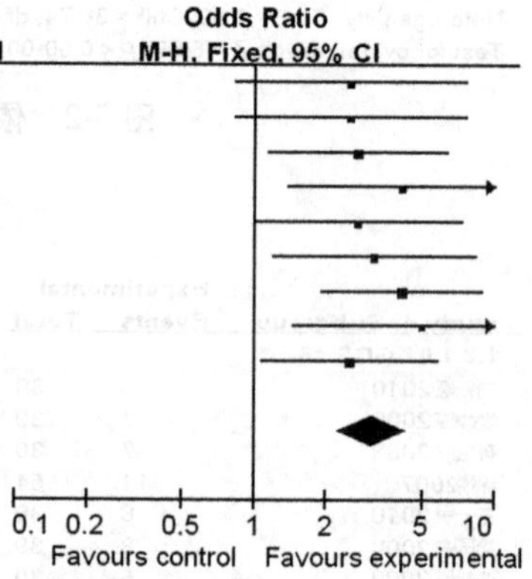

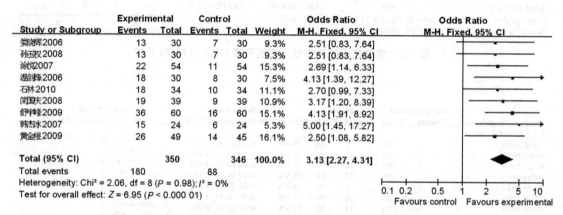

图 5-5 依达拉奉组与常规治疗组 GOS 评分中恢复良好率的 Meta 分析

Study or Subgroup	Experimental Events	Experimental Total	Control Events	Control Total	Weight	Odds Ratio M-H, Fixed, 95% CI
孙玉权 2008	3	30	0	30	2.2%	7.76 [0.38, 157.14]
庄汉森 2009	3	31	0	31	2.2%	7.74 [0.38, 156.36]
江振汝 2006	1	24	0	24	2.3%	3.13 [0.12, 80.68]
涂悦 2007	4	54	5	54	23.0%	0.78 [0.20, 3.09]
温剑锋 2006	2	30	0	30	2.3%	5.35 [0.25, 116.31]
田刚强 2009	2	16	0	14	2.3%	5.00 [0.22, 113.50]
种衍军 2010	2	30	2	18	11.6%	0.57 [0.07, 4.46]
舒宇峰 2009	3	60	0	60	2.3%	7.37 [0.37, 145.75]
蔡宏斌 2010	5	19	11	20	39.3%	0.29 [0.08, 1.13]
连赖枪 2009	5	30	3	30	12.4%	1.80 [0.39, 8.32]
Total (95% CI)		**324**		**311**	**100.0%**	**1.41 [0.79, 2.50]**
Total events	30		21			

Heterogeneity: $Chi^2 = 12.00$, $df = 9$ ($P = 0.21$); $I^2 = 25\%$

Test for overall effect: $Z = 1.17$ ($P = 0.24$)

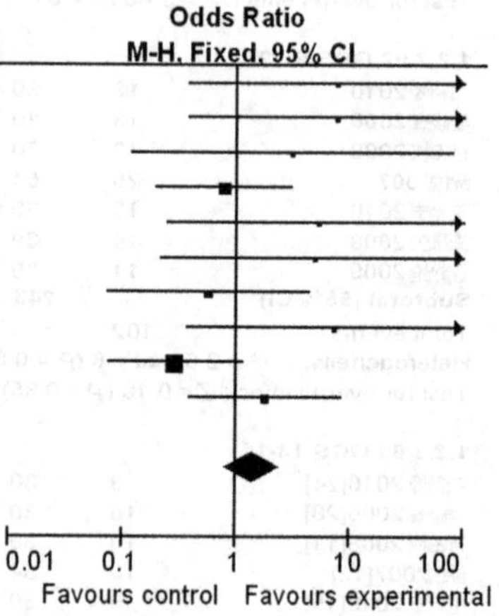

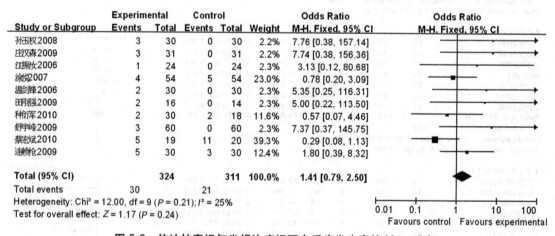

图 5-6 依达拉奉组与常规治疗组不良反应发生率的 Meta 分析

量显著增多；3 个月后 GOS 显著升高；3 个月后 GOS 评分中恢复良好率明显提高；同时依达拉奉组和常规组不良反应发生率差异无统计学意义。另外，只有 1 个研究比较了不同剂量依达拉奉对 GCS 的影响，结果显示 2 组 GCS 差异无统计学意义。本系统评价以 GCS、GOS 为指标研究依达拉奉对颅脑损伤患者的疗效，也有研究以神经元特异性烯醇化酶（NSE）、超氧化物歧化酶（SOD）活性、丙二醛（MDA）、一氧化氮合酶（NOS）活性、颅内压、脑水肿程度等为替代指标考察依达拉奉的疗效，虽为分散的随机对照研究，但这些指标的改善在一定程度上证实了依达拉奉对损伤后的神经元细胞起到良好的保护作用。但因研究数量少及指标标准不一致，无法进行 Meta 分析。

研究表明，依达拉奉能使颅脑损伤患者治疗 10 ～ 14 天后 GCS 和随访 3 个月后 GOS 均明显升高，但却无法对神经功能缺损及日常生活能力改善进行评价，也无法评价远期预后。因此建议今后设计前瞻性、多中心、大样本、随机对照临床试验，长期随访，并注意采用正确的随机方法、分配隐藏方案及盲法、报告失访情况、进行 ITT 分析，以减少选择性、实施性、测量性等各种偏倚；研究应采用统一测量工具和国际通用的疗效量表和终点测量指标；并增加药物安全性方面的报道，来证实依达拉奉对颅脑损伤患者近期疗效和远期预后的影响，为颅脑损伤患者提供一个有效的药物治疗方法。

由于系统评价为二次研究，其论证强度受到纳入研究的质量等多种因素的影响，因此存在一定的局限性：①部分纳入研究属低质量研究；②可能存在发表偏倚，虽然对研究结果的影响较小；③纳入研究存在异质性；④研究样本量较小。因此对上述结论，今后有待进一步开展高质量、大样本、长期随访的随机对照试验来证实。

【总结】

本文系统评价依达拉奉治疗急性重型颅脑损伤的疗效及安全性。计算机检索 PubMed、Embase、Cochrane 图书馆临床对照试验资料库、CBMdisc、CNKI 和万方数据库，检索时间均从建库至 2011 年 12 月。收集依达拉奉治疗急性重型颅脑损伤的随机对照试验（RCT）。对符合纳入标准的临床研究进行质量评价和资料提取后，采用 RevMan 5.0 软件进行 Meta 分析。结果共纳入 24 个 RCT，包括 1909 例患者。Meta 分析结果如下。①对 Glasgow 昏迷评分（GCS）的影响：共纳入 12 个研究（884 例患者），与常规治疗组相比，依达拉奉组能显著升高患者 GCS，差异有统计学意义 [MD=1.60；95%CI（1.04，2.17）]。②对 GCS 分段在不同范围内的患者数量的影响：共纳入 7 个研究（486 例患者），与常规治疗组相比，依达拉奉组 GCS ＜ 8 分的患者数量少，2 组差异有统计学意义 [OR=0.46；95%CI（0.31，0.68）]；依达拉奉组 GCS 为 9 ～ 12 分的患者与常规治疗组差异无统计学意义 [OR=0.90；95%CI（0.67，1.39）]；依达拉奉组 GCS 为 13 ～ 15 分的患者数量多，差异有统计学意义 [OR=2.34；95%CI（1.54，3.56）]。③对 Glasgow 预后评分（GOS）的影响：纳入 8 个研究（608 例患者），与常规治疗组比较，依达拉奉组升高患者 GOS，差异有统计学意义 [MD=0.80；95%CI（0.49，1.10）]。④ GOS 评分中恢复良好率：纳入 9 个研究（696 例患者），依达拉奉组恢复良好率高于常规治疗组，差异有统计学意义 [OR=3.13；95%CI（2.27，4.31）]。⑤不良反应发生率：纳入 10 个研究（635 例患者），依达拉奉组不良反应发生率与常规治疗组差异无统计学意义 [OR=1.41；95%CI（0.79，2.50）]。现有的临床研究证据显示，与常规治疗组比较，依达拉奉能显著升高急性重型颅脑损伤患者的 GCS、GOS、恢复良好率，不良反应发生率两组无差异，但对远期预后的影响尚需进一步的临床研究。

（何忠芳　郑茂华）

四、醒脑静注射液辅助治疗病毒性脑炎疗效及安全性的Meta分析

病毒性脑炎是临床常见的中枢神经系统感染性疾病，是各种病毒感染引起的脑实质的炎症，临床主要表现为头痛、发热、行为改变及意识水平的变化等，可伴有局灶性神经功能缺损及癫痫症状发作。流行病学研究统计，病毒性脑炎每年发病率为(3.5～7.4)/10万人。该病治疗常采取抗病毒和对症支持疗法，若治疗不及时或不充分，可遗留智力障碍、肢体瘫痪等后遗症，严重者可危及生命。醒脑静注射液是新型水溶性静脉注射液，其主要成分有麝香、冰片、栀子和郁金等，具有清热解毒、凉血活血、开窍醒脑之功效，临床广泛用于治疗高热、昏迷、脑血管病、颅脑外伤、脑炎、急性中毒及各种眩晕症等。国内对醒脑静注射液辅助治疗病毒性脑炎的临床研究已有较多报道，但未对其进行系统评价。为此，笔者对醒脑静注射液辅助治疗病毒性脑炎的临床随机对照试验（RCT）进行系统评价，以客观评估醒脑静注射液的疗效和安全性，为临床治疗病毒性脑炎提供依据。

【资料与方法】

1. 纳入与排除标准　①研究类型，纳入RCT，排除综述及非RCT的研究。②研究对象，根据病史、临床症状和体征，结合脑脊液（CSF）检查，脑CT、MRI及脑电图检查确诊为病毒性脑炎患者。③干预措施，醒脑静组采用常规治疗+醒脑静注射液；对照组仅采用常规治疗。醒脑静注射液剂量：成人10～40ml，iv，qd，疗程10～20天；儿童0.2～0.8ml/（kg·d），qd或者bid，或每次6～10ml，iv，bid，疗程7～14天。常规治疗指抗病毒、降颅内压、抗感染、止惊、降温、营养神经等综合治疗。排除使用了除上述药物外其他药物的研究。④结局指标，治疗结束时的治愈率；临床症状和体征消失时间（发热、头痛、恶心、抽搐和惊厥、意识障碍）；治疗结束时不良反应发生情况。

2. 检索策略　计算机检索Cochrane图书馆（2011年第12期）、PubMed、EMbase、中国生物医学文献数据库（CBM）、中国知网（CNKI）和万方数据库，检索时间为1980年至2011年12月。使用主题词和关键词联合检索。英文检索词："xingnao jing""encephalitis""viral encephalitis"；中文检索词："醒脑静""脑炎""病毒性脑炎"等。以Cochrane图书馆为例，具体检索策略见图5-7。

#1 xingnaojing
#2 encephalitis
#3 viral encephalitis
#4 #1 AND #2
#5 #1 AND #3

图5-7　Cochrane图书馆检索策略

3. 质量评价和资料提取　使用统一的质量评价表格，由2位研究者独立对每篇符合纳入标准的文献进行质量评价和资料提取，并交叉核对。如有分歧，通过讨论或由第三位研究者协助解决。文献质量评价参考"Cochrane系统评价员手册5.1.0版"关于RCT的质量评价标准进行。评价内容包括随机序列的产生、分配隐藏、盲法、不完整资料说明、选择性报告等。提取资料以表格形式保存，主要包括①一般资料：文题、作者姓名、发表日期和文献来源；②研究特征：研究对象的一般情况、干预措施；③结局指标。

4. 统计学方法　采用Cochrane协作网提供的RevMan 5.0统计软件进行Meta分

析。纳入研究间的异质性采用 χ^2 检验，$P < 0.1$ 和 $I^2 > 50\%$ 时采用随机效应模型；反之，则采用固定效应模型进行合并分析。计数资料计算比值比（OR），计量资料计算加权均数差值（MD）或标准化均数差值（SMD），均给出其 95% 可信区间（CI）。当纳入足够多的研究时，则进行倒漏斗图分析，判断是否存在发表偏倚。若临床试验提供的数据不能进行 Meta 分析，则只对其进行描述性分析。

【结果】

1. 文献检索结果　初检出相关文献 84 篇，发表时间自 2000 年至 2011 年。经阅读文题及摘要后去重和排除综述、非随机试验、非对照试验、结局指标不符合纳入标准的文献及其他与研究目的不相关的文献，初步纳入文献 16 篇。进一步阅读全文复筛，排除结局指标表述不一致而无法合并者 2 篇，最终纳入 14 篇文献，均为中文文献。文献筛查流程详见图 5-8。

2. 纳入研究的基本特征　纳入的 14 项研究均为 RCT，合计患者 1114 例，其中醒脑静组 579 例，对照组 535 例。醒脑静组干预措施为醒脑静注射液 + 常规治疗，对照组仅采用常规治疗。12 项研究比较了对照组和醒脑静组治疗结束时的治愈率，其中 9 项研究纳入的患者为儿童，3 项研究纳入的患者为成人；8 项研究比较了对照组和醒脑静组临床症状和体征消失时间，其中 8 项研究比较了发热消退的时间，5 项研究比较了头痛消失的时间，6 项研究比较了呕吐停止的时间，7 项研究比较了抽搐和惊厥停止的时间，7 项研究比较了意识障碍恢复的时间；12 项研究报道了对照组和醒脑静组不良反应的发生情况，其中 4 项研究报道两组均无不良反应发生，2 项研究未述及两组不良反应的发生情况。纳入研究的基本特征详见表 5-7。

3. 纳入研究的方法学质量评价　2 项研究描述了具体的随机方法，其中一项研

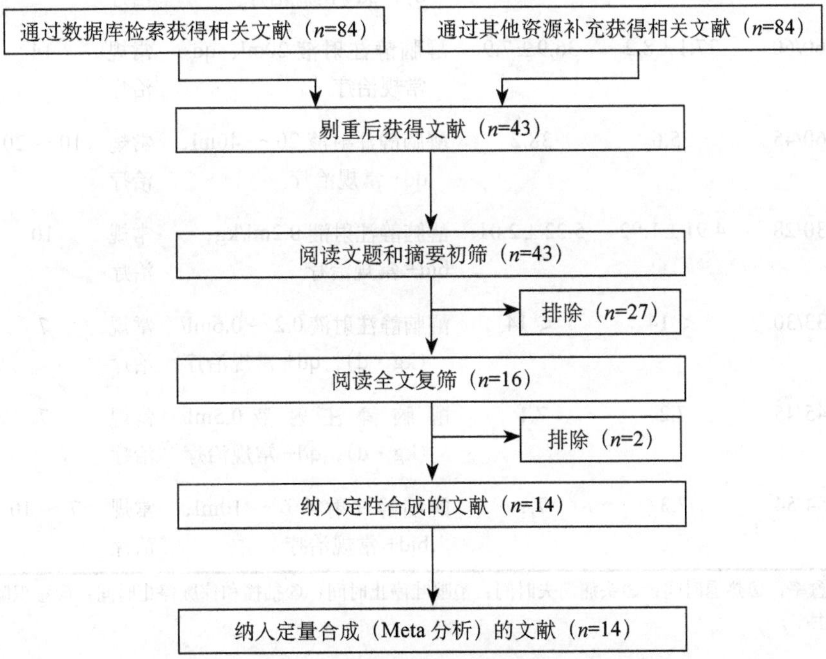

图 5-8　文献筛查流程及结果

表 5-7 纳入研究的基本特征

第一作者及发表年份	例数	年龄（岁）		干预措施		疗程（天）	结局指标
	醒脑静组/对照组	醒脑静组	对照组	醒脑静组（剂量、频次）	对照组		
吴克礼 2011	34/34	36.5	36.5	醒脑静注射液 10 ～ 20ml，qd+ 常规治疗	常规治疗	15	①⑦
甘炳天 2003	31/24	72	72	醒脑静注射液 0.4 ～ 0.6ml/（kg · d），qd+ 常规治疗	常规治疗	7	①②④⑤⑥⑦
郑少君 2006	40/31	50±9	48±9	醒脑静注射液 20ml，qd+ 常规治疗	常规治疗	15	①⑦
李莺 2007	30/28	4.91 + 1.92	5.22 + 2.01	醒脑静注射液 0.2ml/kg，bid+ 常规治疗	常规治疗	7 ～ 10	①②⑤⑥⑦
楚永清 2009	47/50	10 个月～ 12 岁	10 个月～ 12 岁	醒脑静注射液 0.4 ～ 0.6ml/（kg · d），qd+ 常规治疗	常规治疗	7 ～ 10	①②③④⑥⑦
田芸芳 2008	39/33	11 个月～ 14 岁	11 个月～ 14 岁	醒脑静注射液 0.8ml/kg，体重＞ 20kg，按 20ml/d qd+ 常规治疗	常规治疗	14	①⑦
姚福涛 2008	38/35	4.8	5.1	醒脑静注射液 0.4 ～ 0.6ml/（kg · d），qd+ 常规治疗	常规治疗	10	①②④⑤⑥⑦
祝海燕 2008	37/35	5.8	6.7	醒脑静注射液 0.5ml/（kg · d），qd+ 常规治疗	常规治疗	14	①⑦
党利华 2011	60/60	37.1±8.2	36.9±7.9	醒脑静注射液 20ml，qd+ 常规治疗	常规治疗	14	②③⑤⑦
吴有彬 2000	60/45	35.6	38.2	醒脑静注射液 20 ～ 40ml，qd+ 常规治疗	常规治疗	10 ～ 20	①
李玉珍 2011	30/28	4.91±1.92	5.22±2.01	醒脑静注射液 0.2ml/kg，bid+ 常规治疗	常规治疗	10	①②③④⑤⑥⑦
郑伯花 2004	33/30	＜ 14	＜ 14	醒脑静注射液 0.2 ～ 0.6ml/（kg · d），qd+ 常规治疗	常规治疗	7	①②③④⑤⑥⑦
王浙梅 2011	45/45	7.2	7.1	醒脑静注射液 0.5ml/（kg · d），qd+ 常规治疗	常规治疗	7	①
姜淑华 2002	54/54	7.3	7.1	醒脑静注射液 6 ～ 10ml，bid+ 常规治疗	常规治疗	7 ～ 10	②③④⑤⑥⑦

注：①治愈率；②热退时间；③头痛消失时间；④呕吐停止时间；⑤抽搐和惊厥停止时间；⑥意识障碍恢复时间；⑦不良反应发生率。

究采用抽签法分组，另一项研究采用随机数字表法分组；2 项研究采用了按入院先后顺序分组的不正确的随机方法，其余研究虽写明“随机”，但未说明具体的随机方法。所有研究均未描述分配隐藏和使用盲法；有 7 项研究对不完整资料进行了说明，描述了退出 / 失访的人数，且对退出 / 失访原因进行了详细描述但没有采用 ITT 分析；所有研究描述了无选择性报告，但结果不清楚。纳入研究的方法学质量评价详见表 5-8。

4. Meta 分析

（1）治愈率：12 项研究比较了醒脑静组与对照组的治愈率，各研究间有异质性，所以进行亚组分析。9 项研究纳入的患者为儿童，共 642 例，各研究间无异质性（P=0.50；I^2=0），故采用固定效应模型进行分析，详见图 5-9。Meta 分析结果显示，两组比较差异有统计学意义 [OR=3.18；95%CI（2.28，4.44）；$P < 0.01$]，提示儿童醒脑静组治愈率高于对照组。3 项研究纳入的患者为成人，共 244 例，各研究间有异质性（P=0.08；I^2=61%）；故采用随机效应模型分析，详见图 5-10。Meta 分析结果显示，两组比较差异有统计学意义 [OR=3.26；95%CI（1.29，8.23）；P=0.01]，提示成人醒脑静组治愈率也高于对照组。

（2）临床症状和体征消失时间比较：8 项研究比较了对照组和醒脑静组临床症状和体征消失时间，Meta 分析结果详见图 5-11。8 项研究（632 例患者）报道了发热消退的时间，各研究间有异质性（$P < 0.01$；I^2=69%），故采用随机效应模型进行分析，结果两组比较差异有统计学意义 [MD= − 1.97；95%CI（− 2.43，− 1.51），$P < 0.01$]，提示醒脑静组发热消退的时间短于对照

表 5-8　纳入研究的方法学质量评价

第一作者及发表年份	随机方法	盲法	分配隐藏	退出 / 失访 醒脑静组 / 对照组	ITT 分析	选择性报告
吴克礼 2011	入院顺序	未提及	未提及			不清楚
甘炳天 2003	未详述	未提及	未提及	1/3	无	不清楚
郑少君 2006	未详述	未提及	未提及	0/1	无	不清楚
李莺 2007	未详述	未提及	未提及			不清楚
楚永清 2009	抽签法	未提及	未提及	3/0	无	不清楚
田芸芳 2008	住院先后顺序	未提及	未提及	1/3	无	不清楚
姚福涛 2008	未详述	未提及	未提及	0/2	无	不清楚
祝海燕 2008	随机数字表法	未提及	未提及	0/1	无	不清楚
党利华 2011	未详述	未提及	未提及			不清楚
吴育彬 2000	未详述	未提及	未提及			不清楚
李玉珍 2011	未详述	未提及	未提及	1/2	无	不清楚
郑伯花 2004	未详述	未提及	未提及			不清楚
王浙梅 2011	未详述	未提及	未提及			不清楚
姜淑华 2002	未详述	未提及	未提及			不清楚

组；5 项研究（446 例患者）报道了头痛消失的时间，各研究间有异质性（$P < 0.01$；I^2=93%），故采用随机效应模型进行分析，结果两组比较差异有统计学意义 [MD= − 1.86；95%CI（ − 2.58， − 1.14）；$P < 0.01$]，提示醒脑静组头痛消失的时间短于对照组；6 项研究（454 例患者）比较了呕吐停止的时间，各研究间有异质性（$P < 0.01$；I^2=87%），故采用随机效应模型进行分析，结果两组比较差异有统计学意义 [MD= − 0.76；95%CI（ − 1.08， − 0.43）；$P < 0.01$]，提示醒脑静组呕吐停止的时间短于对照组；7 项研究（535 例患者）比较了抽搐和惊厥停止的时间，各研究间有异质性（$P < 0.01$；I^2 = 95%），故采用随机效应模型进行分析，结果两组比较差异有统计学意义 [MD= − 1.51；95% CI（ − 2.20， − 0.82）；$P < 0.01$]，提示醒脑静组抽搐和惊厥停止的时间短于对照组；7 项研究（512 例患者）比较了意识障碍恢复的时间，各研究间有异质性（$P < 0.01$；I^2=95%），故采用随机效应模型进行分析，结果两组比较差异有统计学意义 [MD= − 1.57；95%CI（ − 2.38， − 0.76）；$P < 0.01$]，提示醒脑静组意识障碍恢复的时间短于对照组。

（3）不良反应发生情况：8 项研究报道了对照组和醒脑静组不良反应的发生情况，共 574 例患者。死亡 12 例，其中醒脑静组 2 例，对照组 10 例；两组不良反应表现为恶心、皮疹、过敏、胸闷、心悸等。各研究间无异质性（P=0.32；I^2=14%），故采用固定效应模型进行分析，详见图 5-12。Meta 分析结果显示，两组不良反应发生率

Study or Subgroup	Experimental Events	Experimental Total	Control Events	Control Total	Weight	Odds Ratio M-H, Fixed, 95%CI
姚福涛 2008	27	38	13	35	10.1%	4.15[1.56, 11.07]
李玉珍 2011	27	30	19	28	5.0%	4.26[1.02, 17.86]
李莺 2007	20	30	11	28	9.7%	3.09[1.06, 9.04]
楚永清 2009	29	47	20	50	19.1%	2.42[1.07, 5.47]
王浙海 2011	23	45	20	45	25.1%	1.31[0.57, 2.99]
甘炳天 2003	28	32	17	27	5.9%	4.12[1.11, 15.21]
田芸芳 2008	30	39	13	33	8.3%	5.13[1.85, 14.24]
祝海燕 2008	27	37	13	35	9.3%	4.57[1.68, 12.40]
郑伯花 2004	26	33	13	30	7.4%	4.86[1.61, 14.64]
Total(95%CI)		331		311	100.0%	3.18[2.28, 4.44]
Total events	237		139			

Heterogeneity: Chi²=7.37, df=8(P=0.50); I²=0%
Test for overall effect: Z=6.78(P<0.000 01)

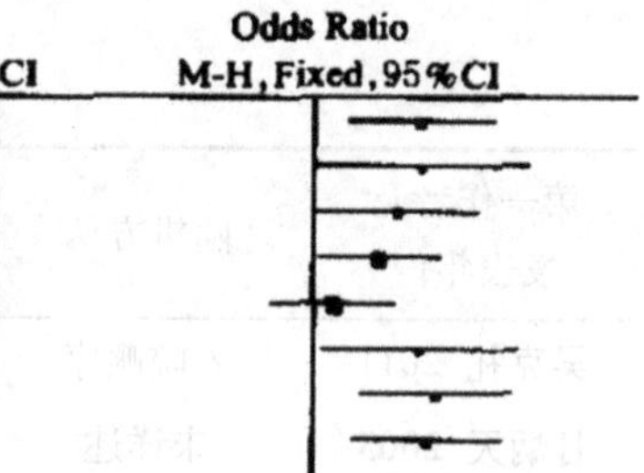

图 5-9 儿童患者两组治愈率的 Meta 分析森林图

Study or Subgroup	Experimental Events	Experimental Total	Control Events	Control Total	Weight	Odds Ratio M-H, Random, 95%CI
吴克礼 2011	25	34	12	34	32.4%	5.09[1.81, 14.36]
吴育彬 2000	15	60	9	45	35.0%	1.33[0.52, 3.40]
郑少君 2006	30	40	11	31	32.6%	4.45[1.95, 15.22]
Total(95%CI)		134		110	100.0%	3.26[1.29, 8.23]
Total events	70		32			

Heterogeneity: Tau²=0.41; Chi²=5.17, df=2(P=0.08); I²=61%
Test for overall effect: Z=2.50(P=0.01)

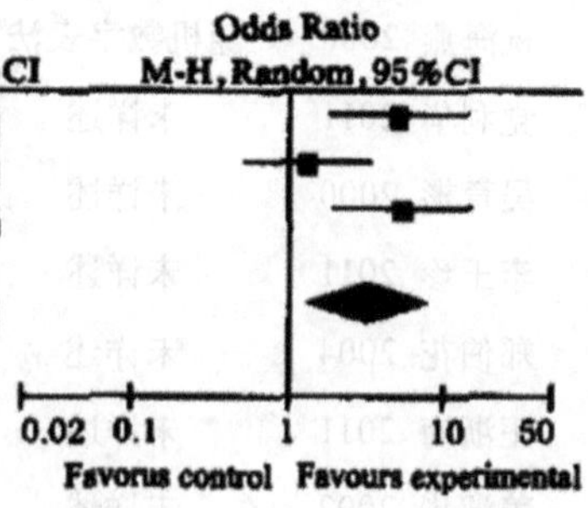

图 5-10 成人患者两组治愈率的 Meta 分析森林图

Study or Subgroup	Experimental Mean	Experimental SD	Experimental Total	Control Mean	Control SD	Control Total	Weight	Mean Difference IV, Random, 95%CI
2.1.1 fa re								
党利华 2011	2.19	1.32	60	4.56	2.54	60	12.9%	-2.37[-3.09, -1.65]
姚福涛 2008	2.78	1.3	38	5.91	2.2	35	12.1%	-3.13[-3.97, -2.29]
姜淑华 2002	5.04	1.09	54	7.63	2.64	54	12.7%	-2.59[-3.35, -1.83]
李玉珍 2011	3.41	1.43	30	4.73	1.77	28	12.2%	-1.32[-2.15, -0.49]
李莺 2007	4.07	1.86	30	5.12	2.04	28	10.9%	-1.05[-2.06, -0.04]
楚永清 2009	3.5	0.85	47	5.63	1.1	50	15.0%	-2.13[-2.52, -1.74]
甘炳夫 2003	4.3	1.6	31	6	2.2	24	10.7%	-1.70[-2.74, -0.66]
郑伯花 2004	2	1.49	33	3.25	1.07	30	13.5%	-1.25[-1.89, -0.61]
Subtotal(95%CI)			323			309	100.0%	-1.97[-2.43, -1.51]
Heterogeneity: Tau²=0.29; Chi²=22.36, df=7(P=0.002); I²=69%								
Test for overall effect: Z=8.36(P<0.000 01)								
2.1.2 toutong								
党利华 2011	3.32	2.46	60	7.96	2.74	60	16.5%	-4.64[-5.57, -3.71]
姜淑华 2002	3.25	0.62	54	4.48	0.89	54	22.3%	-1.23[-1.52, -0.94]
李玉珍 2011	1.94	1.38	30	3.42	1.82	28	17.5%	-1.48[-2.32, -0.64]
楚永清 2009	2.39	0.46	47	4.06	0.8	50	22.5%	-1.67[-1.93, -1.41]
郑伯花 2004	2.01	0.82	33	2.86	0.95	30	21.2%	-0.85[-1.29, -0.41]
Subtotal(95%CI)			224			222	100.0%	-1.86[-2.58, -1.14]
Heterogeneity: Tau²=0.59; Chi²=57.00, df=4(P<0.000 01); I²=93%								
Test for overall effect: Z=5.03(P<0.000 01)								
2.1.3 ou tu								
姚福涛 2008	1.12	0.37	38	2.13	0.57	35	17.6%	-1.01[-1.23, -0.79]
姜淑华 2002	1.39	0.43	54	1.66	0.45	54	17.7%	-0.27[-0.44, -0.10]
李玉珍 2011	1.74	1.52	30	3.53	1.85	28	13.3%	-1.79[-2.66, -0.92]
楚永清 2009	1.43	1.23	47	2.41	0.75	50	16.7%	-0.98[-1.39, -0.57]
甘炳夫 2003	1.41	0.46	31	1.92	0.47	24	17.5%	-0.51[-0.76, -0.26]
郑伯花 2004	1.86	0.53	33	2.47	0.64	30	17.3%	-0.61[-0.90, -0.32]
Subtotal(95%CI)			233			221	100.0%	-0.76[-1.08, -0.43]
Heterogeneity: Tau²=0.13; Chi²=39.11, df=5(P<0.000 01); I²=87%								
Test for overall effect: Z=4.57(P<0.000 01)								
2.1.4 chouchu jingjue								
党利华 2011	2.26	1.21	60	4.63	1.75	60	15.0%	-2.37[-2.91, -1.83]
姚福涛 2008	1.53	0.76	38	3.52	0.89	35	15.9%	-1.99[-2.37, -1.61]
姜淑华 2002	1.31	0.55	54	1.59	0.41	54	16.7%	-0.28[-0.46, -0.10]
李玉珍 2011	2.36	1.45	30	4.52	3.77	28	8.4%	-2.16[-3.65, -0.67]
李莺 2007	2.18	0.87	30	4.72	2.52	28	11.7%	-2.54[-3.52, -1.56]
甘炳夫 2003	1.76	0.68	31	3.01	0.73	24	15.9%	-1.25[-1.63, -0.87]
郑伯花 2004	1.73	0.65	33	2.29	0.61	30	16.3%	-0.56[-0.87, -0.25]
Subtotal(95%CI)			276			259	100.0%	-1.51[-2.20, -0.82]
Heterogeneity: Tau²=0.76; Chi²=124.00, df=6(P<0.000 01); I²=95%								
Test for overall effect: Z=4.27(P<0.0001)								
2.1.5 yi shi zhang ai								
姚福涛 2008	2.93	1.1	38	5.72	1.5	35	14.7%	-2.79[-3.40, -2.18]
姜淑华 2002	1.5	0.49	54	1.69	0.56	54	16.9%	-0.19[-0.39, 0.01]
李玉珍 2011	2.93	1.2	30	4.64	2.82	28	10.8%	-1.71[-2.84, -0.58]
李莺 2007	3.46	1.54	30	4.71	2.14	28	12.0%	-1.25[-2.22, -0.28]
楚永清 2009	2.11	0.9	47	3.93	1.21	50	15.9%	-1.82[-2.24, -1.40]
甘炳夫 2003	2.82	1.2	31	4.95	1.5	24	13.7%	-2.13[-2.86, -1.40]
郑伯花 2004	1.75	0.68	33	2.96	0.84	30	16.1%	-1.21[-1.59, -0.83]
Subtotal(95%CI)			263			249	100.0%	-1.57[-2.38, -0.76]
Heterogeneity: Tau²=1.07; Chi²=119.89, df=6(P<0.000 01); I²=95%								
Test for overall effect: Z=3.80(P=0.0001)								

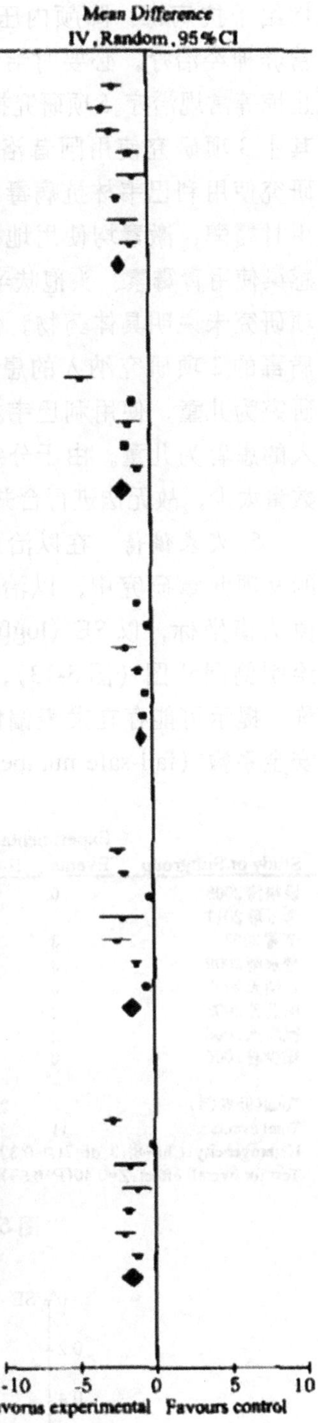

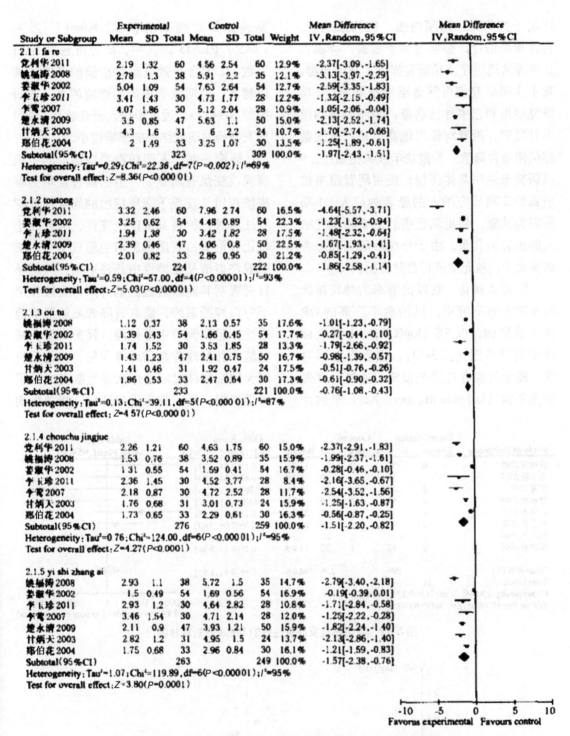

图 5-11 两组临床症状和体征消失时间的 Meta 分析森林图

比较差异无统计学意义 [OR=0.86；95%CI (0.41，1.82)；P=0.69]，提示醒脑静组不良反应的发生率与对照组相当。

（4）不同干预措施的比较：14 项研究

均给予抗病毒、降颅内压、抗细菌感染、营养神经治疗，必要时给予激素、降温和止惊等常规治疗。5项研究描述了具体药物，其中3项研究使用阿昔洛韦抗病毒，2项研究使用利巴韦林抗病毒；降颅内压均使用甘露醇；激素均使用地塞米松；抗细菌感染使用青霉素、头孢呋辛或头孢曲松。9项研究未说明具体药物。使用阿昔洛韦抗病毒的2项研究纳入的患者为成人，1项研究为儿童，使用利巴韦林的2项研究纳入的患者为儿童。由于分组后研究和患者数量太少，故无法进行合并分析。

5. *发表偏倚* 在以治愈率为结局指标的9项儿童研究中，以治愈率升高的OR值为横坐标，以SE（log[OR]）为纵坐标绘制倒漏斗图（图5-13），图形存在不对称，提示可能存在发表偏倚。通过计算失安全系数（fail-safe number，Nfs）来估计发表偏倚对结果的影响。Nfs=K[（$Z^2-1.645^2$）]/1.645^2，其中，K为所合并的研究数，Z为合并效应统计检验的Z值，其值越大，说明发表偏倚的影响越小。本研究的Nfs=144，远大于纳入研究数9，说明发表偏倚对研究结果的影响较小。

研究表明，不同病毒类型脑炎的组织病理改变虽有所差别，但病理特征均为脑皮质灰质及皮质下灰质核团的局限性或弥漫性水肿，神经细胞广泛变性、坏死和小软化灶形成，胶质细胞增生形成结节。醒脑静注射液是水溶性中药注射剂，药理学研究表明其能够透过血脑屏障，直接作用于中枢神经系统，能有效降低血脑屏障通透性，起到调节中枢神经、保护大脑、减轻脑水肿和改善微循环等作用，该作用机制为醒脑静注射液治疗病毒性脑炎提供了科学依据。基于临床研究证据，相关指南

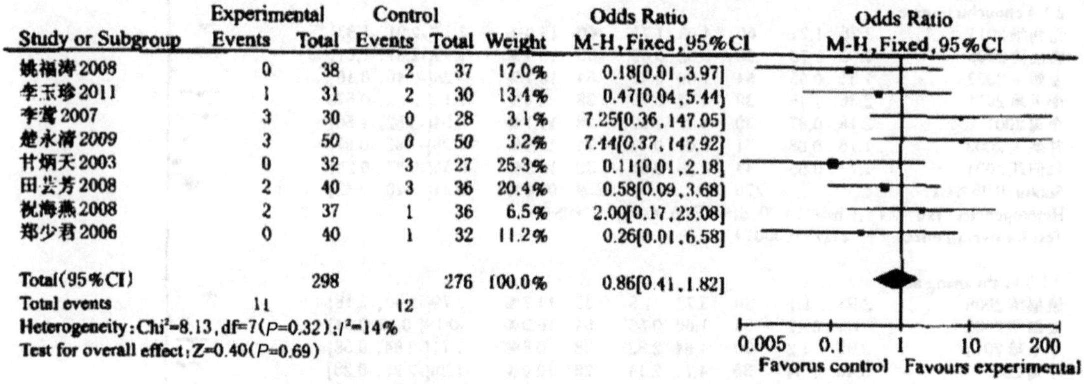

图5-12 两组不良反应发生率的Meta分析森林图

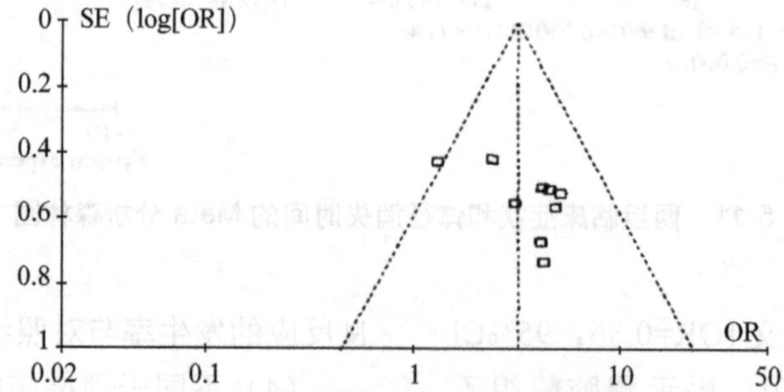

图5-13 两组治愈率比较的倒漏斗图

推荐了醒脑静注射液用于脑炎的治疗。

本系统评价结果显示，在病毒性脑炎患者（儿童、成人）中应用醒脑静注射液治疗能显著提高治愈率；在临床症状和体征改善方面：醒脑静组退热时间、头痛停止时间、呕吐停止时间、抽搐和惊厥停止时间、意识障碍恢复时间均明显缩短；同时，醒脑静组和对照组不良反应发生率相当。

本系统评价以治愈率和临床症状、体征改善为指标研究醒脑静注射液对病毒性脑炎的疗效，也有研究以神经功能缺损（肢体瘫痪）、神经系统定位体征（锥体束征、脑膜刺激征）、血清 S-100 蛋白（S-100 蛋白是中枢神经系统损伤灵敏和特异的生化标志）、Glasgow 昏迷评分等为替代指标考察醒脑静的疗效，因研究数量较少，无法进行 Meta 分析，但这些指标的改善在一定程度上证实了醒脑静注射液对病毒性脑炎的辅助治疗作用。

本研究结果表明，醒脑静注射液能明显提高病毒性脑炎患者的治愈率，改善临床症状和体征，但由于系统评价为二次研究，其论证强度受到纳入研究的质量低、是否存在异质性等多种因素的影响，故结论存在一定的局限性。因此，建议今后设计前瞻性、多中心、大样本的 RCT，长期随访，并注意采用正确的随机方法、分配隐藏方案及盲法、报告失访情况、进行 ITT 分析，以减少选择性、实施性、测量性等各种偏倚；此外，研究应采用统一测量工具和国际通用的疗效量表和终点测量指标；并增加药物安全性方面的报道，来证实醒脑静注射液对病毒性脑炎患者近期疗效和远期预后的影响，为临床治疗病毒性脑炎提供一个有效的药物治疗方法。

【总结】

本文系统评价了醒脑静注射液辅助治疗病毒性脑炎的疗效及安全性。计算机检索 PubMed、EMbase、Cochrane 图书馆临床对照试验资料库和中国生物医学文献数据库、中国期刊全文数据库、万方数据库，收集醒脑静注射液辅助治疗病毒性脑炎的 RCT，对符合纳入标准的临床研究进行质量评价和资料提取后，采用 RevMan 5.0 统计软件进行 Meta 分析。共纳入 14 项 RCT，包括 1114 例患者。Meta 分析结果显示，与对照组比较，醒脑静组能显著提高治愈率 [儿童：OR=3.18；95%CI（2.28，4.44）；$P<0.01$。成人：OR=3.26；95%CI（1.29，8.23）；$P<0.01$]，缩短发热消退时间 [MD=－1.97；95%CI(－2.43，－1.51)；$P<0.01$]、头痛消失时间 [MD=－1.86，95%CI（－2.58，－1.14），$P<0.01$]、呕吐停止时间 [MD=－0.76；95%CI（－1.08，－0.43），$P<0.01$]、抽搐和惊厥停止时间 [MD=－1.51；95%CI（－2.20，－0.82）；$P<0.01$]、意识障碍恢复时间 [MD=－1.57；95%CI（－2.38，－0.76）；$P<0.01$]，且差异均有统计学意义；醒脑静组不良反应发生率与对照组比较差异无统计学意义 [OR=0.86；95%CI（0.41，1.82）；P=0.69]。结果表明醒脑静注射液能显著提高病毒性脑炎患者的治愈率，改善患者的临床症状和体征，安全性较好，但对远期预后的影响尚需进一步的临床研究。

（何忠芳　武新安　王燕萍
鲁雅琴　梁　莉　王晓华）

五、泮托拉唑与 H_2 受体拮抗剂防治脑出血后应激性溃疡出血疗效对比的 Meta 分析

脑出血为急性脑血管病，脑出血后上消化道出血的发生率为 19.04%～48.28%，

凡合并消化道出血者，预后差，病死率可达48.1%～88.0%。其机制是由胃、十二指肠黏膜出血性糜烂和急性溃疡所致。因此，积极预防应激性溃疡及治疗消化道出血是脑出血治疗的关键之一。质子泵抑制剂和H_2受体拮抗剂（H_2RA）是常用药物。因质子泵抑制剂泮托拉唑结构上的改变，其在中性和中度酸性（pH=3.5～7.4）条件比奥美拉唑更稳定，对其靶点-壁细胞的选择性更强；另外，此药与肝细胞色素P450酶的亲和力较奥美拉唑低，以治疗剂量在临床上与通过该酶系代谢的许多其他药物的相互作用少，所以临床应用更广泛。研究显示，泮托拉唑和法莫替丁在预防机械通气患者上消化道出血方面具有相同的有效性。但泮托拉唑与H_2RA在防治脑出血后应激性溃疡出血方面的疗效及安全性有无差异，尚未见系统评价，为此我们对泮托拉唑与H_2RA防治脑出血后应激性溃疡出血的疗效对比进行Meta分析，以客观评估泮托拉唑临床应用的合理性。

【资料与方法】

1. 文献纳入与排除标准　①研究类型，随机对照试验（RCT）。②研究对象，根据1995年全国第四届脑血管病学术会议修订的诊断标准，并经脑CT或MRI证实为急性脑出血患者；上消化道出血的诊断标准如下：急性脑出血后1～14天出现肉眼可见呕吐咖啡色胃内容物或排柏油样便，留置胃管后从胃管内抽出咖啡色胃液，大便隐血试验阳性。凡有溃疡史、肝肾功能障碍者、出血性疾病史者均不入选。③干预措施，泮托拉唑＋常规治疗组与H_2RA＋常规治疗组比较对脑出血并发应激性溃疡的预防效果和消化道出血的治疗效果。泮托拉唑剂量40～80mg/d，分1～2次给予，iv或经胃管给予；H_2受体拮抗剂包括西咪替丁剂量0.4～1.0g/d、雷尼替丁剂量150～300mg/d、法莫替丁剂量40～80mg/d均分为1～2次给予，iv；预防疗程5～14天，治疗疗程4～7天，常规治疗指脱水降颅内压、调控血压、维持水电解质平衡、对症支持治疗等。④结局指标，预防用药时应激性溃疡的发生率、病死率；治疗用药的治疗有效率（以72小时内呕血停止、黑粪次数明显减少、排便间隔时间延长、黑粪颜色变淡为治疗有效的指标）；治疗结束时不良反应的发生情况。

2. 检索策略　计算机检索Cochrane Library临床对照试验资料库（2012年第8期），PubMed，EMbase，CBM，CNKI及万方，检索时间为1980年至2012年8月。使用主题词和关键词联合检索。英文检索词包括“pantoprazole”“proton pump inhibitors”“intracerebral hemorrhage”“stroke”“stressulcer”“gastrointestinal bleeding”“H_2 receptor antagonist”“cimetidine”“ranitidine”“famotidine”；中文检索词包括“泮托拉唑”“质子泵抑制剂”“脑出血”“脑卒中”“应激性溃疡”“消化道出血”“H_2受体拮抗剂”“西咪替丁”“雷尼替丁”“法莫替丁”等。

3. 文献筛查　文献筛查的流程及结果见图5-14。

4. 质量评价和资料提取　使用统一的质量评价表格，由2位研究者独立对每篇符合纳入标准的文献进行质量评价和资料提取，并交叉核对。如有分歧，通过讨论或由第3位研究者协助解决。文献质量评价参考Cochrane系统评价员手册5.1.0版关于RCT的质量评价标准进行：①基线是否一致；②随机方法是否正确；③是否采用盲法；④是否做到分配隐藏；⑤有无失

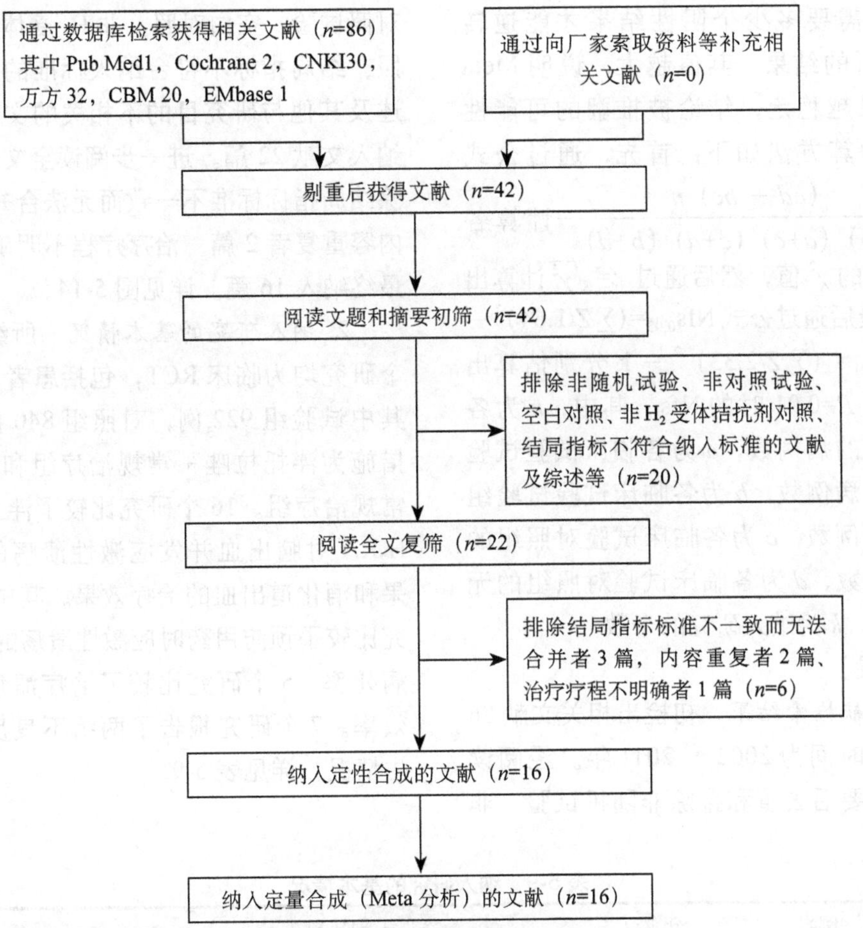

图 5-14　文献筛查流程及结果

访或退出；⑥是否采用意向性治疗分析。所有质量标准均满足者，发生偏倚的可能性最低，评为 A 级；如其中任何一条或多条质量评价标准仅部分满足（或不清楚），则该研究存在相应偏倚的可能性为中等，评为 B 级；如其中任何一条或多条完全不满足（未使用或不正确），则该研究存在相应偏倚的高度可能性，评为 C 级。提取资料以表格形式保存，主要包括①一般资料：文题、作者姓名、发表日期和文献来源。②研究特征：研究对象的一般情况、干预措施。③结局指标：预防用药时应激性溃疡的发生率、病死率；治疗用药的治疗有效率；治疗结束时不良反应发生情况。

5. *统计学方法*　采用 Cochrane 协作网提供的 RevMan5.0 软件进行 Meta 分析。纳入研究间的异质性采用 χ^2 检验，$P < 0.1$ 和 $I^2 > 50\%$ 时采用随机效应模型；反之，则采用固定效应模型进行合并分析。计数资料计算比值比（OR），计量资料计算加权均数差值（MD）或标准化均数差值（SMD），均给出其 95% 可信区间。当纳入足够多的研究时，则进行漏斗图分析判断是否存在发表偏倚。若临床试验提供的数据不能进行 Meta 分析时，则只对其进行描述性分析。

6. *失安全数*　为估计发表偏倚对结果的影响，我们通过计算 Nfs 来了解。

Nfs 表示需要多少个阴性结果才能逆转 Meta 分析的结果，其值越大，说明 Meta 分析结果越稳定，结论被推翻的可能性越小。计算方法如下：首先，通过公式 $\chi^2=\frac{(ad-bc)n}{(a+b)(a+c)(c+d)(b+d)}$ 计算各临床试验的 χ^2 值，然后通过 $Z=\sqrt{\chi^2}$ 计算出各 Z 值，最后通过公式 $Nfs_{0.05}=(\sum Z/1.64)^2-k$ 及 $Nfs_{0.01}=(\sum Z/2.33)^2-k$ 分别估算出 P=0.05 及 P=0.01 时的 Nfs。其中，n 为各临床试验的病例数，a 为各临床试验试验组的有效病例数，b 为各临床试验试验组的无效病例数，c 为各临床试验对照组的有效病例数，d 为各临床试验对照组的无效病例数，k 为纳入研究的个数。

【结果】

1. 文献检索结果　初检出相关文献 86 篇，发表时间为 2002 ～ 2011 年。经阅读文题及摘要后去重和排除非随机试验、非对照试验、空白对照、非 H_2 受体拮抗剂对照、结局指标不符合纳入标准的文献、综述及其他与研究目的不相关的文献，初步纳入文献 22 篇。进一步阅读全文复筛，排除结局指标标准不一致而无法合并者 3 篇、内容重复者 2 篇、治疗疗程不明确者 1 篇，最终纳入 16 篇。详见图 5-14。

2. 纳入研究的基本情况　所纳入的 16 个研究均为临床 RCT，包括患者 1762 例，其中试验组 922 例，对照组 840 例。干预措施为泮托拉唑＋常规治疗组和 H_2RA ＋常规治疗组。16 个研究比较了泮托拉唑和 H_2RA 对脑出血并发应激性溃疡的预防效果和消化道出血的治疗效果。其中 11 个研究比较了预防用药时应激性溃疡的发生率、病死率，5 个研究比较了治疗溃疡时的有效率。7 个研究报告了两组不良反应的发生情况，详见表 5-9。

表 5-9　纳入研究的基本情况

纳入研究的第一作者及发表年份	例数	年龄 / 岁		干预措施		疗程（天）	结局指标
	试验组 / 对照组	试验组	对照组	试验组	对照组		
梅海云 2003	40/40	40 ～ 81	41 ～ 80	P 40mg qd iv + R	C 0.8g qd iv + R	10 ～ 14（预防）	①② ADR
陈海琦 2011	26/23	60.3	61.5	P 40mg qd iv + R	L 150mg iv qd + R	10（预防）	①
李宗平 2011	152/126	37 ～ 89	37 ～ 89	P 80mg/d iv + R	C 0.4g/d iv + R	7 ～ 14（预防）	①②
赵青军 2010	81/81	57.5 ± 12.9	58.8 ± 13.1	P 40mg bid iv + R	C 0.4g bid iv + R	14（预防）	①
崔群力 2005	46/46	41 ～ 70	42 ～ 71	P 40mg qd iv + R	C 1.0g qd iv + R	10（预防）	①② ADR
孙俊英 2011	50/50	42 ～ 79	44 ～ 80	P 40mg qd iv + R	C 0.4g q6h iv + R	14（预防）	①
马良 2009	54/53	61.9	60.1	P 60mg qd iv + R	C 0.4g bid iv + R	14（预防）	①

续表

纳入研究的第一作者及发表年份	例数	年龄 / 岁		干预措施		疗程（天）	结局指标
	试验组 / 对照组	试验组	对照组	试验组	对照组		
马周建 2011	49/49	65.6 ±7.4	65.6±7.4	P 40mg bid iv + R	F 40mg bid iv + R	7（预防）	①② ADR
魏依娥 2010	60/58	43 ～ 80	45 ～ 82	P 40mg qd iv + R	C 0.4g q6h iv + R	14（预防）	①
廖云彪 2004	38/30	61.3	62.5	P 40mg bid iv，3 天后改胶囊胃管给予 40mg bid + R	F 40mg bid iv +R	14（预防）	①② ADR
敏胜德 2007	86/52	12 ～ 70	12 ～ 70	P 40mg/ d iv 或胃管给予 + R	C 0.4g/d iv + R	5 ～ 7（预防）	①
尹新会 2002	31/30	43 ～ 74	43 ～ 76	P 40mg bid iv + R	C 0.4g bid iv + R	7（治疗）	③ ADR
许俊山 2008	26/22	59.7	59.7	P 40mg bid iv + R	C 1.0g qd iv + R	7（治疗）	③
颜循金 2007	45/42	64.2	63.7	P 40mg bid iv + R	F 40mg bid iv + R	7（治疗）	③ ADR
马卫平 2004	55/55	60 ±9	62 ± 8	P 40mg qd iv + R	C 0.8g qd iv + R	4（治疗）	③ ADR
李国裕 2009	83/83	43 ～ 72	46 ～ 79	P 40mg bid iv + R	L 150mg bid iv + R	7（治疗）	③

注：P. 泮托拉唑；C. 西咪替丁；L，雷尼替丁；F. 法莫替丁；R. 常规治疗；①应激性溃疡发生率；②死亡率；③治疗有效率；ADR. 不良反应报告。

3. 纳入研究的方法学质量评价　3 个研究描述了具体的随机方法，其中 1 个研究采用随机表分组，另 2 个研究采用了按入院先后顺序分组的不正确的随机方法，其余研究虽标明“随机”，但未说明具体的随机方法；所有研究均未描述分配隐藏和使用盲法；所有研究均无退出 / 失访的人数，所有研究中除了研究对基线特征未描述外，余均有基线一致性，详见表 5-10。

4. Meta 分析结果

（1）应激性溃疡发生率的比较：11 个研究比较了泮托拉唑与 H_2RA 预防脑出血后应激性溃疡的效果。各研究间无统计学异质性（I^2=0%；P=0.96），故采用固定效应模型进行 Meta 分析。该 11 个研究纳入患者共 1290 例，结果显示，泮托拉唑组与 H_2RA 组间差异有统计学意义 [OR=0.26；95%CI（0.18，0.36）；P < 0.000 01]，提示泮托拉唑组应激性溃疡的发生率低于 H_2RA 组（图 5-15）。

（2）有效率的比较：5 个研究比较了泮托拉唑与 H_2RA 治疗脑出血并发应激性溃疡的有效率。因各研究间有统计学异质性（I^2=50%；P=0.09）。故采用随机效应模

表 5-10 纳入研究的方法学质量评价

纳入研究的第一作者及发表年份	方法学评价						
	基线可比性	随机方法	盲法	分配隐藏	退出 / 失访（T/C）	ITT	等级
梅海云 2003	相似	随机表	未提及	未提及	无	—	B
陈海琦 2011	相似	未详述	未提及	未提及	无	—	B
李宗平 2011	相似	未详述	未提及	未提及	无	—	B
赵青军 2010	未描述	未详述	未提及	未提及	无	—	C
崔群力 2005	相似	未详述	未提及	未提及	无	—	B
孙俊英 2011	未描述	未详述	未提及	未提及	无	—	C
马良 2009	相似	未详述	未提及	未提及	无	—	B
马周建 2011	相似	未详述	未提及	未提及	无	—	B
魏依娥 2010	相似	未详述	未提及	未提及	无	—	B
廖云彪 2004	相似	未详述	未提及	未提及	无	—	B
敏胜德 2007	未描述	入院先后	未提及	未提及	无	—	B
尹新会 2002	相似	未提及	未提及	未提及	无	—	B
许俊山 2008	相似	入院先后	未提及	未提及	无	—	B
颜循金 2007	相似	未详述	未提及	未提及	无	—	B
马卫平 2004	相似	未详述	未提及	未提及	无	—	B
李国裕 2009	相似	未详述	未提及	未提及	无	—	B

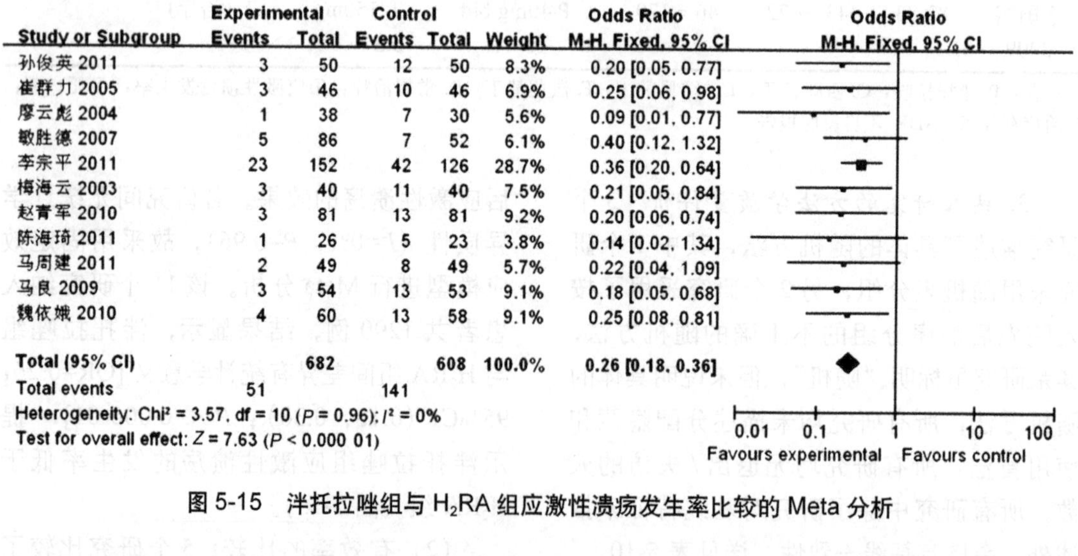

图 5-15 泮托拉唑组与 H_2RA 组应激性溃疡发生率比较的 Meta 分析

型进行 Meta 分析。该 5 个研究纳入患者共 472 例。结果显示，泮托拉唑组与 H_2RA 组间差异有统计学意义 [OR=2.85；95%CI (1.49，5.45)；P=0.001]。提示泮托拉唑组治疗溃疡出血的有效率高于 H_2RA 组（图 5-16）。

（3）病死率的比较：6 个研究比较了泮托拉唑与 H_2RA 预防应激性溃疡时患者病死率的差异。各研究间无统计学异质性（I^2=0；P=0.91），故采用固定效应模型进行 Meta 分析。该 6 个研究纳入患者共 778 例。结果显示，泮托拉唑组与 H_2RA 组间差异有统计学意义 [OR=0.34；95%CI（0.23，0.51）；P < 0.000 01]，提示泮托拉唑组患者病死率低于 H_2RA 组（图 5-17）。

（4）不同 H_2 受体拮抗剂组间的比较：11 个研究给予 H_2 受体拮抗剂预防应激性溃疡，其中 8 个研究给予西咪替丁，2 个研究给予法莫替丁，只有 1 个研究给予雷尼替丁。比较西咪替丁和法莫替丁的预防效果，两组间采用卡方检验 χ^2=0.93；P > 0.05，结果提示，西咪替丁组和法莫替丁组间差异无统计学意义。

（5）安全性方面：7 个研究报道了两组不良反应的发生情况，其中 6 个研究报道了两组均无不良反应发生，只有 1 个研究报道了泮托拉唑组出现 2 例轻度的头痛。

（6）敏感性分析：对纳入本研究的泮托拉唑预防应激性溃疡的 11 项研究进行异质性检验，χ^2=3.57，P=0.96，说明研究间同质性好，采用固定效应模型分析，OR 为 0.26[0.18，0.36]；采用随机效应模型分析，OR 为 0.27[0.19，0.38]，结果基本一致，说明本研究结果具有较好的可靠性。

（7）发表偏倚：在以应激性溃疡的发生率为结局指标的 11 个研究中，以发生率升高的 OR 值为横坐标，以 SE（log[OR]）为纵坐标绘制漏斗图（图 5-18），图形存在不对称，提示可能存在发表偏倚。Nfs 分析显示，本研究若 P=0.05，则需 228 个阴性研究才能逆转结果；若 P=0.01，则需

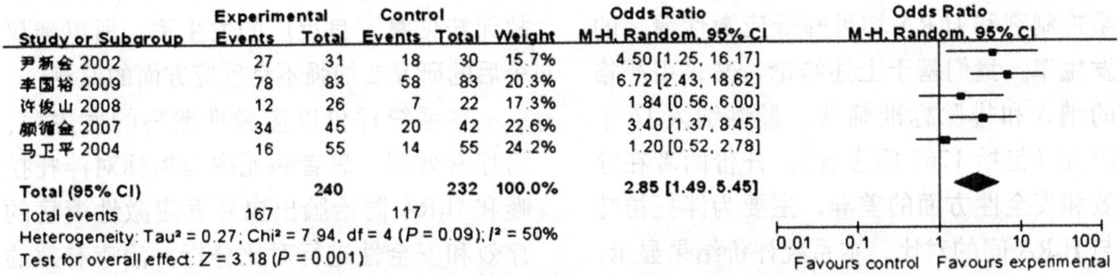

图 5-16 泮托拉唑组与 H_2RA 组治疗脑出血并发应激性溃疡有效率比较的 Meta 分析

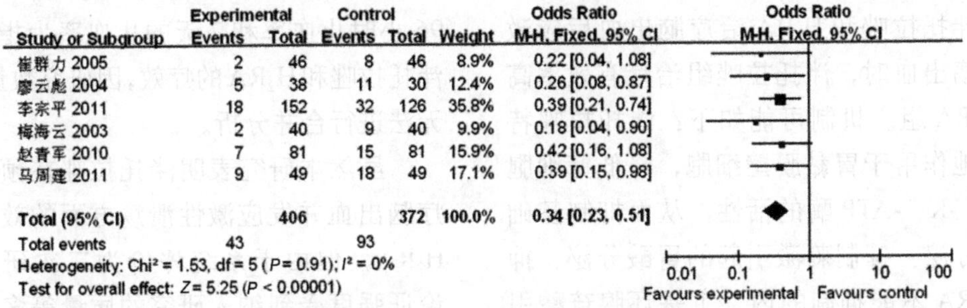

图 5-17 泮托拉唑组与 H_2RA 组患者病死率比较的 Meta 分析

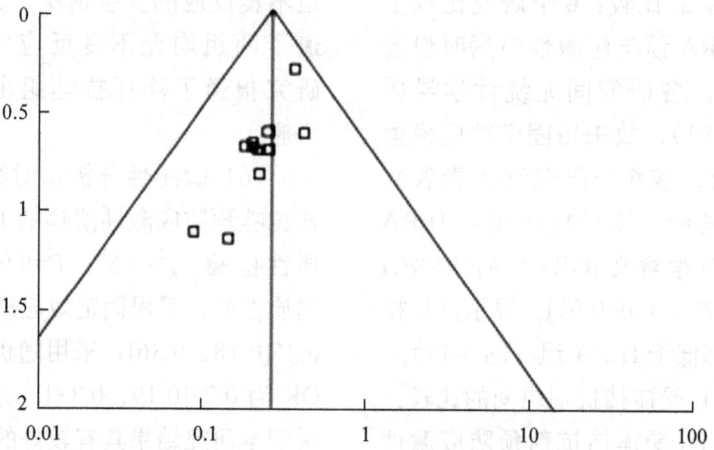

图 5-18 泮托拉唑与 H_2RA 对应激性溃疡发生率比较的漏斗图分析

108 个阴性结果。说明发表偏倚对研究结果的影响很小。

【讨论与分析】

现代医学研究认为，脑出血后会出现机体神经内分泌失调、胃黏膜屏障保护功能削弱及胃黏膜损伤等，多因素综合作用导致应激性溃疡的发生。研究表明，质子泵抑制剂和 H_2RA 均可降低应激性溃疡的发生率。我们基于上述结论，又采用严格的纳入和排除标准筛选，最终纳入 16 个研究（包括 1762 例患者），评价两者在疗效和安全性方面的差异，主要为泮托拉唑与 H_2RA 间的对比。本系统评价结果显示，泮托拉唑和 H_2RA 预防脑出血并发应激性溃疡时，泮托拉唑组应激性溃疡的发生率低于 H_2RA 组、患者病死率也低于 H_2RA 组；泮托拉唑和 H_2RA 治疗脑出血后应激性溃疡出血时，泮托拉唑组治疗有效率高于 H_2RA 组。机制可能如下：泮托拉唑特异性地作用于胃黏膜壁细胞，降低壁细胞中 H^+-K^+-ATP 酶的活性，从而抑制基础胃酸分泌、抑制刺激引起的胃酸分泌、抑制 H_2RA 不能抑制的内二丁基环腺苷酸引起的胃酸分泌，继而达到预防和迅速控制应激性溃疡。H_2RA 虽可抑制胃酸分泌，但受体的耐受性使其抑酸作用有限，达不到理想的胃内 pH，影响了其长期疗效。

安全性方面，本系统评价中，7 个研究报告了 596 例患者不良反应的发生情况，只有泮托拉唑组出现 2 例轻度的头痛。因余 9 个研究未报告不良反应的发生情况，故无法估算不良反应的发生率，所以建议今后的研究要加强不良反应方面的监测。

本系统评价以应激性溃疡的发生率、治疗有效率、患者病死率为指标对泮托拉唑和 H_2RA 防治脑出血并发应激性溃疡的疗效和安全性进行对比分析，治疗有效的指标为 72 小时内止血、黑粪次数明显减少、颜色变淡、排便间隔时间延长，也有研究以胃液的 pH 升高，或以 24 小时、48 小时、96 小时止血率和 7 天的止血率为指标考察泮托拉唑和 H_2RA 的疗效，因研究数量较少，无法进行合并分析。

虽然本研究表明泮托拉唑在预防和治疗脑出血并发应激性溃疡方面的效果优于 H_2RA，但由于系统评价为二次研究，其论证强度受到纳入研究的质量等多种因素的影响，因此本研究存在一定的局限性：

①部分纳入研究属低质量研究；②可能存在发表偏倚，虽然对研究结果的影响小；③纳入研究存在异质性；④研究样本量较小。因此对上述结论，今后有待进一步开展高质量、大样本、长期随访的随机对照试验来证实。

【总结】

本文系统评价了泮托拉唑和 H_2 受体拮抗剂（H_2RA）在防治脑出血后应激性溃疡出血方面疗效及安全性的差异。计算机检索 PubMed、EMbase、Cochrane 图书馆临床对照试验资料库、CBM、CNKI 和万方数据库，检索时限截至 2012 年 8 月。收集泮托拉唑防治脑出血并发应激性溃疡的随机对照试验（RCT），对符合纳入标准的临床研究进行质量评价和资料提取后，采用 RevMan5.0 软件进行 Meta 分析。共纳入 16 个 RCT，包括 1762 例患者。Meta 分析结果如下。①应激性溃疡发生率的比较：共纳入 11 个研究（1290 例患者）为预防用药，与 H_2RA 组相比，泮托拉唑组应激性溃疡的发生率显著降低，差异有统计学意义 [OR=0.26；95%CI（0.18，0.36）]；②有效率的比较：共纳入 5 个研究（472 例患者），为治疗用药，与 H_2RA 组相比，泮托拉唑组有效率升高，差异有统计学意义 [OR=2.85，95%CI（1.49，5.45）]；③病死率的比较：纳入 6 个研究（778 例患者），为预防用药，与 H_2RA 组相比，泮托拉唑组病死率显著降低，差异有统计学意义 [OR=0.34；95%CI（0.23，0.51）]。结果表明现有的临床研究证据显示，与 H_2RA 组相比，泮托拉唑组在预防用药时能显著降低应激性溃疡的发生率、患者的病死率，在治疗用药时能提高有效率。

（何忠芳　王燕萍　武新安）

六、他汀类药物对脑梗死患者 C 反应蛋白和颈动脉内中膜厚度影响的系统评价

近年来，从冠心病的一、二级预防中得到启示，他汀类药物开始应用于脑梗死的二级预防。2006 年的 SPARCL 研究评价了他汀类药物对低密度脂蛋白胆固醇（LDL-C）的降低和脑血管病终点事件的关系。他汀类药物除降脂作用外还能抑制动脉粥样硬化炎症反应过程，该作用以血浆 C 反应蛋白（C-reactive protein，CRP）降低为主要标志。2008 年的 JUPITER 研究表明，在高 CRP 水平的健康人群中，他汀类的降脂作用和抗炎作用对于降低心血管事件具有同样重要的地位，因此应选择 LDL-C 和 CRP 水平双靶点评价其作用。这提示在脑梗死患者中，应用他汀类药物不应仅评价其降脂作用和预后的关系，同样也应将 CRP 作为预示其远期疗效的重要指标，特别是在 LDL-C 已达标的脑梗死患者中，CRP 水平升高可作为他汀类药物临床应用的适应证。但目前尚缺乏他汀类药物对脑梗死患者抗炎作用及与预后关系的高质量证据，因此本研究对他汀类药物降低脑梗死患者 CRP 的作用及其临床意义进行了系统评价，以期为临床应用提供依据。

【资料与方法】

1. 纳入与排除标准　①研究类型，随机对照试验（RCT）。②研究对象，患者年龄、性别不限，其诊断符合全国第四届脑血管病学术会议制定的标准，或根据临床症状并经头颅 CT 或磁共振成像（MRI）证实为脑梗死患者。③干预措施，他汀类药物 + 常规治疗组与常规治疗组比较，他汀类药物 + 低脂饮食组与低脂饮食组比较，各种他汀类药物之间的比较。④结局指标，

治疗结束时（至少2周）的CRP变化情况，或伴颈动脉内中膜厚度的改变情况；或伴神经功能缺损改善情况［以神经功能缺损恢复的有效率或神经功能缺损评分(NIHSS)的降低为指标］；或伴预后改善情况（以脑血管事件的再发率为指标）。

2. 文献检索与筛查　①数据库：计算机检索 PubMed、EMbase、Cochrane 图书馆临床对照试验资料库、CBMdisc 和 CNKI，检索时间均从建库至 2008 年 8 月。②检索策略：英文检索词“statin”“c-reactive proteinor”“CRP”“inflammation”“stroke”“cerebralinfarction”。中文检索词，“他汀”“C 反应蛋白”“脑梗死”“脑卒中”“阿托伐他汀(立普妥)”“辛伐他汀(舒降之)”“普伐他汀(普拉固)”“氟伐他汀(来适可)”“洛伐他汀”“瑞舒伐他汀”。此外，还手工筛查检出文献的参考文献。③文献筛查　文献筛查的流程见图 5-19。

3. 质量评价和资料提取　使用统一的质量评价表格，由两位研究者独立对每篇符合纳入标准的文献进行质量评价和资料提取，并交叉核对。如有分歧，通过讨论或由第三位研究者协助解决。方法学质量依据 Cochrane 手册 4.12 随机对照试验的 4 条质量评价标准进行评价。包括以下4方面：①随机分配方法是否正确；②是否采用盲法；③有无退出 / 失访，如有，是否采用意向性治疗分析；④是否采用分配隐藏。提取资料主要包括：①一般资料：文题、作者姓名、发表日期和文献来源；②研究特征：研究对象的一般情况、各组患者的基线可比性、干预措施；③结局指标：CRP 变化情况、颈动脉内中膜厚度的改变情况、神经功能缺损改善、脑血管事件的再发率。

4. 资料分析　采用 Cochrane 协作网提供的 RevMan5.0 软件进行 Meta 分析。纳入研究间的异质性采用 χ^2 检验，$P < 0.1$ 和 $I^2 > 50\%$ 时采用随机效应模型；反之，则采用固定效应模型进行合并分析。计数资料计算比值比（OR），计量资料计算加权均数差值（MD）或标准化均数差值（SMD），均给出其 95% 可信区间。

当纳入足够多的研究时，则进行漏斗图分析判断是否存在发表偏倚。若临床试验提供的数据不能进行 Meta 分析，则只对其进行描述性分析。

【结果】

1. 文献检索结果　初检出相关文献 58 篇，发表时间为 2004 ～ 2008 年。经阅读文题及摘要后排除和研究目的不相关的文献 20 篇，进一步阅读全文后排除不符合结局指标、内容重复的研究和无对照的研究 15 篇，最终纳入 23 篇，均为中文文献（图 5-19）。在会议论文、Ongoing Controlled Trial 等数据库中未检出相关文献。纳入研究的基本情况见表 5-11。

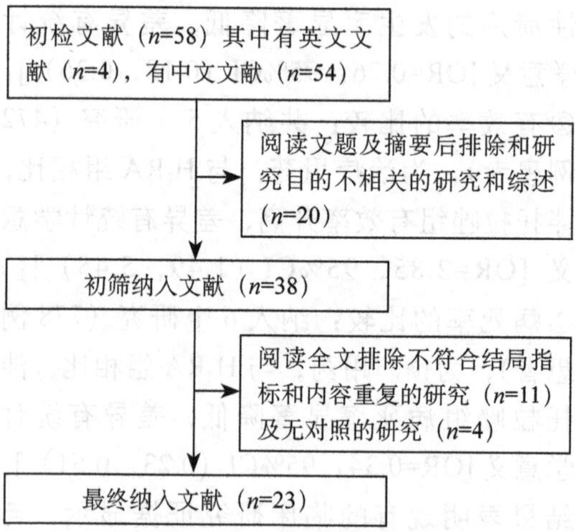

图 5-19　文献检索流程及结果

2. 纳入研究特点　所纳入的 23 个研究均采用平行设计，试验地点均在中国，共 1946 例患者。其诊断符合全国第四届脑血

表 5- 11 纳入研究的基本情况

研究成果发表的第一作者	例数（T/C）	年龄（X±SD）	诊断标准	干预措施		疗程（月）	结局指标
				试验组	对照组		
陈朝婷	34/32	74±5	四届，CT/MRI	常规治疗+阿托伐他汀 10mg 睡前服	常规治疗	1	CRP，IMT
刘秀娟	60/60	60±8.7	四届，CT/MRI	常规治疗+阿托伐他汀 20mg/d	常规治疗	1	CRP，神经功能缺损恢复的有效率
洪柳	60/60	56±10.5	四届，CT/MRI	常规治疗+辛伐他汀 20mg 睡前服	常规治疗	6	CRP，IMT
郑淑珍	30/30	55.2	四届，CT/MRI	常规治疗+普伐他汀 10mg/d	常规治疗	6	CRP，IMT
杨谦	63/63	40±7	四届，CT/MRI	低脂+普伐他汀 10mg/d	低脂	2	CRP
何东	100/100	57.8±11.9	不详	对症+辛伐他汀 40mg 睡前服	对症	1	CRP，IMT
张国华	46/39	T：64.9±6.5 C：63.2±7.3	四届，CT/MRI	常规治疗+辛伐他汀 40mg 睡前服	常规治疗	0.5	CRP，NIHSS
丁颖	20/20	T：68.05±11.9 C：69.7±11.93	四届，CT/MRI	常规治疗+阿托伐他汀 20mg 睡前服	常规治疗	0.75	CRP
张春华	31/30	67.56±11.2	四届，CT/MRI	常规治疗+阿托伐他汀 20mg 睡前服	常规治疗	1	CRP
吴风刚	45/45	62±4.85	四届，CT/MRI	常规治疗+阿托伐他汀 20mg 睡前服	常规治疗	1	CRP
郑胜哲	20/20	未描述	不详	阿托伐他汀 10mg qd 晚餐时服	辛伐他汀 10mg 晚餐时服	1	CRP
王会梅	22/20	56.6	不详	阿托伐他汀 10mg qd 晚餐时服	辛伐他汀 10mg 晚餐时服	1	CRP

续表

研究成果发表的第一作者	例数（T/C）	年龄（X±SD）	诊断标准	干预措施		疗程（月）	结局指标
				试验组	对照组		
王洪新	32/30	58.6±10.2	临床特征，影像学	常规治疗+洛伐他汀 20mg/d	常规治疗	1	CRP
张峰	56/54	T：64.9 C：65.1	四届，CT/MRI	常规治疗+辛伐他汀 10mg 每晚 1 次	常规治疗	1	CRP
李楠	48/48	T：67.4±3.9 C：66.9±4.5	四届，CT/MRI	常规治疗+普伐他汀 20mg 每晚 1 次	常规治疗	0.5	CRP
杨改清	33/37	50～70	四届，CT/MRI	常规治疗+辛伐他汀 20mg 每晚 1 次	常规治疗	1	CRP
潘瑞华	33/30	59	四届，CT/MRI	常规治疗+辛伐他汀 20mg 睡前服	常规治疗	1	CRP
易艳辉	48/48	T：60.1±5.9 C：60.7±4.5	四届，CT/MRI	常规治疗+辛伐他汀 40mg 每晚 1 次	常规治疗	0.5	CRP
郭莉莉	46/44	T：45～76，C：45～78	四届，CT/MRI	常规治疗+辛伐他汀 20mg 每晚 1 次	常规治疗	1	CRP
何松彬	37/33	T：68.62±7.76 C：69.6±8.18	四届，CT/MRI	常规治疗+辛伐他汀 20mg 每晚 1 次	常规治疗	0.5	CRP
李建华	48/48	63	四届，CT/MRI	常规治疗+辛伐他汀 20mg 每晚 1 次	常规治疗	0.57	CRP
蒋坤维	35/35	58～89	四届，CT/MRI	常规治疗+阿托伐他汀 40mg/d	常规治疗	0.5	CRP
于艳秋	43/43	T：73.4±10.6 C：72.8±11.2	二届，CT/MRI	常规治疗+阿托伐他汀 10mg/d	常规治疗	1	CRP，神经功能缺损恢复的有效率

注：T. 试验组；C. 对照组；四届，全国第四届脑血管病学术会议制定的标准；CRP. C 反应蛋白；IMT. 内中膜厚度；NIHSS. 神经功能缺损评分。

管病学术会议制定的标准，并经头颅 CT 或 MRI 证实为脑梗死。其中 20 个研究有明确的排除标准；9 个研究设有健康对照组；20 个研究比较了常规治疗加他汀类药物和只用常规治疗的疗效；2 个研究比较了辛伐他汀和阿托伐他汀降低 CRP 的幅度；4 个研究报告了他汀类药物对颈动脉内中膜厚度的影响；3 个研究比较了他汀类药物与常规治疗对神经功能缺损的改善情况。

3. 方法学质量　4 个研究描述了具体的随机方法，其中 3 个研究采用随机数字表法分组，1 个研究采用随机排列表法分组，其余研究虽标明“随机”，但未说明具体的随机方法；所有研究均未描述分配隐藏；只有 1 个研究报告使用了单盲法；有 4 个研究描述了退出 / 失访的人数，对退出 / 失访原因进行了详细描述但没有采用意向性治疗分析，见表 5-12。

表 5-12　纳入研究的方法学质量评价

研究成果发表的第一作者	基线可比性	随机方法	分配隐藏	盲法	退出 / 失访（T/C）	ITT 分析
陈朝婷	相似	未提及	未提及	单盲	未提及	
刘秀娟	相似	未提及	未提及	未提及	未提及	
洪柳	相似	随机数字表	未提及	未提及	未提及	
郑淑珍	相似	未提及	未提及	未提及	未提及	
杨谦	相似	随机数字表	未提及	未提及	5/8	无
何东	相似	未提及	未提及	未提及	未提及	
张国华	相似	未提及	未提及	未提及	未提及	
丁颖	相似	未提及	未提及	未提及	未提及	
张春华	相似	未提及	未提及	未提及	未提及	
吴风刚	相似	未提及	未提及	未提及	未提及	
郑胜哲	相似	未提及	未提及	未提及	未提及	
王会梅	相似	未提及	未提及	未提及	未提及	
王洪新	相似	未提及	未提及	未提及	未提及	
张峰	相似	未提及	未提及	未提及	未提及	
李楠	相似	未提及	未提及	未提及	2/2	无
杨改清	相似	未提及	未提及	未提及	未提及	
潘瑞华	相似	未提及	未提及	未提及	未提及	
易艳辉	相似	未提及	未提及	未提及	2/2	无
郭莉莉	相似	未提及	未提及	未提及	未提及	
何松彬	相似	随机排列表	未提及	未提及	0/4	无
李建华	相似	随机数字表	未提及	未提及	未提及	
蒋坤维	相似	未提及	未提及	未提及	未提及	
于艳秋	相似	未提及	未提及	未提及	未提及	

4. Meta 分析结果

（1）他汀类药物对 CRP 的影响：20 个研究比较了他汀类药物与常规治疗对 CRP 的影响，共 1664 例患者。各研究间有统计学异质性，故采用随机效应模型进行 Meta 分析，结果显示他汀组与常规组间的差异有统计学意义［MD= − 5.79；95%CI（− 7.32，− 4.26）］，提示他汀类组 CRP 降低幅度高于对照组（图 5-20）。2 个研究比较了阿托伐他汀与辛伐他汀对 CRP 的影响，共 82 例患者。两个研究间有统计学异质性，故采用随机效应模型进行 Meta 分析，结果显示，阿托伐他汀组与辛伐他汀组差异无统计学意义［MD= − 1.78；95%CI（− 3.92，0.36）］，故尚不能认为阿托伐他汀组 CRP 降低幅度高于辛伐他汀组（图 5-21）。

（2）颈动脉内中膜厚度：4 个研究报告了他汀类对颈动脉内中膜厚度的影响，共 446 例患者。异质性检验显示各组间差异有统计学意义，故采用随机效应模型进行 Meta 分析。结果显示组间差异有统计学意义［MD= − 0.21；95%CI（− 0.25，

	他汀组			常规组				Mean Difference
Study or Subgroup	Mean	SD	Total	Mean	SD	Total	Weight	IV, Random, 95% CI
于艳秋 2005	-58.3	30.2	43	-10.9	37	43	1.0%	-47.40 (-61.68, -33.12)
吴凤刚 2007	-44.8	23.5	45	-21.4	25.2	45	1.7%	-23.40 (-33.47, -13.33)
李建华 2006	-18.8	19.2	48	-15.76	20.3	48	2.3%	-3.04 (-10.94, 4.86)
蒋坤维 2006	-7.99	5	35	-1.66	5.4	35	5.1%	-6.33 (-8.77, -3.89)
王洪新 2005	-5.2	4.6	32	-2.8	4.9	30	5.1%	-2.40 (-4.77, -0.03)
郭莉莉 2006	-5.8	3.8	46	-3.7	4.8	44	5.4%	-2.10 (-3.89, -0.31)
杨谦 2007	-9.98	4	63	-0.31	5.1	63	5.5%	-9.67 (-11.27, -8.07)
张春华 2006	-3.41	2.9	31	-2.58	2.8	30	5.5%	-0.83 (-2.26, 0.60)
何松彬 2005	-0.45	2.9	28	-0.59	2.2	33	5.6%	0.14 (-1.17, 1.45)
李楠 2006	-7	2.7	46	6.7	3.4	46	5.6%	-13.70 (-14.95, -12.45)
易艳辉 2008	-7	2.7	48	6.7	3.4	48	5.6%	-13.70 (-14.93, -12.47)
丁颖 2007	-1.39	2.1	20	-0.43	1.8	20	5.6%	-0.96 (-2.17, 0.25)
潘瑞华 2007	-8	2.1	33	-1.9	2.1	30	5.7%	-6.10 (-7.14, -5.06)
张峰 2005	-7.36	2.2	56	-0.38	2.9	54	5.7%	-6.98 (-7.94, -6.02)
郑淑珍 2008	-5.28	1.2	30	-0.45	1.8	30	5.7%	-4.83 (-5.60, -4.06)
张国华 2008	-6	1.6	46	-0.26	1.7	39	5.8%	-5.74 (-6.45, -5.03)
陈朝婷 2007	-2.6	0.9	34	-0.1	0.5	32	5.8%	-2.50 (-2.85, -2.15)
刘秀娟 2007	-4.75	1	60	1.32	0.4	60	5.8%	-6.07 (-6.34, -5.80)
杨改清 2008	-4.23	0.3	35	0.64	0.2	35	5.8%	-4.87 (-4.99, -4.75)
洪柳 2007	-0.48	0.1	60	0.09	0.1	60	5.8%	-0.57 (-0.61, -0.53)
Total (95% CI)			**839**			**825**	**100.0%**	**-5.79 (-7.32, -4.26)**

Heterogeneity: $\tau^2 = 10.46$; $\chi^2 = 7478.25$, df = 19 ($P < 0.00001$); $I^2 = 100\%$

Test for overall effect: $Z = 7.42$ ($P < 0.000\ 01$)

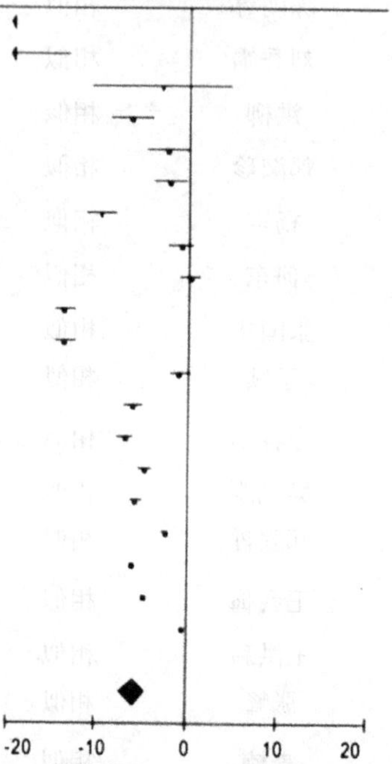

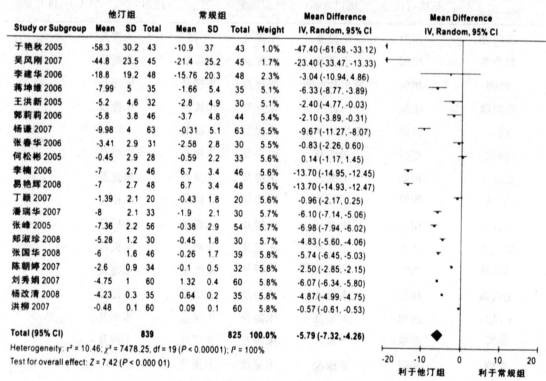

图 5-20 他汀组与常规组降低 C 反应蛋白水平的 Meta 分析

	阿托伐他汀			辛伐他汀				Mean Difference
Study or Subgroup	Mean	SD	Total	Mean	SD	Total	Weight	IV, Random, 95% CI
王会梅 2006	-5.16	3	22	-2.03	3.6	20	39.5%	-3.13 [-5.15, -1.11]
郑胜哲 2004	-2.13	0.4	20	-1.23	0.4	20	60.5%	-0.90 [-1.15, -0.65]
Total (95% CI)			**42**			**40**	**100.0%**	**-1.78 [-3.92, 0.36]**

Heterogeneity: $\tau^2 = 1.95$; $\chi^2 = 4.63$, df = 1 ($P = 0.03$); $I^2 = 78\%$

Test for overall effect: $Z = 1.63$ ($P = 0.10$)

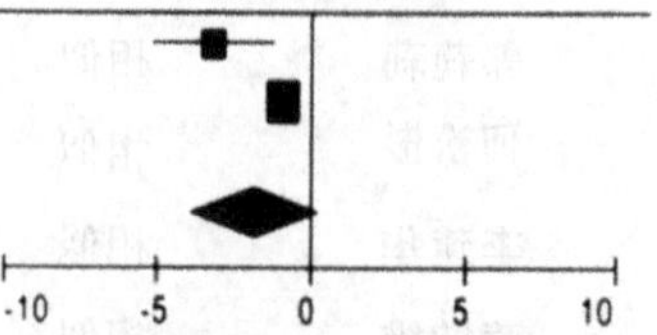

图 5-21 阿托伐他汀与辛伐他汀组降低 C 反应蛋白水平的 Meta 分析

－ 0.17）]，他汀类组颈动脉内中膜的厚度减少多于对照组（图 5-22）。

（3）神经功能缺损的改善情况：2 个研究比较了他汀类药物与常规治疗对神经功能缺损的改善情况，共 206 例患者。两个研究间无统计学异质性，故采用固定效应模型进行 Meta 分析，结果显示两组差异无统计学意义［OR=2.22；95%CI（0.94，5.21）］，尚不能认为他汀类组神经功能缺损改善情况好于常规治疗组（图 5-23）。1 个研究比较了他汀类药物治疗前与治疗 2 周后的神经功能缺损评分（NIHSS），结果显示他汀组评分降低程度比常规组高（$P < 0.01$）。

（4）心脑血管终点事件：1 个研究报道常规组发生短暂性脑缺血发作（TIA）3 次，他汀组无事件发生，但经统计学分析，两组急性心脑血管事件的发生率差异无统计学意义，故尚不能认为他汀组心脑血管事件发生率与常规组不同。

（5）发表偏倚：在他汀类药物治疗脑梗死的 20 个研究中，以 CRP 降低的 MD 值为横坐标，以 SE（MD）为纵坐标绘制漏斗图（图 5-24），图形存在不对称，提示可能存在发表偏倚。为估计发表偏倚对结果的影响，我们通过计算 Nfs 来了解。$Nfs=K[(Z^2-1.645^2)]/1.645^2$，其中 K 为所合并的研究数，Z 为合并效应统计检验的 Z 值，其值越大说明发表偏倚的影响越小。本研究的 Nfs=387（P=0.05），远大于纳入研究数 20，说明发表偏倚对研究结果的影响较小。

【讨论与分析】

CRP 是机体在炎症或组织损伤时由肝脏合成的一种急性时相蛋白，它可以刺激单核细胞表面的组织因子及其他细胞因子表达，其水平高低可反映机体炎症活动的程度，是机体非特异性炎症反应的敏感标志物之一。颈动脉粥样硬化是缺血性脑卒中的独立危险因素，颈动脉内中膜厚度则是重要的评价指标。炎症过程在动脉粥样

Study or Subgroup	他汀组 Mean	SD	Total	常规组 Mean	SD	Total	Weight	Mean Difference IV, Random, 95% CI
何东 2007	-0.37	0.8	100	-0.08	0.9	100	3.4%	-0.29 (-0.53, -0.05)
郏淑珍 2008	-0.35	0.3	30	-0.07	0.4	30	6.0%	-0.28 (-0.46, -0.10)
洪柳 2007	-1.19	0.3	60	-1.05	0.5	60	8.8%	-0.14 (-0.29, 0.01)
陈朝婷 2007	-0.22	0.1	34	-0.01	0.1	32	81.9%	-0.21 (-0.26, -0.16)
Total (95% CI)			**224**			**222**	**100.0%**	**-0.21 (-0.25, -0.17)**

Heterogeneity: τ^2 = 0.00; χ^2 = 1.89, df = 3 (P = 0.59); I^2 = 0%
Test for overall effect: Z = 9.46 (P < 0.000 01)

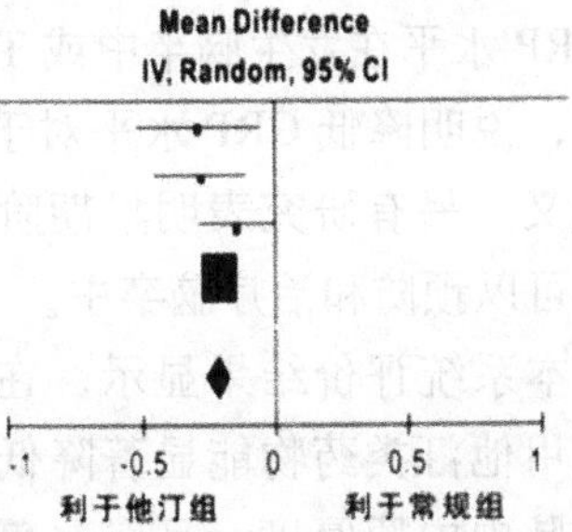

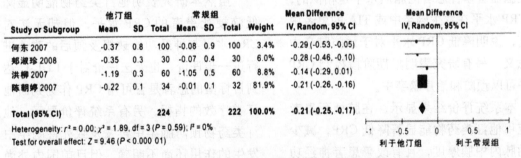

图 5-22 他汀组与常规组减少颈动脉内中膜厚度的 Meta 分析

Study or Subgroup	他汀组 Events	Total	常规组 Events	Total	Weight	Odds Ratio M-H, Fixed, 95% CI
于艳秋 2005	40	43	37	43	35.0%	2.16 (0.50, 9.28)
刘秀娟 2007	54	60	48	60	65.0%	2.25 (0.78, 6.46)
Total (95% CI)		**103**		**103**	**100.0%**	**2.22 (0.94, 5.21)**
Total events	94		85			

Heterogeneity: χ^2 = 0.00, df = 1 (P = 0.97); I^2 = 0%
Test for overall effect: Z = 1.83 (P = 0.07)

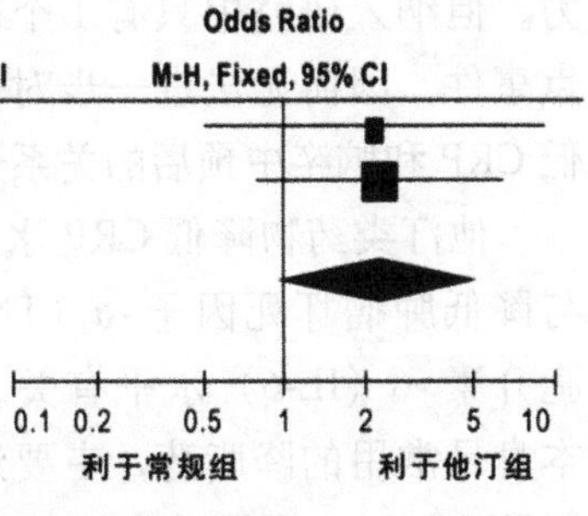

图 5-23 他汀组与常规组对患者神经功能缺损改善情况的 Meta 分析

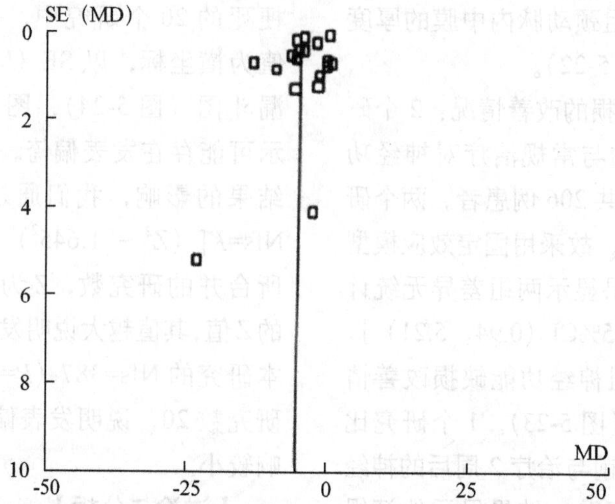

图 5-24 他汀类药物降低脑梗死患者 C 反应蛋白水平的漏斗图分析

硬化及其并发症的发生与发展过程中起重要作用，其中 CRP 水平与脑梗死病情轻重程度及脑梗死范围大小相关，提示 CRP 水平升高可能与脑卒中发病、死亡或不良预后相关。有相关研究比较了强化和常规他汀治疗急性冠脉综合征患者后 CRP、脂质和脑血管事件的关系，结果表明发生或未发生脑血管事件患者的脂质水平是相似的，但 CRP 水平在发生脑卒中或 TIA 的患者中较高，说明降低 CRP 水平对于预防脑卒中的意义。另有研究表明早期阶段控制 CRP 水平可以预防和治疗脑卒中。

本系统评价结果显示，在脑梗死患者中应用他汀类药物能显著降低 CRP，减少颈动脉内中膜厚度，且有改善患者神经功能缺损的趋势，能提高患者的日常生活能力。但纳入研究中只有 1 个研究报告了终点事件，因而无法进一步对他汀类药物降低 CRP 和脑卒中预后的关系进行评价。

他汀类药物降低 CRP 水平的机制可能与降低肿瘤坏死因子 -α（TNF-α）和白细胞介素 -6（IL-6）水平有关。他汀类药物本身是常用的降脂药，主要通过竞争性抑制 HMG-COA 还原酶来抑制总胆固醇（TC）的合成，增加 LDL-C 受体的表达并最终降低 LDL。但他汀类药物还有一些其他作用，如抑制炎性反应、抑制粥样硬化区的血栓形成、抑制血小板聚集及影响平滑肌增生等。有研究显示，他汀类药普伐他汀在 5 年期间降低血浆 CRP 水平近 40%，且此作用独立于其降脂作用。

虽然本研究表明他汀类药物能明显降低脑梗死患者的 CRP 水平，但却无法对 CRP 水平与神经功能缺损及预后的改善进行进一步评价，也无法评价对于 LDL-C 达到目标值的患者是否可用 CRP 作为判断他汀类疗效的指标。另有系统评价显示，他汀类药物预防脑卒中再发及致死性脑卒中发生的作用还尚不明确。但目前国内外尚缺乏针对脑梗死患者的他汀类药物治疗与 CRP 水平、血脂水平和再发脑血管事件的关系的临床研究。因此建议今后相关研究应从脑卒中二级预防的角度出发，对急性期和恢复期、血脂正常或异常而 CRP 水平升高的脑梗死患者综合评价应用他汀类药物降低 CRP 后，其神经功能缺损和心脑血管事件是否有改善，并分析 CRP 降低程度与以上结局指标的关系，以进一步明确他汀类药物降低 CRP 所产生的临床意义。

由于系统评价为二次研究，其论证强度受到纳入研究的质量等多种因素的影响，因此本研究存在一定的局限性：①部分纳入研究属低质量研究；②可能存在发表偏倚，虽然对研究结果的影响较小；③纳入研究存在异质性，原因可能是不同研究中测定 CRP 的方法不同，且个别研究中 CRP 测量值偏大。

综上所述，他汀类药物能显著降低脑梗死患者的 CRP，减少颈动脉内中膜厚度。但他汀类药物降低 CRP 的作用、对神经功能缺损的改善及预后的相关性尚需进一步研究来证实。

【总结】

系统评价他汀类药物对脑梗死患者 CRP 的影响及其临床意义，探讨 CRP 是否可作为他汀类药物预防脑卒中再发的疗效指标。通过计算机检索 PubMed、Embase、Cochrane 图书馆临床对照试验资料库、CBMdisc 和 CNKI 等数据库，检索时间均从建库至 2008 年 8 月，收集他汀类药物对脑梗死患者 CRP 影响的随机对照试验（RCT），对符合纳入标准的临床研究进行质量评价和资料提取后，采用 RevMan5.0 软件进行 Meta 分析。结果显示，共纳入 23 个 RCT，包括 1946 例患者。Meta 分析结果显示：①对 CRP 的影响，共纳入 20 个研究（1664 例患者），与空白对照组相比，他汀治疗能显著降低患者血浆 CRP [WMD= − 5.79; 95%CI (− 7.32, − 4.26)]。2 个研究（82 例患者）表明，与辛伐他汀组比较，阿托伐他汀组 CRP 下降幅度更大 [WMD= − 1.78；95%CI (− 3.92，0.36)]。②对颈动脉内中膜厚度的影响，纳入 4 个研究（446 例患者），他汀治疗能显著减少内中膜厚度 [WMD= − 0.21；95%CI (− 0.25，− 0.17)]。③神经功能缺损改善情况，2 个研究（206 例患者）表明，与对照组比较，他汀组神经功能缺损改善情况优于对照组 [OR=2.22；95%CI (0.94，5.21)]。现有的临床研究证据显示，与对照组比较，他汀类药物能显著降低脑梗死患者的 CRP，减少颈动脉内中膜厚度。他汀类降低 CRP 的作用和神经功能缺损的改善及预后的相关性尚需要进一步的临床研究。

（何忠芳　刘　芳　翟所迪
武新安　王　婷　梁　莉）

七、心脏机械瓣膜置换术后不同桥接抗凝治疗的比较

心脏机械瓣膜置换术（mechanical heart valve replacement，MHVR）后进行桥接抗凝已被世界各国心脏外科中心所接受，被公认为标准治疗方式，但桥接抗凝的方式和管理目前尚未统一。2012 年美国胸科医师学会（ACCP）指南建议使用低剂量普通肝素（unfractionated heparin，UFH）或低剂量低分子量肝素（low molecular weight heparin，LMWH），2014 年美国心脏病学会 / 美国心脏协会（ACC/AHA）指南推荐静脉注射 UFH 或皮下注射 LMWH，2017 年欧洲心脏病学会 / 欧洲心胸外科协会（ESC/EACTS）指南推荐静脉注射 UFH 直至活化部分凝血活酶时间（APTT）为控制值的 1.5 ～ 2.0 倍，从而能够在 INR 上升之前获得快速抗凝。目前国际指南之间存在着诸多差异，这导致各心脏外科中心在 MHVR 术后桥接抗凝方式的选择上有所不同。另外，不同桥接抗凝方案的出血和血栓栓塞事件风险极具争议。国内的治疗剂量和预防剂量与国外比较存在差异。目前，国内尚无明确的 MHVR 后桥接抗凝治疗的指南，也鲜有报道或临床试验分析桥接抗

凝在国内患者中的应用。考虑到不同桥接抗凝治疗方案的存在，本研究旨在评价不同桥接抗凝方案在MHVR术后早期的有效性和安全性。

【资料与方法】

1. *研究对象* 前瞻性入选于2018年1月至2018年12月在兰州大学第一医院心血管外科行MHVR的患者。纳入标准：①年龄≥18岁的MHVR术后患者；②签署知情同意书。排除标准：①妊娠妇女及透析患者；②主动脉夹层患者；③3个月内发生脑卒中、脑梗死、脑出血的患者；④处于围术期危重状态的患者；⑤生物心脏瓣膜置换术后患者；⑥术前或术后严重肾功能不全（血肌酐>150μmol/L）的患者；⑦术后行主动脉内气囊反搏、气管插管时间>48小时或LMWH桥接抗凝时间<2天的患者。本研究经兰州大学第一医院伦理委员会批准（批准文号：LDYYLL2018-154）。

2. *患者临床资料收集* 由两位研究者从兰州大学第一医院心血管外科的电子病历中收集纳入患者的临床资料，包括性别、年龄、体重指数（BMI）、左室射血分数（LVEF）、纽约心脏病协会（NYHA）心功能分级、吸烟（既往吸烟时间≥6个月）、合并疾病（高血压、糖尿病、心房颤动、冠心病、肺动脉高压和感染性心内膜炎）、既往栓塞史、术前实验室指标（血红蛋白、血小板计数、白蛋白、血肌酐、甘油三酯、低密度脂蛋白胆固醇、凝血酶原时间、纤维蛋白原）、主动脉阻断时间、体外循环时间及术后桥接抗凝方法。

3. *术中操作* 手术过程中给予UFH维持活化凝血时间（activated clotting time，ACT）≥400秒。停止体外循环时用硫酸鱼精蛋白中和UFH的抗凝作用。手术结束时放置心脏纵隔引流管，如有必要可再放置胸腔引流管。术后早期，先将患者送入重症监护室（ICU），待呼吸循环稳定后可转至普通病房。当心脏纵隔引流量<50ml/d时，拔出引流管。

4. *抗凝方案* 根据临床医师的用药经验，给予患者不同的桥接抗凝方案，然后依据桥接抗凝方案将纳入患者分为UFH组和LMWH组。桥接抗凝于术后6小时开始，UFH组给予静脉推注普通肝素25U/kg，qid；LMWH组皮下注射低分子量肝素4000U，bid。所有患者在术后第1天或第2天拔除气管插管后，给予华法林口服，起始剂量为3mg，定期复查INR值进行剂量调整以维持INR值在目标范围内（主动脉瓣置换术后为1.5～2.0，二尖瓣或双瓣置换术后为1.8～2.5，三尖瓣置换术后为2.0～2.5）。两组患者分别持续给予UFH或LMWH直到INR值连续2天在上述目标范围内。

5. *终点事件及时间、费用参数* 每周门诊或电话随访所有入选患者的主要终点、第二终点和第三终点发生情况，随访时间为4周。主要终点定义为栓塞或出血事件，栓塞包括脑卒中、周围性栓塞和瓣膜血栓形成；出血事件包括根据症状或检查结果（CT或B型超声）诊断的致命性出血、血红蛋白下降20g/L、需输注≥2个单位红细胞、脏器出血（颅内出血、腹膜后出血、气道出血、胃肠道出血、鼻出血、尿血、呕血）及因出血导致需再次手术干预和住院天数延长。时间参数包括引流时间、ICU住院时间、术后时间（手术结束至出院的时间间隔）、INR稳定时间（桥接抗凝开始至INR值连续2天达标的时间间隔）。费用相关指标包括住院费用、药品费用和药费比（药品费用/住院费用）。

6. 统计学分析 采用 Stata15.1 软件进行统计学分析。正态分布的计量资料采用 $\bar{x}\pm s$ 表示，组间比较采用独立样本 t 检验。非正态分布的计量资料用 $M(Q_1, Q_3)$ 表示，组间比较采用秩和检验。计数资料以例（%）表示，组间比较采用卡方检验。采用多因素 Logistic 回归分析影响栓塞或出血事件发生的预后因素，将单因素分析中 $P < 0.15$ 的变量代入多因素 Logistic 回归模型，采用基于似然比检验的正向逐步方法进行回归分析。以 $P < 0.05$ 为差异有统计学意义。

【结果】

1. 两组患者的基线资料比较（表 5-13） 共有 253 例患者在 MHVR 术前进行了登记，其中 217 例（85.8%）符合纳入和排除标准。在随访期间未有失访或脱落病例。最终纳入 217 例，年龄（51±11）岁，其中男性 117 例。UFH 组 120 例，LMWH 组 97 例。两组患者在性别、年龄、BMI、LVEF、NYHA 心功能分级、吸烟比例、合并疾病及并发症比例等方面比较，差异均无统计学意义（P 均 > 0.05）。此外，两组患者的术前实验室指标和手术特征差异均无统计学意义（P 均 > 0.05）。

2. 两组患者的主要终点发生情况比较（表 5-14） 在 4 周的随访中，UFH 组有 2 例（1.67%）患者在桥接抗凝结束后发生脑卒中，而 LMWH 组未发生栓塞事件。UFH 组有 2 例（1.67%）发生出血事件，其中鼻出血 1 例，呕血 1 例，均发生在桥接抗凝期间；LMWH 组中 9 例（9.28%）发生出血事件，其中鼻出血 7 例（6 例发生在桥接抗凝期间，1 例发生在桥接抗凝结束），气道出血（1 例）及消化道出血（1 例）均发生在桥接抗凝期间。LMWH 组的出血事件发生率高于 UFH 组（P=0.02），两

表 5-13 UFH 组和 LMWH 组患者的基线特征比较

变量	UFH 组（n=120）	LMWH 组（n=97）	$t/Z/\chi^2$ 值	P 值
男性 [例（%）]	66（55.00）	51（52.58）	0.13	0.72
年龄（岁，$\bar{x}\pm s$）	50±11	52±10	1.93	0.06
体重指数（kg/m²，$\bar{x}\pm s$）	22.60±3.16	22.78±3.00	0.41	0.68
LVEF[%，$M(Q_1, Q_3)$]	58（55，60）	56（52，59）	− 1.59	0.11
NYHA Ⅲ和Ⅳ级 [例（%）]	79（65.83）	67（69.07）	0.26	0.61
吸烟 [例（%）]	22（18.33）	20（20.62）	0.18	0.67
高血压 [例（%）]	13（10.83）	16（16.49）	1.49	0.22
糖尿病 [例（%）]	2（1.67）	2（2.06）	0.05	0.61
心房颤动 [例（%）]	51（42.50）	32（32.99）	2.05	0.15
冠心病 [例（%）]	8（6.67）	10（10.31）	0.94	0.33
肺动脉高压 [例（%）]	18（15.00）	15（15.46）	0.01	0.93
感染性心内膜炎 [例（%）]	4（3.33）	2（2.06）	0.32	0.45
既往栓塞史 [例（%）]	5（4.17）	4（4.12）	0.01	0.63
术前实验室指标				
血红蛋白（g/L，$\bar{x}\pm s$）	142.68±19.95	141.14±18.72	− 0.58	0.56

续表

变量	UFH 组（n=120）	LMWH 组（n=97）	$t/Z/\chi^2$ 值	P 值
血小板计数（10^9/L，$\bar{x}\pm s$）	174.43±67.95	180.13±66.05	0.62	0.53
白蛋白（g/L，$\bar{x}\pm s$）	42.97±3.60	43.33±3.18	0.78	0.44
血肌酐（μmol/L，$\bar{x}\pm s$）	73.14±11.63	76.71±15.47	1.88	0.07
甘油三酯（mmol/L，$\bar{x}\pm s$）	1.25±0.56	1.27±0.61	0.21	0.83
LDL-C（mmol/L，$\bar{x}\pm s$）	2.52±0.83	2.62±0.88	0.84	0.40
凝血酶原时间（s，$\bar{x}\pm s$）	14.28±18.81	12.40±2.78	－1.08	0.28
纤维蛋白原（g/L，$\bar{x}\pm s$）	3.00±0.86	2.95±0.90	－0.35	0.72
手术类型[例（%）]				
AVR	35（27.1）	29（29.9）	0.21	0.65
MVR	40（31.0）	32（33.0）	0.10	0.75
BVR	25（19.4）	21（21.7）	0.18	0.68
Bentall	29（22.5）	15（15.5）	1.74	0.19
主动脉阻断时间[分钟，M（Q_1，Q_3）]	77（58.5，98.5）	81（61，98）	0.62	0.54
体外循环时间[分钟，M（Q_1，Q_3）]	112（89.5，141）	113（95，134）	0.01	0.99

注：UFH. 普通肝素；LMWH. 低分子量肝素；LVEF. 左室射血分数；NYHA. 纽约心脏病协会；LDL-C. 低密度脂蛋白胆固醇；AVR. 主动脉瓣置换术；MVR. 二尖瓣置换术；BVR. 双瓣置换术；Bentall. 主动脉瓣置换＋升主动脉置换术。

表 5-14　UFH 组和 LMWH 组患者的出血及栓塞事件发生情况比较[例（%）]

事件	UFH 组（n=120）	LMWH 组（n=97）	χ^2 值	P 值
出血事件	2（1.67）	9（9.28）	6.46	0.02
鼻出血	1（0.83）	7（7.22）	6.16	0.02
气道出血	0	1（1.03）	1.24	0.45
呕血	1（0.83）	0	0.81	1.00
消化道出血	0	1（1.03）	1.24	0.45
栓塞事件	2（1.67）	0	1.63	0.50
脑卒中	2（1.67）	0	1.63	0.50

注：UFH. 普通肝素；LMWH. 低分子量肝素。

组的栓塞事件发生率的差异无统计学意义（P=0.50）。

3. 两组患者的时间及费用指标比较（表 5-15）　与 UFH 组比较，LMWH 组的引流时间、ICU 住院时间、术后时间及 INR 稳定时间均较短（P 均＜0.05）。两组患者的住院费用、药品费用和药费比较差异均无统计学意义。

4. 出血事件的多因素 Logistic 回归分析结果（表 5-16）　单因素分析确定纳入 Logistic 回归的变量为性别、BMI、高血压、冠心病、血肌酐、纤维蛋白原、术后桥接

表 5-15　UFH 组和 LMWH 组患者的时间及费用指标比较

指标	UFH 组（n=120）	LMWH 组（n=97）	t/χ^2 值	P 值
时间				
引流时间（天）	4.89±1.42	4.34±1.10	－3.22	＜0.01
ICU 住院时间（天）	4.23±2.45	2.78±1.00	－5.87	＜0.01
术后时间（天）	15.42±4.36	14.02±4.41	－2.33	0.02
INR 稳定时间（天）	10.88±2.88	8.08±1.43	－9.29	＜0.01
费用				
住院费用（万元）	10.72±2.70	10.60±2.22	－0.37	0.71
药品费用（万元）	4.08±1.45	3.92±1.08	－0.75	0.45
药费比	0.37±0.07	0.37±0.07	－0.38	0.70

抗凝方法。多因素 Logistic 回归结果显示，桥接抗凝方案、纤维蛋白原水平和血肌酐是 MHVR 术后 4 周内发生出血事件的预后因素；其中使用 UFH 的出血风险低于 LMWH（OR=0.18），血肌酐、纤维蛋白原水平升高增加出血风险（P 均＜0.05）。

表 5-16　心脏机械瓣膜置换术后患者发生出血事件的预后因素的 Logistic 回归分析

变量	OR 值	95%CI	P 值
女性	0.31	0.06～1.60	0.16
体重指数	1.16	0.96～1.41	0.13
高血压	3.05	0.77～12.08	0.11
冠心病	2.86	0.61～13.48	0.18
血肌酐	1.05	1.01～1.08	0.04
纤维蛋白原	1.99	1.16～3.41	0.01
桥接抗凝方案*	0.18	0.04～0.86	0.03

*. 以 LMWH 组为对照。

【讨论与分析】

本研究发现与 UFH 比较，在 MHVR 术后使用 LMWH 桥接抗凝可增加出血事件的发生率，但可显著降低引流时间、ICU 时间、术后时间、INR 稳定时间。此外，研究还揭示了术后桥接抗凝方案、术前纤维蛋白原水平和血肌酐水平 MHVR 术后短期发生出血事件的独立预后因素，相比 LMWH 桥接抗凝，UFH 可以降低出血风险。

在研究中，UFH 组有 2 例患者在桥接抗凝结束后发生脑卒中，而 LMWH 组未发生栓塞事件。2 例栓塞患者均有心房颤动和肺动脉高压，其中 1 例有感染性心内膜炎和既往栓塞史。虽然试验没有足够的栓塞事件发生率来为桥接抗凝效果的有效性提供证据，但脑卒中的发生表明了桥接抗凝和个体化管理的必要性，对于具有栓塞高危因素的患者，可适当增加桥接抗凝结束后华法林的剂量。

在 MHVR 术后桥接抗凝的出血发生率方面，我们的研究结果与既往的研究相似。既往研究报道肝素组出血发生率为 1.6%～10%；LMWH 组出血发生率为 0.8%～10%。但在我们的研究中 LMWH 组（9.28%）出血事件发生率高于 UFH 组（1.67%）。相比于 UFH，LMWH 拥有更长的消除半衰期并且没有特异和有效的拮抗剂，而维生素 K 和硫酸鱼精蛋白却是华法林和 UFH 的有效拮抗剂。这意味着使用 LMWH 进行术后桥接抗凝对出血事件的发生是一个巨大的挑战。除此之外，与国外心脏手术中心相比，无论是治疗剂量还是预防剂量，国内心脏手术中心术后桥接抗凝剂量均较小。本研究中，肝素的剂量（静脉注射25U/kg，qid）低于国外预防剂量，而LMWH的剂量（剂量4000U，bid）介于国外预防剂量和治疗剂量之间，这反映出了国内患者对抗凝的高敏感性。并且指南之间的差异可能会导致心脏手术中心在MHVR术后桥接抗凝使用标准上的广泛差异，而术后桥接抗凝治疗方案的选择也很大程度上取决于心脏手术中心和外科医师的偏好。

值得注意的是，研究还收集了详细的术后时间数据和医疗费用，从时间和金钱两方面评估了不同的术后桥接抗凝方案的利弊，这在以往的研究中是很难看到的。尽管使用LMWH桥接抗凝增加了出血事件的发生率，但有助于显著减少相关时间数据，这与既往研究相一致。LMWH组患者术后引流时间和ICU时间也显著短于UFH组，并且LMWH可以较早地让患者INR值达标，弥补华法林早期抗凝不足的同时也使患者更早地从华法林抗凝效果中获益，进而缩短术后时间。

总的来说，使用LMWH桥接抗凝虽然会增加MHVR术后出血事件的发生率，但却可显著缩短相关时间，使患者更早地从华法林抗凝效果中获益。因此，建议在使用LMWH桥接抗凝时应关注患者的危险因素并进行个体化管理。

本研究存在以下局限性：缺乏足够的栓塞事件来评估桥接抗凝的有效性，但脑卒中的发生证明了桥接抗凝和个性化管理的必要性。本研究终点缺乏术后早期病死率的评估终点，这与严格的排除标准有关，排除了围术期处于危急状态的患者。未来需要更多设计严谨的大规模随机对照试验进一步评估桥接抗凝治疗方式的有效性和安全性。

【总结】

本文评估了心脏机械瓣膜置换术（MHVR）后不同桥接抗凝治疗方案的有效性和安全性。前瞻性入选于2018年1月至2018年12月在兰州大学第一医院心血管外科行MHVR的患者。根据患者术后接受的桥接抗凝方式，分为普通肝素（UFH）和低分子量肝素（LMWH）组。收集所有入选患者的术前临床资料及术后相关时间、费用参数，其中，时间参数包括引流时间、重症监护室（ICU）住院时间、术后时间（手术结束至出院的时间间隔）、INR稳定时间（桥接抗凝开始至INR值连续2天达标的时间间隔）；并对所有患者进行随访，记录栓塞和出血事件，随访时间为4周。采用多因素Logistic回归分析MHVR术后发生栓塞和出血事件的独立预后因素。最终纳入217例患者，其中UFH组120例，LMWH组97例。UFH组有2例患者发生脑卒中，LMWH组未发生栓塞事件。与UFH组比较，LMWH组的出血事件发生率较高[9.28%（9/97）vs 1.67%（2/120），P=0.02]，但引流时间、重症监护室（ICU）时间、术后时间、INR稳定时间较少（P均＜0.05）。多因素Logistic回归分析结果显示，术后抗凝方案（OR=0.18；95%CI 0.04～0.86；P=0.03）、纤维蛋白原水平（OR=1.99；95%CI1.16～3.41；P=0.01）和血肌酐水平（OR=1.05；95%CI1.01～1.08；P=0.04）为MHVR术后发生出血事件的独立预后因素。结果表明，与UFH比较，MHVR术后采用LMWH桥接抗凝虽然减少了引流时间、ICU住院时间、术后时间及INR稳定时间，但会增加出血事件的发生风险。

（刘世栋　祁　亮　李波霞
李　昕　方　涛　宋　兵）

八、万古霉素和利奈唑胺治疗儿童中枢神经系统感染研究进展

近年来，尽管新型抗菌药物在临床广泛应用，但发生多重耐药菌株的情况却越来越严峻。中枢神经系统感染时，抗菌药物在脑脊液（cerebrospinal fluid，CSF）中快速达到杀菌浓度是临床和微生物学治疗成功的关键。药物的选择受其在脑脊液中的分布、清除及药物本身物理化学性质的影响。在治疗多重耐药的革兰氏阳性菌株中枢神经系统感染时，可能发生由于万古霉素较难在脑脊液中达到有效治疗浓度而导致临床效果不理想或失败的案例。在这种情况下，临床常会倾向选用利奈唑胺，但利奈唑胺说明书中无中枢神经系统感染的适应证，属于超说明书用药。因此，在抗菌药物的剂量和时间依赖性或浓度依赖杀菌模式的理论基础上，评估万古霉素和利奈唑胺在儿童脑脊液中的药动学和药效学参数，研究它们在治疗儿童中枢神经系统感染时的有效性和安全性，仍然是临床研究和药物实践的重要方面。

1. *药物透过血脑屏障的影响因素*　药物的物理化学性质影响药物透过血脑屏障（blood brain barrier，BBB）的程度。小分子药物，蛋白结合率低的药物和亲脂性化合物易进入 CSF。蛋白结合率高的药物则需要从蛋白结合中解离出来，以维持循环中的药物浓度。在脑膜发生炎症的情况下，血脑屏障可能通过细胞间紧密连接的打开而发生渗漏。此外，CSF 流出阻力增加，导致脑脊液产量和吸收速率的适度降低。p- 糖蛋白是一种决定细胞药物外排的跨膜转运体，其活性也可以被促炎细胞因子调节，从而减少来自血脑屏障内皮细胞和神经元细胞的抗菌药物外排。所有这些机制协同导致药物脑脊液浓度的升高，特别是那些在没有脑膜炎症的情况下不易进入脑脊液的药物。此外，年龄也是影响药物透过 BBB 的重要因素，新生儿和老年患者的 CSF 流量较大，因此 CSF/ 血清白蛋白比增加，使药物在 CSF 中的浓度增加。

2. *万古霉素和利奈唑胺的特点*　万古霉素通过抑制革兰氏阳性菌细胞壁的合成发挥作用，用于治疗革兰氏阳性球菌感染，特别是耐甲氧西林金黄色葡萄球菌的感染。利奈唑胺是第一个噁唑烷酮类抗菌药物，被美国 FDA 批准用于治疗甲氧西林敏感的或耐甲氧西林葡萄球菌引起的皮肤软组织感染，或者万古霉素耐药的肠球菌和其他敏感微生物引起的感染。利奈唑胺选择性地与 50S 核糖体单位结合，并抑制复杂蛋白质合成的起始阶段，阻止细菌的生长和繁殖。与万古霉素相比，利奈唑胺的优势之一是其口服生物利用度高，接近 100%。因此，接受静脉注射利奈唑胺的患者可以改用口服利奈唑胺，而万古霉素只能静脉给药。万古霉素和利奈唑胺特点比较见表 5-17。

3. *利奈唑胺在儿科患者中的药动学研究*　美国 FDA 批准在儿科患者中利奈唑胺的适应证包括肺炎、皮肤和软组织感染、万古霉素耐药的屎肠球菌感染。美国 FDA 未批准利奈唑胺用于导管相关血流感染和导管部位的感染，仅用于确定或高度怀疑革兰氏阳性敏感菌的治疗，以减少耐药菌。说明书提到在经脑室腹膜分流术的儿童患者给予单剂或多剂利奈唑胺后，CSF 中利奈唑胺的药物浓度个体差异大，不能获得或维持一致的治疗浓度，因此，不推荐利奈唑胺经验性用于儿科中枢神经系统感染。然而，当万古霉素治疗儿科中枢神经系统感染失败后，临床常选择利奈唑胺作为二线药物治疗该类感染。因此，药品超说明

表 5-17 万古霉素和利奈唑胺的特点比较

药物	理化性质	抗菌谱	正常脑脊液中分布	脑膜炎症时脑脊液/血中浓度比	药动学				给药方式	不良反应
					蛋白结合率	分布	代谢	消除		
万古霉素	亲水性分子量较大(1486)，强酸弱碱盐	需氧的和兼性革兰氏阳性致病菌（包括MRSA），对革兰氏阴性菌无效	浓度极低	7.1% ~ 68%	55%	广泛：心包液、胸腔液、腹水、尿液	< 3%	肾小球滤过，80% ~ 90% 经尿以原型排出	口服吸收极少，静脉滴注	耳肾毒性，耐药菌株少
利奈唑胺	分子量小(337.35)，电荷中性，两性化合物	需氧的和兼性革兰氏阳性致病菌：屎肠球菌（仅指万古霉素耐药菌株)、金黄色葡萄球菌（包括MRSA)、无乳链球菌、肺炎链球菌(包括多重耐药菌株)、化脓性链球菌	能透过血脑屏障	脑脊液中药物浓度差异大	31%	快速分布于灌注良好的组织	肝脏代谢	非肾脏清除率占总清除率的65%	口服吸收快、完全，绝对生物利用度100%，不需转换剂量	骨髓抑制引起血小板下降，菌群紊乱，有增加细菌耐药的风险

注：MRSA. 耐甲氧西林金黄色葡萄球菌。

书用法的发生率和药物不良反应事件的发生率均较高。

(1) 利奈唑胺可以很好地进入 CSF 中：由于利奈唑胺的分子量小，带中性电荷，以及是两性化合物等原因，脑膜炎症的存在对利奈唑胺渗透入 CSF 没有重要影响。利奈唑胺的治疗浓度较宽，在 CSF 中浓度和血浆中游离浓度相似。当利奈唑胺的 AUC/MIC 值为 80 ～ 120 时，和 T > MIC_{90} 值 > 80% 或 C_{min} 值 /MIC 值为 4 ～ 5 倍时可获得最大（杀菌）治疗效果。

在无炎症的脑膜，利奈唑胺在 CSF 中的浓度约为血浆浓度的 70%。Dotis 等通过对文献的分析评价，发现儿科患者中，利奈唑胺在 CSF 中谷浓度为 1.5 ～ 7.0mg/L，而利奈唑胺的 CSF/ 血浆浓度比为 0.8 ～ 17.0。通常，利奈唑胺对于 MRSA 的抑菌浓度为 2mg/L，因此认为标准剂量的利奈唑胺就可以在 CSF 达到足够的治疗浓度和抗菌活性。而且，利奈唑胺的脑脊液渗透性高，因此临床效果可能比理论上的抗菌活性更明显。许多儿科患者病例报道已经证明利奈唑胺成功地治疗了革兰氏阳性菌中枢神经系统感染。即使在早产儿，也有报道利奈唑胺单药治疗或与其他抗菌药物联合使用成功地治疗脑室引流相关的 CSF 感染。

(2) 儿童和青少年脑脊液中利奈唑胺的药动学：患儿年龄越小，利奈唑胺的清除率越高，随着年龄的增长，清除率下降。经证实，利奈唑胺在脑积水患儿的脑室内药物浓度与成人是相似的，但较小的儿童需要更高的给药频次。Yogev 等研究了利奈唑胺不同给药方法在儿科患者脑脊液中的药动学。给药方案为利奈唑胺 10mg/kg，q12h，3d 或 10mg/kg，q8h，2d，静脉滴注。结果显示，2 个实验组利奈唑胺渗透进入脑室 CSF 的量分别为 CSF/ 血浆总 AUC_{0-12}=0.98 和 CSF/ 血浆总 AUC_{0-8}=0.95，结果相似，平均 C_{min} 分别为 1.26mg/L（q12h）*vs* 1.94mg/L（q8h）。作者认为，如果一线治疗失败，如致病菌株对利奈唑胺敏感，可选用利奈唑胺治疗儿童的中枢神经系统感染。

一项利奈唑胺在婴儿、儿童感染患者中应用的前瞻性多中心研究，包括 12 例中枢神经系统感染儿童，其中肺炎链球菌感染 2 例，其他链球菌感染 1 例，表皮葡萄球菌感染 2 例，病原菌不明感染 7 例。该研究将受试者分为 < 2 岁组和 ≥ 2 岁组，0 ～ 11 岁给予利奈唑胺 10mg/kg，q8h；> 11 岁给予利奈唑胺 600mg，q12h。结果显示，12 例中枢神经系统感染患儿中，11 例治愈，1 例好转。笔者认为利奈唑胺通常是安全的，在儿童包括新生儿患者中耐受性好。不良反应是可逆和已知的，然而，潜在的血液学和神经系统毒性虽然较成人发生更少，但也需要密切监测。

Chiappini 等进行了利奈唑胺在儿科患者中的有效性和安全性的系统评价，其中包括中枢神经系统感染儿童 16 例，治愈率 100%，15 例未发生不良反应，1 例未报道不良反应。利奈唑胺说明书中，一项研究纳入 215 例出生至 11 岁和 248 例 5 ～ 17 岁的儿童患者并评价了利奈唑胺的安全性，最长用药 28 天，按不良反应发生的严重程度，利奈唑胺组报告的不良反应中轻度至中度分别为 83% 和 99%。因此，有必要明确利奈唑胺的有效性和耐受性，并密切监测利奈唑胺的不良反应和耐药性的发生。

4. 万古霉素在儿科患者中的药动学研究 脑室分流感染是导致脑室分流失败的 1 个常见原因。抗菌药物在脑脊液中的渗透性和分流管周围生物膜的形成，造成抗感染困难。脑室分流管感染以表皮葡萄球菌、金黄色葡萄球菌和肠球菌感染为主。因此万古霉素常作为抗菌药物治疗脑室分流感染，尽管使用广泛，但是万古霉素在脑室分流术患儿脑脊液中的药动学研究却很少。

Autmizguin 等研究了 8 例脑室腹膜分流术儿科患者 CSF 中万古霉素的药动学：平均剂量每次 19mg/kg（11 ～ 30），q8h（7 ～ 13），治疗时间 17 天（4 ～ 27），平均万古霉素 CSF 浓度为 1.07mg/L（0.06 ～ 9.13），平均 CSF/ 血浆浓度 0.08（0 ～ 0.66），2 例感染 MRSA 的脑膜炎儿童，给药间隔末的 C_{CSF} 浓度（1.15mg/L 和 9.13mg/L）远大于最低抑菌浓度 MIC（0.75mg/L 和 1mg/L）。1 例表皮葡萄球菌感染患儿给药 5 小时后万古霉素的 C_{CSF} 浓度（0.06mg/L）低于 MIC（2mg/L）。笔者认为，在纳入的儿童中，万古霉素在 CSF 中的浓度虽然低，但是可被检测到，渗透率不同可能是由于万古霉素在 CSF 中的清除率与血清中的清除率较低。

万古霉素进入脑脊液的渗透性依靠 BBB 的完整性和脑膜炎炎症的状态，要保证给予足量的剂量以便更多的药物进入 CSF。经历神经外科手术和BBB破坏的患者，万古霉素在 CSF 中的浓度可能达到治疗水平。Jorgenson 等在儿科患者单次静脉给药后（15 ～ 20mg/kg），超过 40% 的 CSF 样品未检测到万古霉素药物浓度。对确诊和怀疑脑室分流感染的患儿，静脉给予万古霉素 10 ～ 20mg/L，q6 ～ 12h，平均 CSF 中万古霉素浓度为（2.48±0.52）mg/L（0 ～ 6.58mg/L），脑脊液 / 血浆的 AUC 比为 0.77% ～ 18%。笔者认为，万古霉素在脑脊液的渗透率与CNS炎症指数无相关性。尽管万古霉素在分流感染患儿的 CFS 中浓度较低，但不影响感染的根除。直接脑室内给药可能可以提高万古霉素在 CNS 中的渗透性。Sullins 等观察到脑膜炎患者 CSF 万古霉素浓度高于无脑膜炎的患者。CSF 的渗透性在早产儿较高。在分流管置入之前，预防性地给予万古霉素却在 CSF 中没有检测到万古霉素（7/8）。

目前，对于儿科患者，万古霉素的给药剂量比较保守，大多数患者血药谷浓度均在治疗窗以下，但对于是否应用大剂量万古霉素的效益和风险常难以决策。Durham 等评估了儿科复杂感染，包括脑膜炎、肺炎、骨髓炎、脓毒症、心内膜炎患者中万古霉素的剂量，研究纳入 1 月龄～ 18 岁儿童 75 例，平均年龄（4.2±3.9）岁，体重（17.0±11.2）kg，万古霉素每次 15mg/kg，q6h。结果发现仅有 5 例（6.7%）患儿初始谷浓度达到 15 ～ 20mg/L，1.0 ～ 5.9 岁组与其他年龄组相比，更不太可能达到（P=0.041）。34 例未达到治疗谷浓度的患儿，接受了更高剂量的万古霉素 [80mg/（kg · d）] 后，15 例（44.1%）达到了 15 ～ 20mg/L。因此认为在儿科复杂感染患者中，包括中枢神经系统感染，万古霉素每次 15mg/kg，ivgtt，q6h，谷浓度不太可能达到 15 ～ 20mg/L。而在这些患者 [80mg/（kg · d）] 中，可能谷浓度更易达到 15 ～ 20mg/L。

5. *万古霉素和利奈唑胺在 CNS 感染中的比较研究* 笔者未检索到有关比较万古霉素和利奈唑胺在儿童 CNS 感染中的疗效和不良反应的临床研究，仅检索到 2 篇体外研究。Calik 等研究比较了万古霉素和利奈唑胺治疗兔子 MRSA 感染脑膜炎模型的抗菌效果。方法：在兔子脑室内接种 ATCC43300 菌株诱导脑膜炎发生，培养 16 小时脑膜炎形成后，万古霉素组予 20mg/

kg，q12h，利奈唑胺分为每次 10mg/kg 组和 20mg/kg 组，q12h，以及不接受任何抗菌药物的对照组，在培养结束 16 小时末和治疗 24 小时末测定 CSF 细菌计数。结果显示，培养 16 小时末细菌计数在所有组是相似的，在治疗结束 24 小时末万古霉素组的细菌计数下降约是利奈唑胺 20mg/kg 组的 2logs（$P > 0.05$），约是利奈唑胺 10mg/kg 组的 4logs（P=0.037）（万古霉素组：–2.860±4.495；利奈唑胺 20mg/kg 组：－0.724±4.360；利奈唑胺 10mg/kg 组：1.39±3.37）。全部和部分的细菌学响应方面，万古霉素组高于利奈唑胺 10mg/kg 组（P=0.01），但是万古霉素组与利奈唑胺 20mg/kg 组或利奈唑胺 10mg/kg 组与利奈唑胺 20mg/kg 组相比却无统计学意义。结果表明，利奈唑胺在治疗兔子 MRSA 感染脑膜炎模型方面并不优于万古霉素（每次 20mg/kg，q12h）。而利奈唑胺 10mg/kg 组更是处于劣势。

对于表皮葡萄球菌和金黄色葡萄球菌引起的中枢神经系统感染，抗感染的困难在于静脉给药在 CSF 中难以获得足够高的药物浓度，以及分流管周围生物膜的形成。Bayston 等对万古霉素和利奈唑胺体外抗脑室腹膜分流管被覆生物膜感染的活性进行了研究。试验方法，第 1～7 天，制备模拟脑脊液中生物膜被覆导管，第 8～21 天，予万古霉素 50mg/L（脑室内注射）或利奈唑胺 5mg/L（静脉注射），第 22～28 天为再生复发阶段（无抗菌药物）。结果表明，屎肠球菌引起的生物膜，不论使用万古霉素还是利奈唑胺均未被根除，葡萄球菌生物膜在使用 2 种抗菌药物 2 天后均被根除并无再生，没有观察到耐药性。利奈唑胺通过静脉或口服给药均可获得有效浓度能够根除 MRSE（耐甲氧西林的凝固酶阴性葡萄球菌）和 MRSA 生物膜，无论是万古霉素鞘内注射还是利奈唑胺，均不能根除肠球菌生物膜，希望该体外研究结果能为利奈唑胺进一步的临床试验带来启示，以避免外科手术移除脑室腹膜分流管。

6. 小结　脑膜炎症的存在对利奈唑胺渗透入 CSF 无重要影响，治疗浓度较宽，CSF 中的药物浓度和血浆中的药物游离浓度相似。儿童剂量为 10mg/kg，ivgtt，q8h 时，C_{min} 更高。万古霉素进入脑脊液的渗透性依靠 BBB 的完整性和脑膜炎炎症的状态；神经外科手术和 BBB 破坏的患者，CSF 中万古霉素的浓度可能达到治疗水平。万古霉素血浆谷浓度为 15～20mg/L 时，CSF 和 CSF/ 血浆 AUC 比变异很大，也足够达到治疗浓度，有待确证。是否可以通过提高剂量来提高 CSF 浓度有待进一步研究。

由于缺乏大样本随机对照研究，万古霉素和利奈唑胺用于中枢神经系统感染的安全性和有效性尚无明确定论。在监测血药浓度的基础上，给予足够的剂量以保证万古霉素透入 CFS 的量足以根除耐药革兰氏阳性菌株，但要注意监测肾毒性、听力损害等不良反应。由于利奈唑胺无中枢神经系统感染的适应证，在万古霉素治疗失败时，可选用利奈唑胺作为二线治疗药物，使用期间应注意监测骨髓抑制、二重感染、耐药性增加等不良反应。

【总结】

儿童发生中枢神经系统感染时，尤其是多重耐药革兰氏阳性菌株感染时，万古霉素常作为一线选择药物。糖肽类在正常脑脊液中药物浓度低，而在脑膜炎症时，万古霉素透入血脑屏障的药物增多，但 CSF/ 血浆的 AUC 比值个体差异很大，常导致治疗失败。利奈唑胺常用于治疗严重的革兰氏阳性菌株中枢神经系统感染，其在CSF中药物浓度与血浆中游离的药物浓度接近，透入血脑屏障基本不受脑膜炎症的影响。但利奈唑胺未批准用于中枢神经系统感染。因此，评估万古霉素和利奈唑胺治疗儿童多重耐药革兰氏阳性菌中枢神经系统感染的临床效果和不良反应仍然是重要的研究方面。

（王法琴　杨　飞）

九、专项医嘱点评对我院万古霉素类药物合理应用的影响

近年来，在医院感染中，革兰氏阳性菌比例呈上升趋势，特别是耐甲氧西林金黄色葡萄球菌（MRSA）的感染更引人注目。糖肽类抗生素万古霉素和去甲万古霉素主要用于治疗MRSA。但是如何规范合理地使用此类药物，如何应用临床微生物学、临床药理学及相关循证医学来指导治疗，依然存在较多问题。自2013年9月起，我院临床药师开展了万古霉素和去甲万古霉素的医嘱专项点评工作，对专项点评过程中发现的万古霉素和去甲万古霉素不合理使用情况，及时与相关科室及医师沟通，进行干预，督促改进。本研究对我院2013年1～6月与2014年1～6月万古霉素和去甲万古霉素使用情况进行比较分析，以期了解通过专项点评模式可否提高此类药物临床合理使用率，为进一步指导临床合理用药及管理提供科学依据。

【资料与方法】

选取我院2013年1～6月份与2014年1～6月份使用了万古霉素类药物的出院病例。其中2013年1～6月份病例92例纳入专项点评前组（A组），2014年1～6月份病例99例纳入专项点评后组（B组）。记录患者的全部信息，根据卫生部《抗菌药物临床应用管理办法》《抗菌药物临床应用指导原则》《万古霉素临床应用中国专家共识》及美国《成人与儿童耐甲氧西林金黄色葡萄球菌（MRSA）感染治疗指南》等规定，从基本信息、管理指标、用药适宜性、实验室检查、病原培养及药敏试验、疗效、ADR等方面对专项点评前后万古霉素类抗菌药物使用的合理性进行评价和比较。数据处理采用SPSS17.0软件进行统计学分析，计量资料以$x \pm s$表示，采用t检验，计数资料采用χ^2检验，以$P < 0.05$为差异有统计学意义。

【结果】

1. 基本信息比较情况　本次调查的专项点评前后使用万古霉素和去甲万古霉素的病例共191例。其中男性88例，女性103例，年龄1月龄～85岁，平均（45.36±30.26）岁。患者分布的科室为神经外科（44例，23.04%）、心外科（40例，20.94%）、呼吸科（32例，16.75%）、（ICU 22例，11.52%）、儿科（15例，7.85%）、其他（38例，19.90%）。万古霉素和去甲万古霉素主要用于治疗如下感染：中枢神经系统感染（56例，29.32%）、菌血症及心内膜炎（50例，26.18%）、呼吸系统感染（47例，24.61%）、骨、关节感染（20例，10.47%）、其他（18例，9.42%），平均疗程为（7.58±6.14）天。2组患者一般资料比较无明显差异（$P > 0.05$），具有可比性。

2. 管理指标比较情况　万古霉素和去甲万古霉素均为特殊使用级，需高级职称医师处方；特殊情况可越级使用，紧急使用处方量＜24小时。病程记录有特殊用药申请，有高级职称医师或抗感染临床药师会诊意见等。A、B两组病例均符合上述规定，未出现医师越权使用情况。

3. 用药适宜性对比分析　B组与A组比较适应证、溶剂、配制浓度、疗程、药

物相互作用、联合用药的不适宜病例数均有不同程度的下降，其中溶剂选择不适宜病例由 5.43% 降至 0%（$P < 0.05$），万古霉素浓度＞ 0.5% 的不适宜病例比例由 17.39% 降至 3.03%（$P < 0.01$），去甲万古霉素浓度＞ 0.4% 的不适宜病例比例由 6.52% 降至 1.01%（$P < 0.05$），滴注时间＜ 1 小时不适宜病例比例由 30.43% 降至 4.04%（$P < 0.01$），剂量不适宜的病例比例由 34.78% 降至 9.09%（$P < 0.01$），提示我院万古霉素类药物用药适宜性明显提高，见表 5-18。

4. *实验室检查频次的对比分析* B 组与 A 组比较给药前、给药中及给药后白细胞、血肌酐、AST、ALT、红细胞沉降率、降钙素原、C 反应蛋白检查例数明显增多。提示开展专项点评后，我院万古霉素类药物的给药过程中实验室检查情况更加合理，见表 5-19。

5. *病原培养及药敏试验情况* A 组与 B 组比较，根据药敏选药的比例分别为 11.96% 和 19.19%（$P > 0.05$）。接受经验性治疗的患者分别为 88.04% 和 80.81%（$P > 0.05$）。接受经验性治疗且进行了细菌培养的患者由 A 组的 34.78% 增长至 B 组的 67.68%（$P < 0.01$）。经验性治疗且培养结果为阳性球菌的病例由 A 组的 13.04% 增长至 B 组的 30.30%（$P < 0.05$）。患者的细菌送检率由 A 组的 46.74% 增至 B 组的 86.87%（$P < 0.01$）。提示我院经验性使用万古霉素类药物的合理性逐步提高。A、B 两组 MRSA 的万古霉素 MIC 均值分别为 1.044 和 1.085（$P > 0.05$）。提示我院万古霉素 MIC 均值无明显上升趋势，未发现万古霉素对金黄色葡萄球菌的MIC值漂移，A、B 两组 MRSA 万古霉素 MIC ≥ 1μg/ml 菌株的比率分别为 37.46% 和 39.58%（$P > 0.05$），见表 5-20。

6. *治疗结果对比性分析* 疗效评价标准：作为治疗用药使用时，以患者体温保持正常超过 72 小时，临床感染症状消失，实验室检查如白细胞数量、中性粒细

表 5-18 专项点评前（A 组）、后（B 组）用药适宜性对比分析

用药适宜性	A 组不适宜病例		B 组不适宜病例	
	例数（例）	比例（%）	例数（例）	比例（%）
适应证	9	9.78	3	3.03
溶剂	5	5.43	0	0[a]
万古霉素浓度＞ 0.5%	16	17.39	3	3.03[b]
去甲万古霉素浓度＞ 0.4%	6	6.52	1	1.01[a]
滴注时间＜ 1 小时	28	30.43	4	4.04[b]
剂量不适宜	32	34.78	9	9.09[b]
疗程不适宜	13	14.13	8	8.08
药物相互作用	7	7.6	1	1.01[a]
联合用药	4	4.35	0	0[a]
合计	120		29	

注：联合用药指联合使用的抗菌药物中有与万古霉素和去甲万古霉素治疗相同细菌的药物。与 A 组比较，a. $P < 0.05$；b. $P < 0.01$。

表 5-19　专项点评前（A 组）、后（B 组）两组实验室指标检查频次的对比分析

实验室指标	A 组给药过程中检查例数及比率			B 组给药过程中检查例数及比率		
	给药前	给药中	给药后	给药前	给药中	给药后
体温	92（100%）	92（100%）	92（100%）	99（100%）	99（100%）	99（100%）
白细胞	60（65.2%）	45（48.9%）	68（73.9%）	88（88.89%）[b]	72（72.73%）[b]	89（89.90%）[a]
中性粒细胞（%）	60（65.2%）	45（48.9%）	68（73.9%）	88（88.89%）[b]	72（72.73%）[b]	89（89.90%）[a]
血肌酐	52（56.5%）	34（36.9%）	24（26.1%）	72（72.73%）[a]	55（55.56%）[a]	47（47.47%）[b]
ALT	52（56.5%）	34（36.9%）	24（26.1%）	72（72.73%）[a]	55（36.2%）[b]	47（47.47%）[b]
AST	48（52.2%）	26（28.3%）	20（21.7%）	66（66.67%）	43（43.43%）[a]	38（38.38%）[a]
细细胞沉降率	33（35.9%）	18（19.6%）	11（12.0%）	53（53.54%）[a]	36（36.36%）[a]	27（27.27%）[b]
降钙素原	38（41.3%）	25（27.2%）	17（18.5%）	78（78.79%）[b]	52（52.53%）[b]	44（44.44%）[b]
C 反应蛋白	58（63.0%）	36（38.3%）	29（30.8%）	74（74.75%）[a]	49（49.49%）	41（41.41%）

注：化验结果的收集是用药前 2 ～ 3 天直至用药结束后 2 ～ 3 天。与 A 组比较，a. $P < 0.05$，b. $P < 0.01$。

表 5-20　专项点评前（A 组）、后（B 组）细菌培养及药敏试验情况的对比分析

细菌培养与药敏试验	A 组		B 组	
	例数（例）	比例（%）	例数（例）	比例（%）
根据药敏选药	11	11.96	19	19.19
经验性治疗	81	88.04	80	80.81
经验性治疗且进行细菌培养	32	34.78	67	67.68[b]
经验性治疗且培养结果为阳性球菌	12	13.04	30	30.30[a]
经验性治疗未培养出细菌	16	17.39	31	31.31[a]
经验性治疗培养结果为阴性球菌及其他细菌	4	4.35	6	6.06
细菌送检率	43	46.74	86	86.87[b]
MRSA 的万古霉素 MIC 均数	1.044		1.085	
MRSA 万古霉素 MIC ≥ 1μg/ml 菌株的比率（%）	37.46		39.58	

注：与 A 组相比，a. $P < 0.05$，b. $P < 0.01$。

胞数量及比值、C 反应蛋白、降钙素原下降或恢复为有效；临床症状或实验室检查结果未见好转或恶化为无效；转院、自动出院、死亡等不能评价疗效的情况为其他。治疗有效率由 A 组的 54.26% 增至 B 组的 69.70%（$P < 0.05$），治疗无效的病例由 A 组的 21.74% 降至 B 组 10.10%（$P < 0.05$）。两组因死亡、转院、自动出院而无法评价疗效的比率分别为 23.91% 和 20.20%（$P > 0.05$）。提示我院使用万古霉素类药物的治疗有效率明显增加。

7. 不良反应对比性分析　A 组 6 例（6.52%）出现不良反应分别为红人综合征 2 例，过敏反应 2 例，肾衰竭 1 例，中性粒细胞减少 1 例。B 组 1 例（1.01%）出现过敏反应，提示专项点评后我院万古霉素类药物

的不良反应发生率明显降低（$P < 0.05$）。

【讨论与分析】

万古霉素类药物属于特殊使用级抗菌药物，我院依据《抗菌药物临床应用管理办法》及《万古霉素 / 去甲万古霉素病历点评指南（试行）》开展了万古霉素类药物专项点评工作并采取如下措施以提高此类药物临床合理用药水平：①严格落实抗菌药物分级管理制度，利用电子处方（医嘱）系统实现医师抗菌药物处方权限和药师抗菌药物处方调剂资格管理。②严格执行特殊使用级抗菌药物会诊制度。③接受特殊使用级抗菌药物治疗的住院患者抗菌药物使用前微生物送检率不低于 80%。④增加实验室炎性指标和肝肾功能监测频次，提高疗效评估水平、减少不良反应的发生。⑤对专项点评过程中发现的不合理用药情况，与相关科室及医师、护士进行沟通，总结不合理使用情况及案例，对全院的医师、护士进行培训。通过医院内网及医院药讯等多种形式加大抗菌药物合理使用宣传力度，改变不合理用药习惯。⑥对经过多次干预及培训后仍出现不合理使用情况的医师，上报管理部门取消其抗菌药物处方权并进行经济处罚。此次调查发现，通过上述措施，我院万古霉素类药物临床合理应用水平显著提高，专项点评后细菌送检率达到 86.87%，治疗有效率显著提升，不良反应发生率明显降低。专项点评前万古霉素类药物不适宜应用主要包括：①溶剂选择错误，万古霉素类药物仅可选择生理盐水或 5% 的葡萄糖注射液作为溶剂，而个别病例选用 10% 的葡萄糖或其他注射液。②药物浓度过高，如将 1.0g 万古霉素溶于 100ml 生理盐水滴注后患者出现面、颈部充血、瘙痒。③医嘱中未注明滴速要求，以致实际滴注时间小于 60 分钟。④剂量不适宜，老年患者（> 65 岁）万古霉素日剂量大于 1.0g 或去甲万古霉素日剂量大于 1.6g。儿童、婴儿（大于 1 月龄）使用万古霉素时未按照每天 40mg/kg，分 2 ～ 4 次静滴给药。⑤肾功能不全的患者未进行剂量调整。临床药师收集典型不适宜案例，对相关科室医师、护士进行培训。此次调查发现，我院上述不适宜用药情况明显减少，专项点评工作取得了良好的效果。

万古霉素和去甲万古霉素均属糖肽类抗菌药物，主要用于耐药革兰氏阳性菌所致的严重感染。但是，近年来万古霉素类药物应用的合理性开始出现一些问题，并对细菌耐药性产生了一定影响。万古霉素 MIC 漂移现象在国际上也备受关注，但研究结果并不一致。国内张光艳等对 3 年 184 株金黄色葡萄球菌的万古霉素 MIC 检测结果表明，存在 MIC 值漂移趋势，而梁晶晶等对下呼吸道分离的 MRSA 万古霉素 MIC 的检测未发现漂移。刘洪书等对 5 年 286 株非重复金黄色葡萄球菌的万古霉素 MIC 值变化的研究结果显示未发现漂移。本次调查显示我院分离的 MRSA 万古霉素 MIC 未发生漂移，同时万古霉素 MIC ≥ 1μg/ml 菌株的比率分别为 37.46% 和 39.58%，明显低于上述报道中提到的 62.5% ～ 91.6% 的水平。这可能与地区不同、菌株选择及地区间万古霉素使用情况存在差异有关。常规剂量下，万古霉素在血液中的药物浓度远高于肺组织药物浓度，表明相对于肺部来源的菌株，常规剂量万古霉素更容易杀死血液中的金黄色葡萄球菌。在治疗肺炎时，即使万古霉素体外试验敏感，也存在许多治疗失败的例子，尤其是当 MIC ≥ 1μg/ml 时。所以在治疗呼吸道 MRSA 感染时，应及时监测万古霉素 MIC，并考虑选择在肺组织分布浓度较高的利奈唑胺替代万古霉素。

综上所述，我院开展万古霉素类药物专项点评后，很好地促进了此类药物的临床合理应用，减少了不良反应的发生，提高了药物治疗效果。但对老年人、新生儿等特殊群体应尽快开展万古霉素类药物血药浓度监测，从而实现这些患者的给药个体化，使血药浓度维持在安全有效范围内。保证用药安全性和有效性的同时，减少耐药菌产生的概率。由此可见，专项医嘱点评模式可以有效地提高临床合理用药水平，值得推广和借鉴，但该项工作仍需制度化、长期化。

【总结】

本文探讨了专项医嘱点评对我院万古霉素类药物临床合理应用的影响。记录我院 2013 年 1～6 月和 2014 年 1～6 月使用万古霉素类药物患者的全部信息，其中前者纳入专项点评前组，后者纳入专项点评后组。对 2 组患者的用药情况、细菌送检率、不良反应发生率及治疗效果等进行对比分析。与专项点评前组比较，专项医嘱点评后组患者实验室指标检查频次明显增加，患者细菌送检率由 46.74% 增长至 86.87%（$P < 0.01$）；不适宜用药由 120 人次降至 29 人次；治疗有效率由 54.26% 增至 69.70%（$P < 0.05$），不良反应发生率由 6.52% 降至 1.01%（$P < 0.05$）。结果表明专项医嘱点评显著促进了我院万古霉素类药物临床应用的合理性，但该项管理工作仍需制度化、长期化。

（翟　晶　王艳红　王　霞　高　琲　贾　海　杨孝来　葛　斌）

十、基于加权 TOPSIS 法评价重组人血小板生成素的合理使用

重组人血小板生成素（recombinant human thrombopoietin，Rh-TPO）可减轻实体肿瘤患者接受化疗后血小板计数下降的程度和缩短血小板减少的持续时间，减少血小板输注次数，有利于下一步治疗计划的顺利完成。有报道称 Rh-TPO 在临床使用过程中存在滥用现象。在对该药的处方点评中也发现临床存在多方面的不合理使用情况。

逼近理想排序法（technique for order preference by similarity to ideal solution，TOPSIS）是 1981 年由 Hwang.CL 和 Yoon.K 率先提出的简单排名方法。加权 TOPSIS 法是在 TOPSIS 法的基础上引入属性层次模型赋值法（attribute hierarchical mode，AHM），通过结合各参评指标的相对权重，将指标评价结果量化归一，使评价过程更清晰，评价结果更客观、全面、准确。作为常用的综合评价方法之一，加权 TOPSIS 法已广泛用于医药卫生效用评价领域。

本文通过加权 TOPSIS 法评价 Rh-TPO 使用的合理性情况，以便全面、准确发现其临床使用过程中存在的不合理情况，为临床提高 Rh-TPO 使用的合理性提供参考依据。

【资料与方法】

1. 资料来源　对 2020 年 1～12 月甘肃省人民医院使用 Rh-TPO 的肿瘤患者进行回顾性研究。收集患者的信息主要包括性别、年龄、身高、体重、临床诊断、临床分期、住院时间、治疗方案、Rh-TPO 使用情况（给药剂量、给药频次、给药疗程、给药途径）及血小板计数监测情况。排除标准：死亡或自动出院的病例及治疗记录不完整的病例。通过 Excel 建立数据库。

2. 重组人血小板生成素药物利用评价标准的制定　以 Rh-TPO 的药品说明书为基础，结合《急性白血病化疗所致血小板减少症诊疗中国专家共识（2019 版）》《中国肿瘤化疗相关性血小板减少症专家诊疗

共识（2019 版）》《中国成人血小板减少症诊疗专家共识（2020 版）》，以及循证医学证据，经药事管理与药物治疗学委员会肿瘤相关的临床医学专家、抗肿瘤药物相关的药学专家、药事管理专家讨论，制定 Rh-TPO 的合理性评价细则，主要包括基线血常规、适应证、禁忌证、给药途径、给药时机、给药剂量、给药频次、给药疗程、治疗过程血常规监测、临床疗效及疗效监测措施 10 项指标（表 5-21）。对 10 项指标评价结果进行相应的赋值。0，不符合（0 分）；1，符合（10 分）；2，其他（3，

表 5-21　Rh-TPO 用药合理性使用情况评价表

评价指标	评价内容	评价结果
基线血常规检查	治疗前做血常规检查	0 不符合，1 符合
适应证	（1）治疗性用药：实体瘤、淋巴瘤患者放化疗引起的血小板计数＜ 75×10^9/L，白血病患者化疗引起的血小板计数＜ 75×10^9/L （2）预防性用药 1）一级预防：①实体瘤，预期在第 1 次化疗结束后可能出现血小板计数＜ 50×10^9/L 患者；②急性白血病患者，患者合并出血高风险因素（疾病恶性程度高、化疗时应用较高剂量的阿糖胞苷、地西他滨、ECOG 评分≥ 2 分、患者合并感染、既往有出血史）均应化疗后预防性使用。 2）二级预防：①实体瘤，上一周期化疗血小板计数＜ 50×10^9/L 及上一周期化疗血小板计数介于（50 ～ 75）$\times10^9$/L 有出血高风险的患者（既往有出血史，现阶段有手术切口未愈，肿瘤性溃疡等；本周期化疗前血小板计数＜ 75×10^9/L，接受可能导致严重骨髓抑制的药物；肿瘤浸润骨髓，ECOG 评分≥ 2 分；既往接受过放疗；合并使用其他可能导致血小板减少的药物）。用 GC 或 GP 方案上一个周期血小板最低值＜ 50×10^9/L 者。②急性白血病，既往血小板计数＜ 50×10^9/L，本次化疗时血小板低于正常值时应预防性使用	0 不符合（1）或（2），1 符合（1）和（或）（2）
给药途径	皮下注射	0 不符合，1 符合
给药时机	①化疗结束后 6 ～ 24 小时；②已知血小板最低值出现时间者，可在血小板最低值出现的前 10 ～ 14 天使用；③ GC 或 GP 方案，在本周期化疗第 2、4、6、9 天使用	0 不符合①或②或③，1 符合①和（或）②和（或）③
给药剂量	300U/（kg · d）	0 不符合，1 符合
给药频次	① qd；② qod	0 不符合①或②，1 符合①和（或）②
给药疗程	①治疗 14 天；②二级预防 7 ～ 14 天；③血小板计数≥ 100×10^9/L；④血小板计数较前升高 50×10^9/L	0 不符合①或②或③或④，1 符合①和（或）②和（或）③和（或）④
治疗过程血常规监测	①每周 2 次定期监测血常规；②特殊患者隔日 1 次	0 不符合①或②，1 符合①和（或）②

续表

评价指标	评价内容	评价结果
禁忌证	①严重心、脑血管疾病者；②患有其他血液高凝状态疾病者，近期[a]发生血栓病者；③合并严重感染	0 不符合①或②或③，1 符合①和（或）②和（或）③
临床疗效及疗效监测措施	①停药时未进行血常规监测；②停药时血小板计数低于给药时血小板计数；③血小板计数≥ 100×10^9 / L 或较前升高 50×10^9 / L	0 不符合①或②，1 符合③，2 血小板升高患者酌情评分

注：a.“近期”定义为深静脉血栓患者 3 个月以下，肺栓塞患者 6 个月以下。

5，7 分）。

3. 确定各评价指标的权重　分别比较 10 项指标的相对重要性。查阅相关文献及参照相关专家评分意见，利用 AHM 确立各项指标的相对权重系数。本研究中共有 n（n=10）个指标 X_1、X_2……X_n，通过建立判断矩阵来对权重进行计算。μ_{ij} 表示 2 个指标的相对重要性；μ_{ij} 表示第 j 个指标对于第 i 个指标的相对重要性的值；μ_{ii} 表示评价指标本身的自我比较；根据数学属性的标准，规定 μ_{ii}=0，$\mu_{ij}+\mu_{ji}$=1。通过 Excel 软件，将赋值结果根据式（1）进行一致性检验，若结果满足要求，则按照式（2）分别计算每个指标的权重。

$$g(x)=\begin{cases}1, & x>0.5\\ 0, & x\leqslant 0.5\end{cases}$$

$$Q_i=\{j:\ g(\mu_{ii})=1,\ 1\leqslant 1;\ 1\leqslant n\}$$

$$g(\mu_{ik})-g\left[\sum_{j\in Q_i} g(\mu_{jk})\right]\geqslant 0,\quad 1\leqslant k\leqslant n \qquad (1)$$

$$\omega_c(j)=\frac{2}{n(n-1)}\sum_{i=1}^{n}\mu_{ij} \qquad (2)$$

4. 利用加权 TOPSIS 法对 Rh-TPO 进行合理性评价　针对病历中每项指标进行评价，指标评价结果合理的则为理想状态下的最优方案 Z_{ij}^{+}，指标评价为不合理的则为最劣方案 Z_{ij}^{-}。采用 Excel 软件对式（3）（4）进行计算，得到所有评价指标与最优、最劣方案的 D_i^{+} 与 D_i^{-} 值。根据公式（5）分别计算研究中 10 项指标与最优方案 C_i 的接近程度。C_i 值取值范围为 0～1，C_i 值越大，表明该病历合理性评价结果越优；反之，则越劣。参照已有的利用加权 TOPSIS 法评价病历用药合理性的研究报道，结合药物的 C_i 值，评价结果主要有 3 种情况：合理（$C_i\geqslant 0.8$），基本合理（$0.6\leqslant C_i<0.8$），不合理（$C_i<0.6$）。

$$D_i^{+}=\sqrt{\sum_{j=1}^{n}[W_j](Z_{ij}^{+}-Z_{ij})^2} \qquad (3)$$

$$D_i^{-}=\sqrt{\sum_{j=1}^{n}[W_j](Z_{ij}^{-}-Z_{ij})^2} \qquad (4)$$

$$C_i=\frac{D_i^{-}}{D_i^{+}+D_i^{-}} \qquad (5)$$

【结果】

1. 各评价指标相对权重　评价的 10 项指标满足一致性检验，采用 AHM 求得各项指标相对权重，见表 5-22。

表 5-22　各项评价指标相对权重

序号	指标	相对权重
1	给药剂量	0.114 4
2	给药疗程	0.103 3
3	给药频次	0.092 2
4	给药时机	0.108 9
5	给药途径	0.097 8
6	禁忌证	0.120 0
7	基线血常规	0.075 6
8	临床疗效及疗效监测措施	0.081 1
9	适应证	0.120 0
10	治疗过程血常规监测	0.086 7

2. 加权 TOPSIS 法评价 Rh-TPO 合理性结果　对纳入的患者使用 Rh-TPO 的病历，根据“Rh-TPO 合理性使用情况评价表”进行评分，将同一指标评分结果相加得到评分总和，见表 5-23。合理性评分前 3 名的指标为给药频次、给药途径、治疗过程血常规监测。

参照表 5-22 中各指标权重，采用加权 TOPSIS 法，对使用 Rh-TPO 合理性情况进行评价，患者 C_i 值详细分布情况见表 5-24。

对照组患者中，C_i 最大值为 1，最小值为 0.49。其中，$0.6 \leqslant C_i < 0.7$ 的患者最多，为 99 例。合理性评价结果中，用药合理的患者 25 例（13.44%）；基本合理的患者 151 例（81.19%）；用药不合理的患者 10 例（5.38%）。

3. 使用 Rh-TPO 病历中各评价指标的合理性情况　使用的 186 例病历中，适应证评价不合理的原因为血小板计数大于 75×10^9/L 使用（18 例）。禁忌证评价不合理的原因为严重脑血管病患者（1 例）；患有其他血液高凝状态疾病者或近期发生血栓病者（20 例）；合并严重感染的患者（2 例）。给药剂量评价不合理的原因为给药剂量偏低 23 例。给药途径评价不合理的原因为静脉给药（2 例）。给药疗程评价不合理的原因为给药疗程较短（83 例）。

【讨论与分析】

通过对 186 例使用 Rh-TPO 的病历合理性评价发现，适应证及禁忌证、给药时机、给药剂量、给药疗程、临床疗效及疗效监测措施、基线血常规监测等均存在不合理的现象。

本研究中，对说明书及专家共识中推荐的适应证及禁忌证进行合理性评价发现，无适应证用药主要表现为血小板计数 > 75×10^9/L 使用 Rh-TPO 进行升血小板治疗，该现象可能是由于临床医师担心血小板计数低于正常值时影响患者后续治疗，进而过早地使用 Rh-TPO。对于该现象，建议临床上及时对血小板计数进行监测，严格把握用药指征，避免过度使用药物。需要说明的是 Rh-TPO 说明书没有预防用药的适应证，但化疗所致血小板减少相关专家共识均推荐一定条件下的二级预防用药。任铁军等临床观察表明，预防性用药可减少

表 5-23　各评价指标合理性情况及评分汇总［例（%）］

评价指标	合理	不合理	不确定	评分
适应证	168（90.32）	18（9.68）	–	1680
禁忌证	163（87.63）	23（12.37）	–	1630
给药剂量	156（83.87）	23（12.37）	7（3.76）	1595
给药途径	184（98.92）	2（1.08）	–	1840
给药频次	185（99.46）	1（0.54）	–	1850
给药时机	159（85.48）	27（14.52）	–	1590
给药疗程	103（55.38）	83（44.62）	–	1030
基线血常规监测	162（87.10）	24（12.90）	–	1620
治疗过程血常规监测	181（97.31）	5（2.69）	–	1810
临床疗效及疗效监测措施	64（34.41）	112（60.22）	10（5.38）	684

表 5-24 C_i 值分布

相对接近度范围	病历数（例）	构成比（%）
$0.4 \leq C_i < 0.5$	1	0.54
$0.5 \leq C_i < 0.6$	9	4.84
$0.6 \leq C_i < 0.7$	99	53.23
$0.7 \leq C_i < 0.8$	52	27.96
$0.8 \leq C_i < 0.9$	3	1.61
$C_i=1$	22	11.83

Rh-TPO 使用时间，降低严重血小板减少症出现的比例。李秋文等在一项 Rh-TPO 预防性临床研究中发现，化疗前预防性用药可提高化疗后血小板减少的持续时间。本研究中预防性用药的患者有 8 例均合理；此外，共 23 例患者在存在明显禁忌证的情况下仍使用 Rh-TPO，该情况可能会增加不良事件的发生风险，临床上应避免。

给药时机合理性评价中仍存在 27 例不合理的病历。Rh-TPO 发挥药效的时间较慢，主要是由于药物不能加快成熟巨核细胞血小板的释放。关华军等在一项随机对照研究中表明，化疗后 24 小时内给予 Rh-TPO 进行升血小板治疗，可显著改善血小板降低的严重程度。陈超等在一项 Rh-TPO 临床评价中发现，化疗后 6 ～ 24 小时给药升血小板效果显著优于化疗24小时后给药。因此，对于 Rh-TPO 的给药时机推荐化疗后 6 ～ 24 小时，以保证较好的升血小板效果。

本次研究中，普遍存在给药剂量偏低（23 例，占比 12.37%）、给药疗程较短（83 例，占比 44.62%）的现象。临床研究表明，Rh-TPO 使用剂量 1.5 万 IU，给药疗程为 7 ～ 14 天可获得较好的升血小板效果。Rh-TPO 发挥药效时间约 1 周，10 ～ 14 天后达到血小板计数峰值。给药剂量、疗程不足，不仅无法达到预期的升血小板治疗效果，还可能会贻误病情，加重患者经济负担，浪费医疗资源。建议临床上结合患者实际情况足剂量给药。

目前已有的药物使用合理性评价方法中，仅可对病历中单一评价指标进行合理性评价，制订标准和具体实施过程中需要消耗大量人力，并且评价结果仅为单项指标，无法得到病历中药物使用整体合理性评价情况。而采用 AHM 加权的 TOPSIS 法评价时，通过对药物评价指标的权重赋值，可将评价的各单项指标评价结果相结合，客观评价病历中的药物整体使用情况。但已有报道中对于各项评价指标权重的确定各不相同，缺乏统一判断标准，建议出台相关标准，医院在此基础上结合实际情况进行权重的确定。

由于方案设计的局限性，无法准确统计应预防性使用 Rh-TPO 而未使用的病历；此外，回顾性研究中，无法准确将 Rh-TPO 与其他药物造成的不良反应相区分，因此本研究并未纳入 Rh-TPO 导致的不良反应。

【总结】

本文建立了重组人血小板生成素（Rh-TPO）合理性使用评价标准，为临床上提高 Rh-TPO 的合理性使用提供参考依据。以 Rh-TPO 的说明书为基础，参照相关专家共识及循证医学证据制订合理性评价标准，采用加权 TOPSIS 法对甘肃省人民医院 2020 年出院病历进行合理性评价。使用 Rh-TPO 的 186 例病历中，用药合理的患者 25 例（13.44%），基本合理的患者 151 例（81.18%），用药不合理的患者 10 例（5.38%）。加权 TOPSIS 法可用于 Rh-TPO 合理性评价，结果表明该院 Rh-TPO 临床应用过程中基本合理，但存在给药剂量不适宜、给药疗程较短、给药时机不适宜等不合理现象，需加大管理力度，以保证临床合理使用 Rh-TPO。

（赵小丽 朱倩倩 赵 佩 刘 杰
王晓丽 于 静 杨孝来）

十一、注射用血栓通对比银杏达莫注射液治疗缺血性脑卒中的成本－效果分析

脑血管病是目前我国城市和农村人口致残和致死的第一大疾病，我国脑血管病患者中约 70%为缺血性脑卒中，其发病率平均每年上升 8.7%。目前，脑卒中治疗在我国的成本约是每年 400 亿人民币，这对我国经济和医疗支出有显著影响，给国家和个人均带来巨大的经济负担。因此，从药物经济学角度指导脑卒中的药物治疗有着重大的意义。注射用血栓通和银杏达莫注射液是临床上常用的治疗缺血性脑卒中的活血化瘀药物。本文采用回顾性研究法，对注射用血栓通和银杏达莫注射液治疗缺血性脑卒中的疗效和经济性进行分析，以综合评价药物治疗的成本效益，寻找在成本和疗效上更具有优势的治疗方案，为临床合理用药提供参考。

【资料与方法】

1. 资料来源　回顾性分析 2013 年 1～6 月甘肃省人民医院住院治疗的 404 例缺血性脑卒中患者资料。纳入标准：①年龄＞18 岁；②缺血性脑卒中诊断符合《各类脑血管疾病诊断要点》，并经头颅 CT 或磁共振成像（MRI）检查证实；③住院期间使用过注射用血栓通或银杏达莫注射液，并且药物治疗方案符合《中国脑血管病防治指南》建议。排除标准：①出血性脑卒中、短暂性脑缺血发作及其他神经系统疾病患者；②合并严重心、肺、肝、肾及血液系统疾病患者；③对注射用血栓通和银杏达莫注射液有禁忌证的患者；④妊娠期及哺乳期妇女；⑤行溶栓治疗的患者；⑥联合使用注射用血栓通和银杏达莫注射液的患者；⑦未按规定用药，将无法准确判定疗效或因资料不全等影响疗效判断的患者。所有患者按用药不同分为血栓通组（271 例）和银杏达莫组（133 例）。

2. 治疗方法　血栓通组患者在常规治疗（改善脑血循环、降颅内压、调控血压血脂等）的基础上加用注射用血栓通［广西梧州制药（集团）股份有限公司，规格：(0.25g) 0.5g，qd，静脉滴注］；银杏达莫组患者在常规治疗（同血栓通组）的基础上加用银杏达莫注射液［山西普德药业股份有限公司，规格：(5ml) 15ml，bid，静脉滴注］。两组患者平均疗程均为 10 天。

3. 观察指标和疗效判定标准　根据 1995 年全国第四届脑血管病学术会议通过的“脑卒中患者临床神经功能缺损程度评分标准”对纳入研究的所有患者在治疗前后进行神经功能缺损程度评分，并计算神经功能缺损评分减少百分数（以下简写为“评分减少%”）。评分减少%＝（治疗前评分－治疗后评分）/治疗后评分 ×100%。根据入院评分将病情划分为轻型（治疗前评分 0～15 分）、中型（治疗前评分 16～30 分）和重型（治疗前评分 31～45 分）。根据评分减少%将疗效分为①基本痊愈：评分减少 91%～100%，病残程度 0 级；②显著进步：评分减少 46%～90%，病残程度 1～3 级；③进步：评分减少 18%～45%；④无效：评分减少 17%以下或增加。两种药物的治疗效果以总有效率来评价。总有效率＝（基本痊愈例数＋显著进步例数＋进步例数）/总例数 ×100%。治疗期间，观察两组患者不良反应发生情况。

4. 统计学方法 采用 SPSS 19.0 统计软件对数据进行分析。计量资料以$x \pm s$表示，采用t检验和方差分析；计数资料以率表示，采用χ^2检验。$P < 0.05$为差异有统计学意义。

【结果】

1. 两组患者基本资料比较 两组患者年龄、性别、病情严重程度等基本资料比较，差异均无统计学意义（$P > 0.05$），具有可比性，详见表 5-25。

2. 两组患者临床疗效比较 两组患者总有效率比较，差异无统计学意义（$P > 0.05$），详见表 5-26。

3. 两组患者不良反应比较 两组患者治疗期间均未见明显不良反应发生。

4. 最小成本分析 两组患者总有效率比较，差异无统计学意义，且治疗期间均未见明显不良反应发生，因此采用最小成本分析法进行药物经济学分析，即仅比较不同治疗方案之间的成本差异，成本最小者为较优方案。

（1）成本的确定：药物经济学研究的成本包括直接成本（直接医疗成本和直接非医疗成本）、间接成本和隐性成本。为使分析结果具有一定的参考价值，鉴于其他成本的不准确性和难以获得性，本研究只计算便于从医院计算机系统中获取的直接医疗成本，包括患者住院总费用、药品总费用、床位费、护理费、化验费和检查费等。两组患者治疗方案各项医疗成本平均费用见表 5-27。

可见按成本最小化的原则，血栓通组治疗缺血性脑卒中的总成本较低，为较经济的治疗方案。

（2）敏感度分析：实际生活中，随着国家医疗体制的改革，不同时期会出台不同的医疗政策，各项医疗费用也会有所差别。为了验证不同假设或估算对分析结果的影响程度，本文假设药品费用下降 15%，床位费、护理费各增加 10%，化验费、检查费各下降 10%，由此进行敏感度分析。结果，血栓通组成本为 11 319.78 元，银杏

表 5-25 两组患者基本资料比较（例）

组别	n	年龄（岁）	性别	入院病情严重程度			有缺血性脑卒中既往史
			男性 / 女性	轻度	中度	重度	
血栓通组	271	67.06 ± 11.05	156/115	267	4	0	34
银杏达莫组	133	65.58 ± 11.70	68/65	132	1	0	27

表 5-26 两组患者临床疗效比较 [例（%）]

组别	n	基本痊愈	显著进步	进步	无效	总有效率（%）
血栓通组	271	200（73.80）	32（11.81）	14（5.17）	25（9.23）	90.77
银杏达莫组	133	96（72.18）	15（11.28）	7（5.26）	15（11.28）	88.72

表 5-27 两组患者治疗方案各项医疗成本平均费用（元）

组别	药品费	化验费	检查费	床位费	护理费	其他费用	合计
血栓通组	7305.01	1208.38	3787.63	331.44	217.76	9.99	12 860.21
银杏达莫组	7323.34	1252.58	4024.36	350.94	196.40	7.78	13 155.40

达莫组成本为 11 583.94 元。血栓通组成本仍低于银杏达莫组，提示本研究结果较可靠。

【讨论与分析】

血栓通和银杏达莫是目前临床上常用的治疗缺血性脑卒中的中药注射液或含中药成分的注射液，除了应观察其安全性与有效性外，对二者进行药物经济学的评价也有着重要意义。药物经济学通过系统、科学地比较分析医药技术的经济成本和综合收益，有助于临床医师和药师选择更优的治疗方案，减轻患者的经济负担，促进临床合理用药。国外对于脑卒中药物治疗的经济学评价主要集中于降纤、溶栓、脑保护等方面；国内对脑卒中全面、完整的经济学评价尚有限，而对于药物治疗的经济学评价更是少之又少。

本研究以神经功能缺损评分减少百分比为疗效指标，并用总有效率作为两种治疗方案疗效的判定指标。结果发现，两组患者总有效率比较，差异无统计学意义；血栓通组成本低于银杏达莫组。这提示，注射用血栓通治疗缺血性脑卒中的经济性优于银杏达莫注射液。

另外，药物经济学评价方法由于多种原因，会存在不确定性，敏感度分析便是处理不确定性的主要方法。通过对主要变量进行假设，测定这些变量的标准发生变化时对评价结果的影响程度。本研究将药品费、检查费、化验费、护理费及床位费等各项医疗费用进行假设调整后对两种治疗方案进行敏感度分析，结果仍然提示注射用血栓通的经济性优于银杏达莫注射液。

目前，国内关于注射用血栓通和银杏达莫注射液临床治疗效果比较的研究较少，尚缺乏高质量的循证医学证据评价两者疗效。本研究也仅以总有效率作为疗效判定指标，指标过于单一。在今后的研究中应尽可能地从多角度设立疗效判定指标，以便于全面、客观、准确地反映治疗方案的有效性，从而保证选用更科学的药物经济学方法对药物进行综合评价分析。

综上所述，注射用血栓通和银杏达莫注射液治疗缺血性脑卒中的疗效均较好，但注射用血栓通的经济性更佳。

【总结】

本文比较了注射用血栓通与银杏达莫注射液治疗缺血性脑卒中的疗效和经济性。回顾性分析 404 例缺血性脑卒中患者资料，按用药不同分为血栓通组（271 例）和银杏达莫组（133 例）。两组患者在常规治疗基础上分别使用注射用血栓通和银杏达莫注射液治疗。两组患者平均疗程均为 10 天。以总有效率作为疗效指标，比较两种治疗方案的疗效和经济性。血栓通组和银杏达莫组患者总有效率分别为 90.77% 和 88.72%，两组比较差异无统计学意义（$P > 0.05$）；两组治疗方案成本分别为 12 860.21 元、13 155.40 元，血栓通组低于银杏达莫组。结果表明，注射用血栓通和银杏达莫注射液治疗缺血性脑卒中的疗效均较好，但注射用血栓通的经济性更佳。

（高　琲　孟　敏　于　静　萨日娜
杨　岩　葛　斌　赵洪儒）

参考文献

高琲，孟敏，于静，等，2015. 注射用血栓通对比银杏达莫注射液治疗缺血性脑卒中的成本 - 效果分析 [J]. 中国药房，26(36): 5105-5107.

关丽，陈军，武新安，等，2015. 呋喃唑酮致神经系统毒性及精神障碍的系统评价 [J]. 中国新药与临床杂志，34(6): 436-440.

何忠芳，刘芳，翟所迪，等，2009. 他汀类药物对脑梗死患者 C- 反应蛋白和颈动脉内中膜厚度影响的系统评价 [J]. 中国循证医学杂志，9(8): 873-879.

何忠芳，王燕萍，武新安，2013. 泮托拉唑与 H_2 受体拮抗剂防治脑出血后应激性溃疡出血疗效对比的 Meta 分析 [J]. 中国新药杂志，22(13): 1545-1551.

何忠芳，武新安，王燕萍，等，2013. 醒脑静注射液辅助治疗病毒性脑炎疗效及安全性的 Meta 分析 [J]. 中国药房，24(16): 1473-1477.

何忠芳，杨奎，陈江君，等，2012. 多种中枢性药物合用致帕金森综合征及其恶化的循证分析 [J]. 中国药房，23(34): 3253-3255.

何忠芳，郑茂华，2013. 依达拉奉治疗急性重型颅脑损伤的疗效及安全性的 Meta 分析 [J]. 中国医院药学杂志，33(1): 52-58.

姜远英，文爱东，2016. 临床药物治疗学 [M]. 4 版 . 北京：人民卫生出版社 .

刘国恩，2020. 中国药物经济学评价指南 2020[M]. 北京：中国市场出版社 .

刘世栋，祁亮，李波霞，等，2020. 心脏机械瓣膜置换术后不同桥接抗凝治疗的比较 [J]. 中华心血管病杂志，48(2): 130-135.

王法琴，杨飞，2017. 万古霉素和利奈唑胺治疗儿童中枢神经系统感染研究进展 [J]. 中国现代应用药学，34(2): 301-304.

翟晶，王艳红，王霞，等，2015. 专项医嘱点评对我院万古霉素类药物合理应用的影响 [J]. 中国新药杂志，24(11): 1316-1320.

赵小丽，朱倩倩，赵佩，等，2022. 基于加权 TOPSIS 法评价重组人血小板生成素的合理使用 [J]. 中国医院药学杂志，42(4): 431-434.

第6章 治疗药物监测、药物基因检测与典型案例分析

第一节 概 述

治疗药物监测（therapeutic drug monitoring，TDM）和药物基因检测是医院药学服务的重要内容，很多医院药学部门都开展了相关工作，在个体化用药中发挥药师作用，体现药师价值。TDM在国内药学界认知已久，近10年来，药物基因检测也随着“精准医疗”概念的提出得到越来越多专业人士的关注和应用。我国于20世纪70年代开始开展TDM理论研究和临床实践工作，如今以药物个体化治疗为核心的TDM已发展为指导临床合理用药的重要手段之一。TDM是临床药物治疗划时代的重要进展，使医务人员能够利用血液或其他体液中的药物浓度，结合PK/PD理论，达到预测临床疗效、预防不良事件的目的。但临床实践中开展有价值的TDM，必须掌握TDM的临床指征、检测技术、结果解读和质量控制等内容。

1. 开展TDM的主要临床指征　开展TDM的主要临床指征包括患者存在个体差异、药物治疗窗窄、药物毒性反应难以判断、药物暴露受多种因素影响。如“中国187家医院治疗药物监测和个体化给药基因检测调查”文献分析显示，TDM主流品种是丙戊酸钠、卡马西平、环孢素、地高辛、万古霉素、他克莫司、甲氨蝶呤、苯妥英钠、茶碱等传统品种。

2. TDM检测分析技术　测定生物样本中药物浓度（血药浓度、尿药浓度、其他组织液或匀浆药物浓度）的分析技术主要有光谱分析、色谱分析、液相色谱-质谱联用技术、免疫学检测技术等技术方法，从药物专属性上推荐采用液相色谱-质谱联用技术和高效液相色谱技术。

3. TDM结果解读　TDM的实施不仅是提供准确的检测数据，更重要的是通过科学解读检测数据以提出合理的药物治疗建议，保障患者用药安全、有效、经济和适宜。国内国际均发表了一些TDM的专家共识或指南供我们参考，如中国的《治疗药物监测工作规范专家共识（2019版）》《治疗药物监测结果解读专家共识》《儿童治疗性药物监测专家共识》《中国万古霉素治疗药物监测指南》《抗结核药治疗药物监测临床应用专家共识》，以及国际抗癫痫联盟的《抗癫痫药治疗药物监测指南》等。

（1）解读的主体：临床药师是TDM结果解读的主体，其应具备TDM结果解

读相关知识，如TDM基本原理和方法、药动学、定量药理学、药物分析、病理生理学、遗传药理学，以及临床诊断学、临床药物治疗学、统计学等，熟悉相关检验检查结果，同时应接受相关专业的持续培训。

（2）解读流程与报告：TDM结果解读基本流程包括患者信息重整、监测结果分析、提出推荐意见、出具解读报告等过程。①患者信息重整：解读前应对患者信息进行整理，内容主要包括患者基本信息、监测目的、待测物、检测结果、现有治疗方案、临床特殊诊疗操作、患者依从性评估、临床疗效与安全性评估、其他情况（如合并用药、肝肾功能、生活饮食特征）等。②监测结果分析：解读人员应首先排除因给药方式及时间不适宜、采样方式及时间不适宜、样品保存与转运不当、实验室检测等因素导致的检测结果异常，之后利用药动学、药效学、临床药物治疗学、遗传药理学等知识，结合不同的检测方法，综合分析产生该结果的原因；同时评估该结果对药物治疗效果、安全性及用药依从性等方面的影响。当出现疑难病例时，建议根据需要组织相关专业的临床医师等治疗团队进行多学科讨论。③提出推荐意见：解读人员应依据监测结果分析提出推荐意见，为临床医师确定药物治疗方案、药师实施药物治疗管理及患者自我管理提供参考。推荐意见主要包括：临床诊疗方案建议，基于可获得的最佳证据，结合监测目的及结果分析，提出干预建议；监护与随访建议，结合患者个体情况、药物治疗特点、疾病特征等制订个体化监护与随访计划；患者自我管理建议，为患者提供自我管理（依从性、有效性、安全性）、饮食等方面的建议。④出具解读报告：《治疗药物监测结果解读专家共识》中“建议重点解读的情况”建议出具规范化的TDM解读报告，报告内容应包括患者基本信息、监测结果、解读原因、结果分析与推荐意见等，其他非重点解读情况及解读报告发放形式视各家医疗机构实际情况而定。

（3）重点解读的情形：①检测结果不在目标治疗范围内，且出现或很可能出现临床疗效不佳或不良反应时；②检测结果在目标治疗范围内，但临床疗效不佳或出现不良反应时；③需要通过遗传标志物检测来指导临床用药；④其他情况，如临床实践者提出解读需求时。

4. *TDM质量控制* 质量控制是TDM的重要组成部分，以保障检测结果的准确性和用药干预的合理性。TDM方法应涵盖药物体内分析技术、质量控制标准、临床干预方案3部分。

（1）药物体内分析技术：应包括特异度、灵敏度、准确度、重现性和稳定性等指标考察。

（2）TDM质量控制标准：至少应含有分析测定方法的室内、室间质控指标，专业人员上岗资格认定，TDM相关SOP和临床路径。

（3）TDM实验室应设有专门质量控制负责人，开展TDM应制定相关技术指导文件、质量控制方案和临床干预指南。

5. *药物基因检测* 以个体化给药为目的的药物相关基因检测需要依靠充分的临床证据和广泛的临床认可方可实施，因此各大医院开展的基因导向的个体化给药服务均基于这样的观点，需满足以下条件：①相关领域有共识认可基因变异与药物效应的相关性；②有大样本的临床证据支持这样的关联性；③有相关领域权威机构的推荐。目前研究较多的基因检测包括

CYP2C19、VKORC1/CYP2C9、MTHFR、乙醛脱氢酶 -2（ALDH2）、HLA-B*1502、HLA-B*5801 及 SLCO1B1，而且已经确定对临床有重要的应用价值。如调查显示，开展基因检测最多的 3 个项目是与疗效预测相关的，分别是氯吡格雷相关基因检测（CYP2C19）、华法林相关基因检测（VKORC1/CYP2C9）和叶酸相关基因检测（MTHFR）；其次是与药物重要不良反应预测相关的检测，如他汀类相关基因检测（SLCO1B1）、HLA-B*1502、HLA-B*5801 等。在肿瘤靶向药相关基因检测项目中，如 EGFR、KRAS、BRAF 等，开展的医院相对较少。

笔者所在的医院已开展 TDM 和药物基因检测工作，TDM 监测的常规项目包括丙戊酸钠、卡马西平、环孢素、地高辛、万古霉素、他克莫司、甲氨蝶呤、苯妥英钠、茶碱等，近几年也开展了药物基因检测，主要包括氯吡格雷相关基因检测、华法林相关基因检测和叶酸相关基因检测等。例如，对中药粉末致癫痫治疗失败的患儿，药师在查房时，职业敏感性促使其首先进行目标药物的 TDM，第一时间发现中药粉末中掺杂多种西药成分（传统抗癫痫药物），监测结果指导药师和医师对中药粉末的缓慢减量，然后有针对性地选择新型抗癫痫药物治疗，最终有效控制癫痫，且教育指导患儿出院后遵嘱服药，定期复查；又如，对大剂量甲氨蝶呤致急性肾损伤患者，通过 TDM 的指导，患者得到快速、科学的救治；对华法林抵抗的患者进行华法林基因检测，结合具体情况进行剂量调整使 INR 达标和维持治疗；对中毒性表皮坏死松解症的患者，经 HLA-B*1502 和 HLA-B*5801 检测阳性，有效地指导了临床治疗；对颅内感染的患者，在其他方案无法选择的情况下，选择夫西地酸的治疗，取得了良好的临床效果，鉴于此方面的研究很少，本团队通过 TDM 测定脑脊液和血液中的药物浓度，为夫西地酸治疗颅内感染提供药动学数据和用药参考。现将临床中的典型案例进行分享，供医师、药师和科研工作者参考。

（何忠芳）

第二节 典型案例分析

一、夫西地酸治疗颅内感染的疗效及 TDM 评价

颅内感染通常表现为脑膜炎、脑脓肿、硬膜下积脓和（或）硬膜外脓肿，发病率和死亡率都很高。既往流行病学研究表明革兰氏阳性菌是颅内感染的常见病原菌，主要包括金黄色葡萄球菌和耐甲氧西林凝固酶阴性葡萄球菌（MRCoNS）。

夫西地酸（fusidic acid，FA）是类固醇类抗生素，对革兰氏阳性病原体，特别是对甲氧西林敏感的金黄色葡萄球菌（MSSA）、耐甲氧西林金黄色葡萄球菌（MRSA）和 MRCoNS 有很好的抑制作用。一项临床试验表明，在 90 例手术前预防性单次使用 500mg FA 的患者中，开颅手术、颅后窝手术和异物置入手术的感染率由 9.1% 降至 2.4%，表明该药物在神经外科感染中的潜在作用。根据前期的研究，FA 的代谢产物为葡萄糖醛酸结合物，占原型药物的 15%，同时代谢为 3- 酮基 FA，占原型药物的 10%。Turnidge 指出，其中一些代谢产物对金黄色葡萄球菌具有一定的活性，而 3- 酮基 FA 的最低抑菌浓度（MIC）

与母体药物相似，它似乎是最重要的代谢产物。关于FA药动学的研究在过去的几十年中有各种报道，然而，关于FA和3-酮基FA在患者血浆浓度和CSF穿透率的数据仍然有限。本文报道了3例颅内感染患者静脉注射FA的情况，并测定了血浆和脑脊液中的母体及其生物活性代谢物3-酮基FA的浓度。本文通过治疗药物监测（TDM）评估了FA治疗颅内感染获得良好临床疗效的血浆和脑脊液的药物浓度范围。

【病例概况及治疗过程】

患者1：女，43岁，因脑出血行血肿清除联合去骨瓣减压术，7天后因动脉瘤破裂行动脉瘤介入栓塞术。术后第5天，出现高热，体温39℃，脑脊液中白细胞（WBC）、微量蛋白（MTP）、多核细胞百分率（MC%）、乳酸脱氢酶（LDH）升高和葡萄糖（GLU）降低，血浆中白细胞计数和中性粒细胞百分比分别为12.76×10^9/L和0.80。根据临床表现和实验室检查结果，诊断为颅内感染，并给予头孢曲松2.0g q12h抗感染治疗。治疗第5天，患者突发高热，体温达42℃，并伴有寒战、抽搐（图6-1A），当天改用美罗培南（1.0g，ivgtt q8h）。治疗后第7天脑脊液白细胞计数升高至7200×10^6/L，发热持续。由于美罗培南的抗菌谱能覆盖大部分革兰氏阴性菌，当天12月15日加FA（0.5g，q8h）（静脉滴注90分钟）经验性治疗可能的革兰氏阳性菌。

在FA治疗过程中，进行TDM以评估有效性和治疗相关不良反应的药物浓度范围。采集患者用药2小时（峰浓度）和用药8小时（谷浓度）的血浆和脑脊液样本，用安捷伦6460 LC-MS/MS测定FA和3-酮基FA的浓度。FA治疗3天后，血浆和脑脊液中的C_{2h}分别为128.89mg/L和4.69mg/L，3-酮基FA的C_{2h}分别为10.36mg/L和0.158mg/L（表6-1）。在美罗培南和FA治疗期间，患者的各项实验室指标逐渐改善，患者没有再出现发热。从12月25日到FA治疗结束，体温在36.1～37.2℃（图6-1A）。FA治疗7天后，FA和3-酮基FA的CSF C_{2h}分别为4.35mg/L和0.093mg/L。美罗培南和FA分别持续给药至2018年1月11日和2018年1月15日。FA治疗结束当天，FA和3-酮基FA的CSF C_{2h}分别为2.91mg/L和0.097mg/L（表6-2）。1月15日至24日，白细胞、中性粒细胞、葡萄糖和微量蛋白均恢复正常（图6-1D，表6-2），感染得到控制，未有复发。

患者2：女，56岁，因意外跌落入院，诊断为急性重型颅脑损伤、蛛网膜下腔出血、脑挫伤，接受血肿清除联合去骨瓣减压术、侧脑室穿刺引流术。4天后，患者出现术后间歇性发热，最高体温38.8℃（图6-1B）。实验室检测外周血白细胞计数和中性粒细胞百分比分别为12.24×10^9/L和0.73，脑脊液Pandy试验阳性（表6-1）。根据临床表现和实验室检查结果，给予美罗培南2.0g，ivgtt，q8h，联合左氧氟沙星0.6g，ivgtt，q24h抗感染治疗。治疗后12天，患者病情未见好转，脑脊液中Pandy试验显示仍蛋白阳性，白细胞计数增加到2020×10^6/L，血浆中白细胞计数和中性粒细胞百分比分别为10.22×10^9/L和0.82（图6-1E，表6-1）。临床表现和实验室检查结果表明，感染控制不佳，加用FA（0.5g，q8h）静脉滴注90分钟以覆盖可能的革兰氏阳性菌。3天后测定FA浓度，脑脊液中FA和3-酮基FA的C_{2h}分别为1.06mg/L和0.062mg/L，血浆中FA和3-酮基FA的谷浓度分别为25.14mg/L和4.28mg/L。FA治疗4天后，患者体温开始逐渐下降。FA治疗7

天后，血浆和脑脊液中 FA 的 C_{2h} 分别为 92.18mg/L 和 1.17mg/L，3- 酮基 FA 的 C_{2h} 分别为 9.87mg/L 和 0.058mg/L。FA 治疗 14 天，体温正常，实验室指标改善，脑脊液 Pandy 试验恢复阴性，血浆白细胞计数和中性粒细胞百分比分别降至 7.93×10^9/L 和 0.72。FA 停用，6 天后随访，患者临床状况良好，没有颅内感染的表现（图 6-1E，表 6-1）。

患者 3：女，26 岁，因严重腰痛 3 天，伴有恶心、呕吐和发热 1 天，到神经外科就诊。几年前行椎管内肿瘤切除术，脑脊液白细胞、中性粒细胞和微量蛋白含量较高，葡萄糖含量较低，血浆白细胞计数、中性粒细胞百分比分别为 14.03×10^9/L 和 0.94。由于患者对头孢菌素类抗生素、氨基糖苷类抗生素、氟喹诺酮类抗生素有严重的超敏反应，并考虑其颅内感染的致病菌最可能是革兰氏阳性菌，故给予 FA（0.5g，q8h）静脉注射 90 分钟进行抗感染治疗。FA 治疗 2 天后，感染标志物明显改善（图 6-1F，表 6-1）。TDM 测定血浆和脑脊液中 FA 的 C_{2h} 分别为 81.34mg/L 和 1.50mg/L，3- 酮基 FA 的 C_{2h} 分别为 5.77mg/L 和 0.065mg/L。随着 FA 治疗的进行，患者感染标志物在随后的几天内逐渐改善。FA 治疗 7 天后，血浆 FA 和 3- 酮基 FA C_{min} 分别为 4.76mg/L 和 5.73mg/L。FA 治疗 14 天后，血浆和脑脊液中 FA 的 C_{2h} 分别为 97.49mg/L 和 1.70mg/L，3- 酮基 FA 的 C_{2h} 分别为 13.67mg/L 和 0.104mg/L（表 6-2）。FA 治疗 21 天，各项实验室指标均恢复至正常范围（图 6-1F，表 6-1），提示治疗效果良好。

【讨论与分析】

这 3 个案例表明夫西地酸静脉给药可以有效治疗患者颅内感染，并通过 TDM 评估了 FA 治疗颅内感染的血浆和脑脊液的药物浓度范围（图 6-1）。据我们所知，这是首次报告，表明在颅内感染患者中，1500mg/d 的 FA 足以在血浆和脑脊液中达到治疗浓度，且该剂量没有发生相关不良反应。

FA 因其独特的作用机制而具有良好的抗菌活性，FA 通过干扰延伸因子 G（转位

表 6-1　TDM 测定 FA 和 3- 酮基 FA 的血浆和脑脊液浓度

患者	FA 治疗后的天数	静脉给予 FA 后的时间（h）	血浆（mg/L）		脑脊液（mg/L）		脑脊液 / 血浆（%）	
			FA	3-keto-FA	FA	3-keto-FA	FA	3-keto-FA
1	3	2	128.89	10.36	4.69	0.158	3.64	1.52
	7	2	–[a]	–	4.35	0.093	–	–
	31	2	–	–	2.91	0.097	–	–
2	3	2	–	–	1.06	0.062	–	–
	3	8	25.14	4.28	–	–	–	–
	7	2	92.18	9.87	1.17	0.058	1.28	0.59
3	3	2	81.34	5.77	1.50	0.065	1.84	1.12
	8	2	–	–	1.04	0.096	–	–
	8	8	4.76	5.73	–	–	–	–
	15	2	97.49	13.67	1.70	0.104	1.75	0.71

注：a. 因样本缺失没有结果。

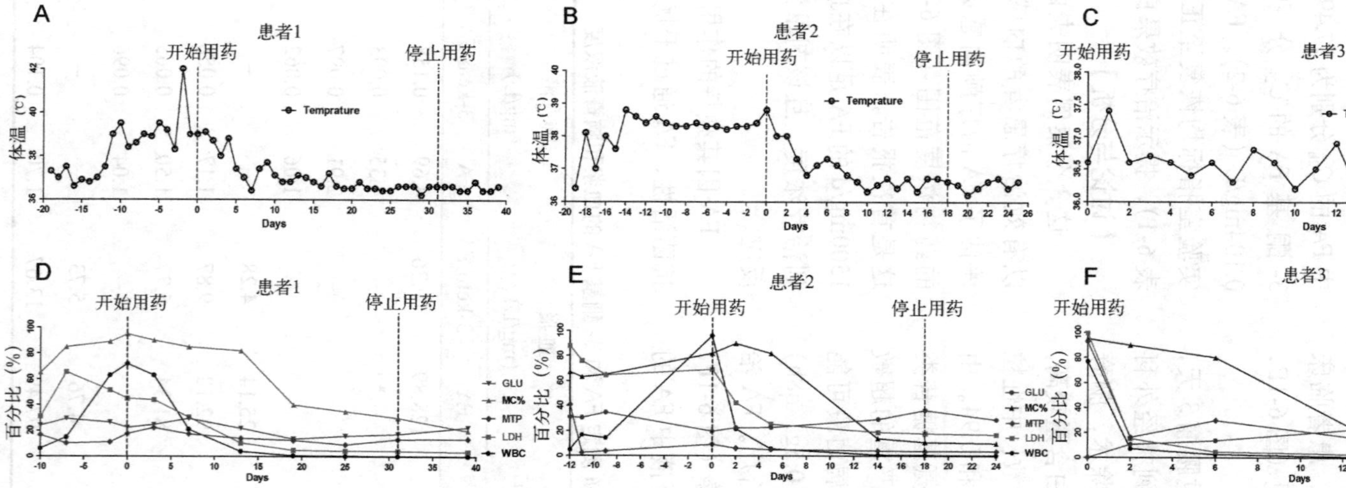

图 6-1 患者 1、2、3 的体温变化（A、B、C）和脑脊液中指标的变化百分比（D、E、F）

GLU. 葡萄糖；MC%. 多核细胞的百分比；MTP. 微量蛋白；LDH. 乳酸脱氢酶；WBC. 白细胞

表 6-2 3 例患者 FA 治疗期间的实验室指标

	FA 治疗的天数	脑脊液							血浆	
		颜色	蛋白定量	WBC（$\times 10^6$/L）	MC%（%）	GLU（mmol/L）	MTP（g/L）	LDH（U/L）	WBC（$\times 10^9$/L）	NEUT%（%）
参考范围				0 − 8		2.5 ～ 4.5	0.15 ～ 0.45	0 ～ 40	4 ～ 10	50 ～ 70
患者 1	− 19								14.77	82.5
	− 18								8.78	93.6
	− 17								10.51	82.2
	− 13								15.65	88.7
	− 11								18.14	84.9
	− 10	红色 / 浑浊	+	600	65	3.2	1.65	154		
	− 7	淡红色 / 微浑	+	1480	85	1.46	1.02	378		
	− 2	淡黄色 / 浑浊	+	6300	89	1.32	1.10	257		
	0	淡黄色 / 浑浊	+	7200	95	1.12	1.76	224		
	3	淡黄色 / 微浑	+	6300	90	1.23	2.23	219	7.12	84.4
	6								11.12	84.3
	7	淡黄色 / 微浑	+	1140	85	1.47	1.75	152	7.65	76.7
	13	淡黄色 / 微浑	+	380	82	2.20	1.39	103		
	19	无色 / 清亮	+	52	40	1.37	1.24	48		
	25	无色 / 清亮	+	28	35	1.59	0.9	43		
	31	无色 / 清亮	−	20	30	1.74	1.33	43		
患者 2	− 19		+						16.43	86.8
	− 12	红色 / 微浑	+	100	87	3.09	4.09	176	12.24	72.7
	− 11	红色 / 微浑	+	350	83	3.06	0.23	152		
	− 9	淡红色 / 微浑	+	300	85	3.47	0.37	129	14.42	89.7
	0	淡黄色 / 微浑	+	2020	82	1.96	0.92	138	10.22	81.7
	2	淡黄色 / 微浑	+	453	90	2.26	0.61	85	10.49	82.1
	5	无色 / 清亮	+	120	82	2.28	0.51	51		
	14	无色 / 清亮	−	17	14	2.94	0.41	38	7.93	71.9
	18	无色 / 清亮	−	12	11	3.67	0.38	36	9.69	70.8
	24	无色 / 清亮	−	10	10	2.91	0.36	34		
患者 3	0	乳白色 / 浑浊	+	7690	95	0.00	4.64	664	14.03	93.5
	2	无色 / 微浑	±	700	90	1.05	0.81	101		
	6	无色 / 清亮	+	250	80	1.36	1.49	31		
	7								8.18	74.8
	14	无色 / 清亮	−	16	10	2.49	0.64	16		
	20	无色 / 清亮	−	15	13	3.16	0.44	11		

注：WBC. 白细胞；MC%. 多核细胞的百分比；GLU. 葡萄糖；MTP. 微量蛋白；LDH. 乳酸脱氢酶；NEUT%. 中性粒细胞百分比。

酶）和其他机制抑制细菌蛋白质合成，它的活性主要是抑菌，但在高浓度时可能杀菌。一些研究人员发现，葡萄球菌的MBC和MIC之间的比例为2～4，而其他研究显示在2～32倍的高浓度下显示出杀菌作用。这种特殊的作用方式解释了夫西地酸和其他抗生素之间没有内在的交叉耐药性。自1962年以来，FA被广泛应用于葡萄球菌感染的全身和局部治疗，并显示出对MSSA、MRSA和MRCoNS的良好疗效。Jones等研究证实FA对金黄色葡萄球菌的$MIC_{50/90}$值为0.12/0.25mg/L，对凝固酶阴性葡萄球菌的$MIC_{50/90}$值为0.12/0.25mg/L。采用欧洲抗微生物药敏试验委员会（EUCAST）的药敏标准，FA在≤1mg/L时为敏感折点，对99.7%的MRSA菌株和99.3%～99.9%的耐多药表型金黄色葡萄球菌有抑制作用。在过去的几十年里，FA被认为是一种重要的抗菌药物，用于治疗各种感染，包括细菌性结膜炎、艰难梭菌结肠炎、囊性纤维化、呼吸系统疾病、麻风、外科预防、眼科、骨和关节感染，以及软组织感染。鉴于FA的抗菌活性，与其他临床使用的抗生素无交叉耐药性及潜在的脑组织渗透性，考虑革兰氏阳性菌所致的颅内感染经验性选择FA治疗。本病例报告表明，每日1500mg FA连续19～32天治疗颅内感染是有效的。

在上述3个病例中测定了FA稳态的血浆和脑脊液样品中的浓度，血浆浓度、脑脊液浓度和脑脊液/血浆比值如表6-2所示。FA的血浆C_{min}分别为4.76mg/L和25.14mg/L，C_{2h}为81.34～128.89mg/L，与前期的FA药动学研究结果一致。在以前的一项研究中，无炎症的脑脊液中检测到低水平的FA，脑脊液/血浆的比值＜0.25%。随后，Hedberg等报道了1例炎症性脑膜炎，表明FA对脑脊液的渗透率相较于无炎症的患者明显增加。在本病例中，脑脊液中C_{2h}浓度为1.04～4.69mg/L，脑脊液/血浆的比值为1.28%～3.64%（表6-2）。这一结果与以前有限的研究一致。如图6-2所示，3例患者的脑脊液FA浓度均高于建议的折点（≤1mg/L），血浆C_{min}和C_{2h}浓度均高于4倍折点。结果表明，足量的血浆浓度和颅内感染患者中脑脊液穿透率的显著提高可以保证FA的抗菌活性。

研究表明，3-酮基FA具有与母体药物相似的MIC，它似乎是最重要的代谢产物。然而，关于颅内感染患者脑脊液中3-酮基FA浓度的数据仍然很少。两例患者体内3-酮基FA的血浆C_{min}分别为4.28mg/L和5.73mg/L，而3例患者体内的C_{2h}为5.77～13.67mg/L，脑脊液中C_{2h}浓度为0.058～0.158mg/L，CSF/血浆比值为0.59%～1.52%（表6-2）。3-酮基FA的血浆浓度（包括C_{min}和C_{2h}）虽远低于FA，但均高于4倍折点，脑脊液浓度与FA对金黄色葡萄球菌和凝固酶阴性葡萄球菌的MIC_{50}（0.12mg/L）相似（图6-2）。结果表明，3-酮基FA可能在FA治疗中起着不可忽视的作用。本研究的局限性是血浆和脑脊液分析的时间点不能充分估计临床标本采集过程中的药动学参数。为常见颅内感染患者制订安全有效的给药方案，FA和3-酮基FA的药动学/药效学值得进一步研究。

上述病例提示，通过TDM评估FA治疗颅内感染获得良好临床疗效的血浆和脑脊液的药物浓度范围。然而，FA治疗颅内感染的治疗窗和引起毒性的浓度阈值尚不清楚。因此，这种治疗方案的安全性及是否应该改变剂量需要进一步的研究。

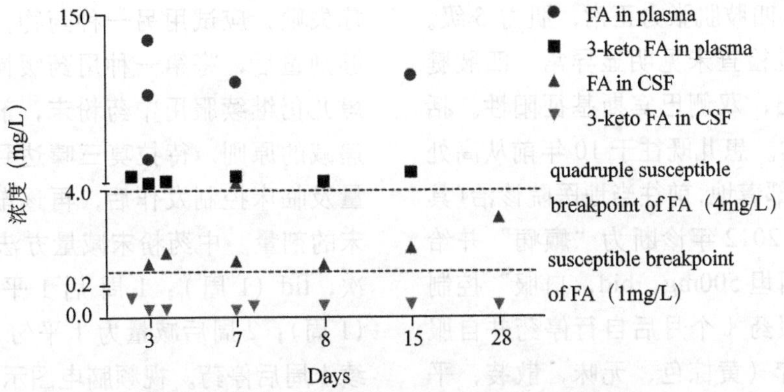

图 6-2 FA 和 3- 酮基 FA 在血浆和脑脊液中的浓度

FA in plasma. 血浆中的 FA；3-keto FA in plasma. 血浆中的 3- 酮基 FA；FA in CSF. 脑脊液中 FA；3-keto FA in CSF. 脑脊液中 3- 酮基 FA；quadruple susceptible breakpoint of FA（4 mg/L）. FA 的 4 倍折点；susceptible breakpoint of FA（1 mg/L）. FA 的折点

【总结】

夫西地酸（FA）因其独特的作用机制而具有良好的抗菌活性。自 1962 年以来，FA 被广泛应用于葡萄球菌感染的全身和局部治疗，并对甲氧西林敏感金黄色葡萄球菌（MSSA）、耐甲氧西林金黄色葡萄球菌（MRSA）和耐甲氧西林凝固酶阴性葡萄球菌（MRCoNS）表现出良好的疗效。鉴于 FA 的抗菌活性、与其他临床使用的抗生素无交叉耐药性及潜在的脑组织渗透性，本文在 3 例颅内感染患者中使用 FA 治疗可能的革兰氏阳性菌，同时测定血浆和脑脊液（CSF）中 FA 及其活性代谢物（3- 酮基 FA）的浓度以评价 FA 的治疗效果，结果表明，1500mg/d 的 FA 足以达到颅内感染患者血浆和脑脊液中的治疗浓度，且该剂量没有发现相关不良反应。

（饶　志　何忠芳　郑茂华　党子龙　杨　刚　张永红　路　宁　魏玉辉）

二、1 例服用中药粉末致治疗失败的癫痫患儿的药学监护

目前，部分癫痫患者使用的多数抗癫痫中药掺有西药成分，较为常见的是苯巴比妥、苯妥英钠、丙戊酸与卡马西平，尤以苯巴比妥为多见。笔者参与 1 例入院前服用中药粉末的癫痫患儿治疗失败的病例，采用治疗药物监测（TDM）的方法，明确了中药粉末中含有的化学药物成分，分析治疗失败的原因，据此制订新的治疗方案，并长期指导患者用药，取得良好效果。

【病例概况】

患儿，男，12 岁，因“发作性四肢抽搐 1 天”收住入院。患儿于入院前 1 天无明显诱因在家中突然发生四肢抽搐、意识丧失、双眼上翻、牙关紧闭持续约 2 分钟后自行缓解，缓解后患儿自觉周身乏力。此后上述症状频繁发作 20 余次，发作间隔缩短、持续时间延长，最长达 5 分钟，发作时无大小便失禁，发作过后，患儿表现为疲乏、少言、神情淡漠、精神差，休息后自行缓解，发作间期正常。为进一步诊治，2013 年 3 月 28 日以“抽搐原因待查”收住入院。入院查体：体温 37.2℃，脉搏 108 次 / 分，呼吸 23 次 / 分，血压 123/61mmHg。神经系统查体：嗜睡，言语流畅，双瞳孔等大等圆（3.0mm ∶ 3.0mm），对光反射灵敏，双侧面肌对称，伸舌居中，

咽反射存在。四肢肌张力正常，肌力 5 级。全身深浅感觉检查未见明显异常。四肢腱反射对称引出，双侧巴宾斯基征阳性。括约肌功能正常。患儿既往于 10 年前从高处坠落，当时头部着地，前往当地医院诊治(具体不详)；于 2012 年诊断为“癫痫”并给予“左乙拉西坦 500mg，bid，口服”控制癫痫发作，服药 1 个月后自行停药并自服中药粉末治疗（黄棕色，无味，散装，平勺取量，具体成分不详)，1 平勺 / 次，tid。否认家族遗传病史，无药物、食物过敏史。出院诊断：癫痫（全面强直阵挛发作)。

【治疗过程及药学监护】

患儿入院第 1 天，嗜睡，言语流畅，暂无抽搐发作。初始给予甘露醇、甘油果糖氯化钠注射液等对症支持治疗。入院第 2 天，药师建议行治疗药物浓度监测（TDM，服用粉末前 0.5 小时监测血药谷浓度)，明确中药粉末中是否含有化学药物成分。采用高效液相色谱法行 TDM，结果显示该患儿血样中含有苯妥英钠（PHT)、苯巴比妥（PB)、卡马西平（CBZ）3 种抗癫痫药物（AED）成分，其血药浓度分别如下：PHT 1.75mg/L（有效血药浓度为 10～20mg/L)，PB 5.58mg/L(有效血药浓度15～40mg/L)，CBZ＜2mg/L（有效血药浓度 4～12mg/L)，均未达到有效治疗浓度。入院第 2 天，患儿无明显诱因突发肢体抽搐、牙关紧闭及双眼上翻 1 次，伴有尿失禁，无口吐白沫、面色发绀，持续约 1 分钟自行缓解（上述症状较入院前减轻)。因此，加用拉莫三嗪片 25mg，qd，po，联合苯巴比妥 0.1g，bid，im 治疗。入院第 3 天，患儿未见癫痫发作。入院第 5 天，患者未出现抽搐发作，将苯巴比妥调整为 0.1g，qn，im。依据《临床诊疗指南·癫痫分册》：如果选用的第一种抗癫痫药因为不良反应或仍有发作而治疗失败，应试用另一种药物，并加量至足够剂量后，将第一种用药缓慢地减量。故患儿仍继续服用中药粉末，剂量调整遵循递减的原则，待拉莫三嗪达到维持治疗剂量及临床控制发作后，再逐渐减少中药粉末的剂量。中药粉末减量方法为：1 平勺 / 次，tid（1 周)；1 周后 1 平勺 / 次，bid（1 周)；2 周后减量为 1 平勺 / 次，qd，持续 1 周后停药。视频脑电图示：轻度异常，未见病理波发放。经上述治疗后患者病情好转，无临床发作，出院后继续治疗。1 个月、2 个月和 3 个月的随访结果，患者遵医嘱用药良好，症状控制尚可，继续拉莫三嗪治疗。

【讨论与分析】

1. 明确中药粉末是否含有化学药成分 TDM 结果显示，该患儿抗癫痫药物的血药浓度分别为：PHT 1.75mg/L、PB 5.58mg/L、CBZ＜检测限（检测限 2mg/L)、丙戊酸钠（VPA）未检出。经询问，患儿否定服用 PHT、PB、CBZ 等化学药品。据此可以推断该患儿所服用中药粉末中含有抗癫痫化学药物成分。

2. 分析入院前癫痫治疗失败的主要原因

（1）抗癫痫药物血药浓度未达到有效治疗浓度：TDM 结果显示，患儿所服用抗癫痫中药粉末中含有 PHT、PB 及 CBZ 3 种抗癫痫化学药品，且 3 种药物均未达到有效的治疗浓度，这是治疗失败的主要原因。

（2）药物组织分布的影响：药物组织分布的相互作用是该患者治疗失败的另一个可能原因。AED 必须透过血脑屏障分布到脑内才能发挥作用。有研究表明，反复痫性发作和（或）长期 AED 的应用可能会诱导 P 糖蛋白（P-gp）的表达升高。P-gp 是一种糖基化和磷酸化的能量依赖性跨膜外向转运糖蛋白，在生理状态下参与药物的吸收和分布，保护正常组织免受药物或毒物的侵害；病理状态下 P-gp 过度表达，可将进入细胞内的多种药物泵出，从而产生耐药。有研究证实，大部分 AED 具有亲脂性，是 P-gp 的底物。该患儿反复痫性发作和长期使用 AED，理论上推测脑组织 P-gp 高表达，将进入脑内的 AED 药物泵出，而病灶区域 AED 浓度过低，使药物疗效下降，癫痫发作不能有效控制。

（3）药物代谢环节的相互作用：药物代谢环节的相互作用是患儿血药浓度进一步下降的可能原因。该患儿服用抗癫痫中药粉末中含有 PHT、PB 及 CBZ，此 3 种药物均为细胞色素（CYP450）酶的诱导剂，且三者存在药物相互作用，三者之间相互作用见表 6-3。PHT、PB、CBZ 三药联用将互相加速体内代谢，是中药粉末未能有效控制癫痫的原因之一。

3. 向医师提供个体化给药信息　该患儿为 12 岁的儿童，AED 的选择除根据患者发作类型外，还需考虑药物对患儿认知功能和生长发育的影响。患儿明确诊断为癫痫（全面强直阵挛发作），而拉莫三嗪是广谱 AED，为部分性发作及全面 - 强直阵挛发作的附加或单药治疗药物。且研究显示，拉莫三嗪与传统的 AED 相比，对儿童认知功能有提升作用，与传统的 AED 相比，拉莫三嗪对儿童的骨代谢、甲状腺功能及体重没有影响，对儿童生长发育影响较小；拉莫三嗪具有良好的药动学特征，口服吸收完全，生物利用度 100%，主要经过肝脏代谢，对肝药酶既无诱导也无抑制作用。因此，药师和医师一致认为，可选择拉莫三嗪作为该患儿的长期治疗药物。此外，有研究表明，拉莫三嗪浓度与毒性或抗癫痫疗效之间明确的关系还没有得到证实，重点仍然是拉莫三嗪剂量的调整，而不是血浆浓度，其给药剂量在 50 ～ 200mg，为相对安全有效的剂量范围，故未进行血药浓度监测。

4. 用药指导

（1）告知患者：中药粉末并非真正的纯中药，而是至少含有 3 种传统抗癫痫化学药物的不合理组合，所以导致癫痫控制不佳，甚至发作愈加频繁。

（2）遵嘱服用拉莫三嗪：25mg，qd；持续 2 周后调整为 25mg，bid；持续 2 周后加量至 37.5mg，bid；持续 2 周后加量为 50mg，bid；同时继续服用中药粉末，待拉莫三嗪达到有效治疗剂量及临床控制发作后，再逐渐减小中药粉末的剂量。中药粉末的剂量调整为 1 平勺 / 次，tid，1 周；1 平勺 / 次，bid，1 周；2 周后减量为 1 平勺 / 次，qd，持续 1 周后停药。切莫随意增减药物及剂量，尤其不可突然停药，以免引起癫痫发作。

（3）不良反应监测：出院后密切观察是否出现皮疹，如出现皮疹等不良反应应及时就医。因拉莫三嗪皮疹发生率较高（用

表 6-3　PHT、PB 和 CBZ 相互作用

添加药物	初始药物		
	PHT	PB	CBZ
PHT	–	PB ↑（轻度）	CBZ ↓ ↓
PB	PHT ↓	PB ↓（自身诱导）	CBZ ↓ ↓
CBZ	PHT ↓	PB-	CBZ ↓（自身诱导）

注："-" 代表血药浓度无变化；"↓" 代表血药浓度下降；"↓ ↓" 代表血药浓度显著降低；"↑" 代表血药浓度升高。

药前 8 周)，严重者可致剥脱性皮炎。

(4) 嘱患儿注意休息，不宜劳累，避免饮用浓茶、咖啡等饮品，避免在人多嘈杂的环境中长时间停留，避免光刺激及长久看电视、电脑，以免诱发癫痫。

【总结】

本文探讨了儿童癫痫患者的药学监护方法及临床药师参与抗癫痫治疗的实践模式。临床药师参与 1 例服用中药粉末致治疗失败的儿童癫痫患者的治疗过程，采用 TDM 的方法测定中药粉末中含有的化学药成分、分析治疗失败原因、制订个体化给药方案，并对患儿长期用药进行指导。TDM 示中药粉末中含有苯巴比妥、苯妥英钠、卡马西平三种化学药成分，且 3 种成分均未达到有效治疗浓度，这是癫痫治疗失败的主要原因。结合儿童用药特点，临床药师制订了以拉莫三嗪逐渐替换中药粉末的治疗方案,对出院后长期用药进行宣教,随访效果良好。结果表明 TDM 为儿童癫痫临床治疗及个体化给药提供了有效的证据，是临床药师参与抗癫痫治疗及药学监护的有效手段。

(郭未艳　何忠芳　武新安　鲁雅琴
王颖丽　关　丽　王　颖)

三、1 例大剂量甲氨蝶呤延迟排泄致急性肾损伤患者救治的药学服务实践

大剂量（> $1g/m^2$）甲氨蝶呤（methotrexate，MTX）广泛用于儿童急性淋巴细胞白血病、非霍奇金淋巴瘤及骨肉瘤的治疗。大剂量用药可以提高血液和细胞内的有效浓度，促进药物分布到全身各处，防止肿瘤耐药细胞的形成，显著提高疗效。MTX 在体内的代谢存在个体差异，因此治疗效果及不良反应等均会出现不同结果，尤其是 MTX 排泄延迟可大大增加其不良反应的发生率，严重时可引起急性肾衰竭，导致治疗失败，甚至导致患者死亡。本文报道了临床药师参与 1 例大剂量甲氨蝶呤延迟排泄致急性肾损伤的病例。药师通过对不良反应原因进行鉴别与分析，提供药物调整方案，在治疗中发挥了积极的作用。

【病例概况】

患者，男，65 岁，确诊弥漫大 B 细胞淋巴瘤 1 年，2016 年 6 月 8 日复诊入院化疗。患者于 2014 年 2 月 25 日行立体定向脑病变活检术，病理回报：非霍奇金淋巴瘤，符合弥漫大 B 细胞淋巴瘤（来源于外周活化 B 细胞）。术后 R-CHOPE 方案（利妥昔单抗 + 环磷酰胺 + 表柔比星 + 长春瑞滨 + 甲泼尼龙 + 依托泊苷）化疗 2 次，利妥昔单抗联合替莫唑胺化疗 5 次，评效稳定遂单独口服替莫唑胺维持化疗 2 次。2015 年 3 月 24 日淋巴瘤复发，予以 MT-R 方案（甲氨蝶呤 2g ivgtt d1 持续 24h+ 利妥昔单抗 600mg ivgtt d3+ 替莫唑胺 250mg po 7 ～ 11d）化疗 3 次，均未出现 MTX 延迟排泄及肾损伤。既往无肝肾病史。入院查体：体温 36.4℃，心率 80 次 / 分，呼吸 19 次 / 分，血压 130/62mmHg；患者神清，精神差，左侧头顶部可见一约米粒大小手术瘢痕，双肺呼吸音清，未闻及干、湿啰音，双下肢不肿。入院后实验室检查。①血常规：白细胞计数 $3.14 \times 10^9/L$，中性粒细胞百分比 0.48，血红蛋白 162g/L，血小板计数 $81 \times 10^9/L$；②生化：肌酐 83μmol/L，ALT 11U/L，AST 19U/L；尿常规及粪常规无异常。入院诊断：弥漫大 B 细胞淋巴瘤(原发性中枢神经系统淋巴瘤)。

【治疗过程及药学监护】

患者无明显化疗禁忌，于 2016 年 6 月 9 日行 MT-R 方案化疗（同上述用法用量），

同时予以格拉司琼止吐，还原型谷胱甘肽保肝，奥美拉唑抑酸，碳酸氢钠碱化水化等辅助支持治疗，并于 MTX 输注结束 12 小时后开始解救，亚叶酸钙（CF）首剂 50mg，维持 15mg，qid 共 8 次。6 月 12 日，患者明显乏力，伴呃逆，生化检查结果回报：尿素 18.6mmol/L，肌酐 367μmol/L，尿酸 522μmol/L。急查 MTX（72 小时）血药浓度为 10.66μmol/L，尿液 pH 6.0，床旁腹部彩超无异常。临床药师判断患者急性肾损伤与 MTX 有关，建议增加 CF 解救剂量为 150mg，每天 8 次，调整奥美拉唑为雷尼替丁，维持每天静脉输入量在 3000ml 左右，继续水化碱化，监测尿液 pH 在 7.0 以上，尿量在 2000ml 以上，停止后续替莫唑胺化疗。6 月 14 日查 MTX（120 小时）血药浓度为 1.03μmol/L，CF 剂量调整为 15mg 每天 8 次。以上 3 天尿液 pH 分别为 7.1、7.3 及 7.1。6 月 15 日，患者水肿加重，B 超提示双侧胸腔积液，引流黄色胸腔积液 420ml，生化示：尿素 21.5mmol/L，肌酐 343μmol/L。6 月 18 日，患者症状仍无改善，MTX（240 小时）血药浓度为 0.45μmol/L，停止 CF 解救，药师与医师商议后采取 CRRT 治疗模式：CVVHDF（连续性静脉 - 静脉血液透析滤过），共 8 小时，次日再行透析 1 次。经过 19 天治疗后，患者肌酐恢复正常，顺利出院。

【讨论与分析】

1. 患者急性肾损伤与甲氨蝶呤的关联性评价 参照《2012 年改善全球肾脏病预后组织（KDIGO）急性肾损伤临床实践指南》的最新共识，该患者符合急性肾损伤（AKI）诊断。引起 AKI 的原因包括缺血性再灌注、手术、造影剂、横纹肌溶解、感染、药物等，结合患者的病史及治疗史，临床药师会诊判定药物不良反应可能性最大，并且与 MTX 的应用相关。依据卫生部令第 81 号《药品不良反应报告和监测管理办法》推荐的因果关系评价方法对其关联性判定为“可能”，具体如下：①该患者发生肾损伤与 MTX 化疗有合理的时间关系；② MTX 说明书明确指出其可以引起肾衰竭，且国内外文献也有此类报道；③患者无肾脏基础疾病，无感染等，不具备其他可引发急性肾损伤的相关疾病因素；④合并使用的其他治疗药物中，格拉司琼、还原型谷胱甘肽及碳酸氢钠未见相关报道。奥美拉唑的国内仿制药及原研药说明书均未提及急性肾损害的不良反应，文献资料报道奥美拉唑引起的肾损害与大剂量或者长疗程使用相关，与本例患者特点不符，可排除。利妥昔单抗说明书同样未提及肾损害，潘建玲等提示新的不良反应肾小球肾炎的发生率较高，值得警惕。参照《梅奥诊所 / 肾脏病理学会关于肾小球肾炎病理分类、诊断及报告共识》，本例患者不具备诊断为肾小球肾炎的条件，进而排除利妥昔单抗的致病可能。

2. 甲氨蝶呤延迟排泄的原因分析 MTX 毒性作用包括急性毒性、迟发性毒性及特异性毒性，并且与剂量相关，血药浓度监测对于其疗效及安全性的评价至关重要。目前在临床实践中血药安全浓度标准为：用药 24 小时 ≤ 10μmol/L，48 小时 ≤ 1.0μmol/L，72 小时 ≤ 0.2μmol/L，超过上述范围者为清除延迟。由病程中可看出患者 MTX_{72h} 血药浓度为 10.66μmol/L，参照美国 FDA 标准属于早期延迟排泄。MTX 的毒性与机体在一定药物浓度下暴露的时间关联最大，延迟排泄可显著增加 MTX 不良反应，国内外报道的多个肾损害案例均与药物延迟排泄相关。因此分析患者延迟排泄的原因，尽快降低血清中的药物浓度，才能对其毒性进行有效解救。

临床药师结合患者治疗情况，判断可能的原因有以下几点。①水化碱化不充分：MTX 属于弱酸性药物，当尿液 pH 由 5.0 升至 7.0 时，MTX 及其代谢产物 7-OH-MTX 的溶解度可分别增加 20 倍与 12 倍，当尿 pH 低于 5.7 时则易发生沉淀造成排除减少。②化疗期间合并使用奥美拉唑。目前关于质子泵抑制剂是否会导致 MTX 清除延迟仍存在争议，肯定的研究认为 PPI 能阻断肾脏的 H^+-K^+-ATP 酶，导致 MTX 清除延迟，并且阻断 MTX 转运相关蛋白，减少 MTX 向尿液的转运。2011 年 12 月 21 日美国 FDA 通告静脉注射 MTX 期间联合使用质子泵抑制剂可能导致血清 MTX 水平升高而增加毒性，建议临床医师“对正在使用 PPI 的患者应谨慎使用大剂量 MTX”。③胸腔积液中药物的蓄积：MTX 进入体内可分布至体内各组织，包括第 3 间隙的体液（如胸腔积液、腹水、肠内间隙液等）。该患者 6 月 15 日 B 超提示双侧胸腔积液，因此可能存在药物在胸腔积液中蓄积的现象。④肾功能损伤：MTX 治疗可在尿中形成结晶聚集在肾小管内，阻塞肾小管，致使肾脏的灌注降低而导致急性肾功能不全，而 MTX 主要在肾脏清除，肾功能本身损害又会延缓药物的排泄，如此造成恶性循环。该患者急性肾损伤由 MTX 引起，但肌酐清除率下降后，MTX 后期的排泄的确会受到相应影响。

3. *药学服务建议及思考* 对于该患者的救治主要针对两个方面，一是 MTX 延迟排泄的解救，二是急性肾损伤的处置。临床药师建议如下：①增加 CF 解救剂量。依据《中国医师药师临床用药指南》推荐，早期延迟排泄患者 CF 初始解救剂量为 150mg iv 每天 8 次至 MTX 血药浓度 < 1μmol/L，再以 CF15mg im 每天 8 次直至 MTX 血药浓度 < 0.05μmol/L。研究报道亚叶酸钙累积剂量可达 0.24 ~ 8g/d。②避免使用影响甲氨蝶呤清除的药物，将奥美拉唑调整为雷尼替丁。③采用肾脏代替治疗（RRT）。2012 年的 KDIGO 指南推荐，在综合考虑临床指标，包括可通过肾脏替代治疗改善的临床症状和实验室检查的情况下，可以开始 RRT 治疗（未分级）。该患者 6 月 18 日透析前双下肢水肿继续加重，血肌酐依然维持在 342μmol/L，较前无明显改变，当日 MTX 血药浓度是 0.45μmol/L，仍属于排泄延迟，综合以上两点患者具备透析指征。基于 MTX 的分子量为 454.4，水溶性差，血浆蛋白结合率约 50%，单纯的血液透析及血浆置换清除效果欠佳，因而选择比较有效的高通量透析方式。④加强药学监护，患者治疗期间，密切关注甲氨蝶呤血药浓度变化及临床症状转归情况。通过以上处置，患者 MTX 在第 2 次透析后即基本接近正常范围，血肌酐也明显降低，后续治疗约 2 周后顺利出院。此外，在本例患者的治疗过程中，临床药师再次与医师沟通，强化 MTX 血药浓度监测的意识。大剂量 MTX 用药治疗窗窄，关于 MTX 代谢及清除机制还不够完全明确，尽管在化疗过程中规避一切不良因素，但延迟排泄仍时有发生。MTX 24 小时的血药浓度可预测在体内早期清除，48 小时及 72 小时的血药浓度则反映体内的后期排泄情况，反复的治疗药物浓度监测有助于个体化方案的制订，解救方案的调整，降低用药风险。

【总结】

本文通过临床药师参与救治 1 例大剂量甲氨蝶呤延迟排泄致急性肾损伤的患者，探讨临床药师参与药物治疗的药学服务模式与思路。临床药师通过急性肾损伤相关药物的评价，探讨甲氨蝶呤延迟排泄的原因，提出个体化药学服务建议，协助医师制订有效的救治方案和监护计划。在药师的参与下，患者救治成功，顺利出院。结果表明对于大剂量甲氨蝶呤延迟排泄致急性肾损伤的患者，应密切监测药物浓度、剔除影响药物清除的不良因素并有效调整治疗方案；临床药师参与临床实践可以发挥积极作用。

（宋　霞　果茵茵　赵　慧）

四、1 例华法林抵抗患者原因分析及药学监护

根据《深静脉血栓形成的诊断和治疗指南》，维生素 K 拮抗剂是深静脉血栓患者长期抗凝治疗的主要口服药物，INR 的目标范围：2.0 ～ 3.0。华法林治疗窗窄，用药剂量个体差异高达 20 倍，需监测 INR 评估疗效。少数患者需服用极高剂量华法林才能达到、甚至都无法达到目标 INR 范围，这种现象称为华法林抵抗（warfarin resistance）。本研究结合 1 例华法林抵抗的临床病例探讨分析抵抗原因与处理思路。

【病例概况】

患者，男，46 岁，因“左下肢胀痛 1 周”于 2013 年 7 月 27 日入院。体重 78kg，身高：171cm。入院诊断：左下肢深静脉血栓形成。查体：体温 36.8℃，脉搏 78 次 / 分，呼吸 19 次 / 分，血压 170/100mmHg，左下肢明显肿胀，左小腿皮温增高，胫前区见小片色素沉着，不伴触痛。左下肢较右下肢增粗，左大腿 48cm，右大腿 46cm，左小腿 40cm，右小腿 37cm，左小腿 Neuhof 征（+），Homans 征（+）。辅助检查：基因检测结果为 *CYP2C9* 等位基因 *1/*1（430CC，1075AA）型，*VKORC1* 等位基因 *-1639 GA* 型。根据国际华法林药物基因组学联合会推荐的华法林周剂量计算公式，推荐华法林起始剂量 5 ～ 7mg，维持剂量 5.26mg。患者入院后行“下腔静脉滤器植入术”，术后溶栓治疗 6 天。停溶栓治疗后加用华法林抗凝治疗，病情好转后于 2013 年 8 月 12 日出院。

【治疗过程及药学监护】

该患者华法林起始剂量 3mg，服药 4 天后药师结合华法林基因检测结果加量至 4.5mg，服用 2 天后出院，药师给予患者出院教育，嘱患者定期复查 PT/INR，注意观察有无出血症状，并告知联系电话。患者出院后 INR 值及华法林剂量见表 6-4，根据药师建议，患者逐渐加量至 6.75mg，INR 达目标范围，但患者诉出现皮肤刮破后出血难止，华法林减量至 6mg，结果 INR 骤降，药师建议患者 6.75mg/6mg 交替服用，半个月后复查 INR 达到目标范围。

表 6-4　患者住院期间及出院后 INR 及华法林剂量

日期	PT/INR	华法林剂量（mg）
8 月 6 日	—	3
8 月 9 日	11.1 秒 /0.97	3
8 月 10 日	—	4.5
8 月 14 日	13.3 秒 /1.02	6
8 月 19 日	17.2 秒 /1.43	6.75
8 月 28 日	32.8 秒 /2.64	6
9 月 11 日	18.9 秒 /1.47	6.75/6
9 月 25 日	24.1 秒 /2.02	6.75/6
10 月 18 日	22.5 秒 /1.94	6.75/6

【讨论与分析】

1. 华法林抵抗原因分析　谭胜蓝等将中国患者用药剂量 > 6.0mg/d 定义为华法林抵抗。该患者华法林经多次加量至 6.75mg 后 INR 才达标，维持剂量需要 6.75mg/6mg，存在华法林抵抗现象。

根据抵抗获得原因，华法林抵抗可分为遗传性抵抗和获得性抵抗2类。由于后天非遗传因素如依从性差、摄入维生素K增加、疾病或合并用药(如抗酸药及轻泻药)可导致华法林吸收减少等导致的华法林抵抗称为获得性抵抗。该患者入院后饮食均衡、无伴发疾病、依从性好，基本排除获得性抵抗。因遗传变异导致华法林代谢增加或者抗凝作用降低的华法林抵抗称为遗传性抵抗。主要为*VKORC1*变异，埃塞俄比亚人和德系犹太人较多见，其机制需进一步阐明，中国人群中尚未发现该突变。

*VKORC1*和*CYP2C9*基因多态性的影响：2007年8月，美国FDA批准华法林根据*VKORC1*和*CYP2C9*基因型调整剂量，结合临床和遗传因素的临床药理公式可以解释53%～54%华法林的变异性。*CYP2C9 *1*是主要的基因型，80%高加索人和95%中国人为*CYP2C9 *1*型，携带*CYP2C9 *2*，*CYP2C9*3*基因型患者需要的华法林剂量较低，中国人无*CYP2C9 *2*基因型，4%中国人携带*CYP2C9*3*。*VKORC1-1639G＞A*基因变异频率具有种族差异，在中国人群中，AA纯合子基因型占绝大多数(69.0%～82.1%)，GG型1%，而高加索人AA纯合子基因型频率却很低(约14%)。Yang等报道携带*-1639GG*、*-1639GA*基因型患者需要的华法林剂量分别高于*-1639AA*基因型剂量的102%和52%。Yoshizawa等研究发现，日本人群的华法林剂量差异主要是由于*VKORC1 -1639 G＞A*、体重指数、年龄、血清白蛋白4个因素，可解释33.2%华法林反应性，而*CYP2C9*无明显影响；对于*CYP2C9 *1/*1*，*VKORC1 -1639 GA*患者，华法林平均维持剂量为4.0mg，*CYP2C9 *1/*1*，*VKORC1 1639 AA*型为2.5mg，具有显著差异。

有报道关于*VKORC1*和*CYP2C9*基因型对于华法林起始和维持剂量的影响，研究显示，在起始阶段，*VKORC1*影响大于*CYP2C9*。在起始阶段*VKORC1*与INR达标所需时间密切相关，单体型A/A的患者首次进入治疗窗的时间要明显早于单体型A/Non.A的患者。而*CYP2C9*是INR升高＞4和出血并发症的有效的预测指标。该患者*CYP2C9 *1/*1*，*VKORC1 -1639 GA*型，*VKORC1 -1639 GA*可从一定程度上解释其达标时间较长，华法林维持剂量较高。其机制是*-1639G＞A*改变了能够影响启动子转录活性的E-Box（CANNTG）共有序列，*G*基因的*VKORC1*启动子活性比*A*基因的启动子活性高44%。*GG*基因型的个体*VKORC1*启动子活性增高，引起*VKORC1*mRNA表达增加，*VKORC1*蛋白质生成也相应增多。VKOR活性增高，还原性维生素K生成和凝血因子生成也增加，因此需要较高剂量的华法林才能达到抗凝效果。

虽然*VKORC1*和*CYP2C9*基因多态性可解释较多的华法林变异性，但至少26%的变异未解释，其他的基因型如*CYP4F2*、*EPHX1*、*GGCX*、*ApoE*和*CYP2C9 C-65*对于华法林变异的影响已有报道，但南京大学医学院附属鼓楼医院未开展相关基因检测，因此对于该患者不能排除这些基因多态性的影响。

2. *华法林抵抗患者的处理* 药师应根据华法林抵抗原因，采取干预措施。对于该患者，药师采取在密切监测患者INR值和临床表现下逐渐增加华法林剂量直至达到目标INR值范围。对于外科患者，住院周期短，往往INR值未达标便考虑出院，因此对患者的出院教育及随访至关重要。住院期间药师根据患者基因型及INR

及时调整抗凝方案，出院后定期随访，患者依从性好，定期复查 PT/INR，并按药师指导调整华法林剂量，但仍在出院 2 周后 INR 才达到目标范围，剂量增加略显保守。药师建议对于疑似华法林抵抗患者（携带 *VKORC1-1639 G ＞ A* 型），应在住院期间低分子肝素桥接至华法林达标。

【总结】

本文为临床药师发现华法林抵抗患者并参与其药学监护提供了参考。临床药师基于基因检测结果为 1 例华法林抵抗患者制订抗凝方案，并对产生抵抗原因进行分析，详细描述临床药师如何实施药学监护的全过程。该患者出院后 INR 值达到目标范围，及时避免了出血事件的发生。结果表明对于华法林抵抗患者，临床药师尤其要注意及时发现，保持对患者的长期随访及药学监护。

（李波霞　徐　航　魏玉辉　武新安）

参考文献

边佳明，陈艳，安广文，等，2018. 中国 187 家医院治疗药物监测和个体化给药基因检测调查 [J]. 药学服务与研究，18(3): 168-172.

郭未艳，何忠芳，武新安，等，2017. 服用中药粉末致治疗失败的癫痫患儿药学监护 1 例 [J]. 儿科药学杂志，23(4): 42-44.

李波霞，徐航，魏玉辉，等，2014. 1 例华法林抵抗患者原因分析及药学监护 [J]. 中国现代应用药学，31(10): 1282-1283, 1296.

李静，郑伶利，陈静，等，2018. 基因突变检测在个体化用药中的研究进展 [J]. 现代药物与临床，33(4): 1002-1008.

宋霞，果茵茵，赵慧，2017. 1 例大剂量甲氨蝶呤延迟排泄致急性肾损伤患者救治的药学服务实践 [J]. 临床药物治疗杂志，15(12): 61-64.

中国药理学会治疗药物监测研究专业委员会，2019. 治疗药物监测工作规范专家共识(2019 版) [J]. 中国医院用药评价与分析，19(8): 897-898, 902.

中国药理学会治疗药物监测研究专业委员会，中国药学会医院药学专业委员会，中国药学会循证药学专业委员会，等，2020. 治疗药物监测结果解读专家共识 [J]. 中国医院药学杂志，40(23): 2389-2395.

Rao Z, He Z F, Zheng M H, et al, 2023. Fusidic acid and its major active metabolite penetration into cerebrospinal fluid for assessing treatment of intracranial infections. Chemotherapy[J]. 68(1): 48-54 .

第7章 临床用药决策系统的开发与典型案例分析

第一节 概 述

计算机决策支持系统（CDSS）是一种人机交互信息系统，基本原理为构建各种疾病的知识库，将各种病情的诊断标准、阈值判断、治疗处方、专家经验等输入计算机，借助计算机超强和精准的信息存储、提取功能及快速的计算能力，通过人工智能技术和计算机逻辑推理运算来模拟医师的诊断治疗思维，帮助医师做出快速诊断和治疗决策。

临床用药决策支持系统在合理用药方面的主要应用是协助医师、药师避免处方差错，制订最优药物治疗方案。临床用药决策支持系统一般分为处方审核系统、临床药物知识库系统及临床用药辅助管理系统。

（1）处方审核系统：是将用药合理性实时审核功能嵌入到医师工作站与药师工作站中，根据相关法规、技术规范，对处方的规范性及药物临床应用的适宜性（用药适应证、药物选择、给药途径、用法用量、药物相互作用、配伍禁忌等）进行评价，发现存在或潜在的问题，制订并实施干预和改进措施，促进临床药物合理应用的过程。通过处方审核系统，制订用药规则，进行精细化管理，可以显著降低处方不合理率，从源头上对不合理处方进行有效干预，保障患者的用药安全。

（2）临床药物知识库系统：是集成药品说明书、权威书籍、指南、共识、系统评价和Meta分析等大量证据信息，以及临床使用率较高的Micromedex、Up to Date，Lexicomp等循证医学数据库，进行信息的筛选、分类、整合和评价，为医务人员快速地提供药学信息服务。此部分是CDSS的核心，也是进行临床决策时的规则。

（3）临床用药辅助管理系统：如患者存在应激性胃黏膜病变的高危因素，可以考虑应用PPI或H_2受体拮抗剂预防，当患者病情稳定可耐受肠内营养或已经进食，可逐渐停药。这些用药规则可以通过CDSS进行逻辑分析和评判，做出可以用药的指征判断及停药时机判断。同时可以基于药物使用的管理规定、既往用药数据，以信息化技术促使医师处方行为正确，实现规范管理。

研究显示，药师在抗菌药物和质子泵抑制剂合理使用管理上，通过开发临床用药决策支持系统，有效地控制了住院患者抗菌药物使用率和使用强度，在一定程度上促进抗菌药物临床合理应用；对质子泵抑制剂的管理从根本上减少了不合理用药，保障患者的用药安全。笔者也进行了高危药品计算机辅助医嘱系统的设计，基于医院信息系统，采用 Oracle 数据库管理高危药品剂量和给药途径信息，嵌入医师工作站，开发了高危药品单次最大剂量和给药途径的计算机辅助医嘱系统，减少了用药差错的发生。

（何忠芳）

第二节　典型案例分析

一、高危药品单次最大剂量确定及其警示系统开发

患者用药安全已成为一个急需解决的全球性热点问题。美国估计每年有 150 万人受到给药错误的伤害，死于给药错误的患者人数为 44 000 ～ 98 000 人。调查分析显示，在给药错误导致的死亡中，有 70% 可以预防，6%有可能预防，不可预防的仅占 24%。目前，国内的医疗机构对药物安全使用都非常重视，但对高危药品缺乏明确的界定，缺少规范化的用药安全管理制度和计算机辅助医嘱系统的应用等。为此，本文就高危药品的概念、管理、最大剂量及其计算机警示系统的开发应用等内容进行探讨。

1. 高危药品的概念、品种范围及管理　1995 ～ 1996 年，美国医疗安全协会（ISMP）对最可能给患者带来伤害的药物进行了一项调查，结果表明大多数致死或严重伤害的药品差错是由少数特定药物引起的，故将这些使用不当会对患者造成严重伤害或死亡的药物称为“高危药品”，并首次正式提出高危药品（high-alert medications）的概念。高危药品的特点是出现的差错可能不常见，而一旦发生则后果非常严重。2000 年，ISMP 最初确定了 5 类高危药品，后来又多次进行了更新。2008 年，通过对 770 名相关从业人员的调查分析、综合打分，ISMP 公布了最新的高危药品目录，包括 19 类高危药品及 13 种特殊高危药品。

目前，国际上很多国家和地区的医疗机构都建立了高危药品管理制度，每所医院都有符合本医院实际的高危药品目录清单。在国内，北京协和医院李大魁教授率先提出高危药品的概念，中国医院协会（CHA）从 2007 年开始制订中国患者安全目标，2007 ～ 2010 年 CHA 连续四年的患者安全目标中均包含误用风险药品（高危药品）的管理制度和规范的内容。也有学者提出要加强高危药品的管理，各医院可参考 ISMP 公布的目录，结合自身医院的药品差错回顾性分析，制订本院的高危药品目录。但整体而言，尚缺乏相应的管理制度和操作规范。基于高危药品的特殊性，加强其管理是医务人员面临的一个重大课题。

2. 我院高危药品目录、单次最大剂量的确定　参考 ISMP 高危药品目录从医院信息系统（HIS）的药品字典库中逐一筛选，最终确定兰州大学第一医院高危药品目录（表 7-1）。依据每种药品的说明书、《中国国家处方集（第 1 版）》《新编药物学（第 17 版）》《实用内科学（第 13 版）》等确定高危药品的单次最大剂量，确定方式以成人常用量为准，但也不尽相同。若一种药品有多种适应证，以主要的适应证为准；

表 7-1 我院高危药品目录及单次最大剂量

类别	名称	规格	单次最大剂量	类别	名称	规格	单次最大剂量
静脉用和口服化疗药	5- 氟尿嘧啶注射液	0.25g：10ml	1.2g*	静脉用和口服化疗药	氟他胺片	0.25g	0.25g*
	阿那曲唑薄膜衣片	1mg	1mg*		复方氟尿嘧啶口服溶液	10ml	10ml*
	阿柔比星注射剂	20mg	40mg*		复方苦参注射液	5ml	12ml*
	阿糖胞苷冻干粉	100/300/500mg	4800mg*		高三尖杉酯碱注射液	1mg：1ml	4mg*
	艾迪注射液	10ml	100ml*		枸橼酸他莫昔芬片	10mg	40mg*
	奥沙利铂注射剂	50/100mg	208mg*		枸橼酸托瑞米芬片	40mg	60mg*
	斑蝥素钠维生素 B_6 注射液	0.1mg：2.5mg/10ml	50ml*		环磷酰胺冻干粉	0.2g	1.6g*
	比卡鲁安片	50mg	50mg*		吉西他滨注射剂	0.2/1g	2g*
	吡柔比星冻干粉	10mg	64mg*		甲氨蝶呤注射剂	5mg	32mg*
	表柔比星（法玛新）	10mg	216mg*		卡铂注射液	100mg：10ml	640mg*
	表柔比星注射剂	10mg	144mg*#		卡莫氟片	50mg	200mg*
	博来霉素注射剂	15mg	30mg*		依西美坦片	25mg	25mg*
	长春地辛冻干粉	1mg	4.8mg*		异环磷酰胺注射剂	0.5g	4g*
	长春瑞滨粉针	10/15mg	48mg*		紫杉醇注射液	30/100mg	280mg*
	长春新碱冻干粉	1mg	2mg*		紫杉醇脂质体	30mg	280mg*
	达卡巴嗪冻干粉	0.2g	2.32g*		唑来磷酸注射剂	4mg	4mg*
	多柔比星注射剂	10mg	120mg*	静脉用肾上腺素受体激动剂	去甲肾上腺素注射液	2mg	2mg*
	多西他赛注射液	20mg：0.5ml	120mg*		去氧肾上腺素注射液	10mg：1ml	10mg*
	厄洛替尼片	150mg	150mg*		肾上腺素注射液	1ml：1mg	1mg*
	氟尿嘧啶植入剂	100mg	800mg*		异丙肾上腺素注射液	1mg	1mg*
	氟尿嘧啶脱氧核苷	250mg	900mg*				

续表

类别	名称	规格	单次最大剂量
静脉用肾上腺素受体拮抗剂	美托洛尔注射液	5ml：5mg	5mg*
吸入或静脉全身麻醉药	氯胺酮注射液	0.1g：2ml	0.12g*
静脉用抗心律失常药	胺碘酮注射液	0.15g：3ml	0.3g*
	利多卡因注射液	0.1g：5ml	0.1g*
	普罗帕酮注射液	35/70mg	70mg*
抗血栓药物	华法林钠片	2.5mg	5mg*
硬膜外或鞘内注射药	地塞米松磷酸钠注射液	2/5mg	5mg*
	氯普鲁卡因冻干粉	0.2/0.5g	0.8g*
	罗哌卡因注射液	75mg：10ml	187.5mg*
口服降血糖药	阿卡波糖片	50mg	100mg*
	吡格列酮片	15mg	45mg*
	二甲双胍肠溶片	0.25g	0.6g*
	二甲双胍片（格华止）	0.5g	0.85g*
	格列吡嗪分散片	5mg	10mg*
	格列喹酮片	30mg	60mg*
	格列美脲片	2mg	6mg*
	罗格列酮片	4mg	8mg*
	瑞格列奈片	1mg	4mg*
	糖脉康颗粒	5g	5g*
	玉兰降糖胶囊	0.3g	1.5g*

类别	名称	规格	单次最大剂量
静脉用改变心肌力药	毒毛花苷 K 注射液	0.25mg	0.25mg*
	去乙酰毛花苷注射液	0.4mg	0.6mg*
静脉用中度镇静药物	依托咪酯脂肪乳注射液	10ml：20mg	18mg*
	卡培他滨片	0.5g	2g*
	康莱特注射液	100ml：10g	200ml*
	苦参素冻干粉	0.6g	0.6g*
	苦参素葡萄糖注射液	100ml：0.6g	100ml*
	苦参素软胶囊	0.1g	0.3g*
	来曲唑片	2.5mg	2.5mg*
	利妥昔单抗注射液	100/500mg	600mg*
	磷酸氟达拉滨注射剂	50mg	40mg*
	硫唑嘌呤片	50mg	240mg*
	门冬酰胺酶	5000IU	24 000U#
	米托蒽醌注射剂	5mg	22.4mg*
	奈达铂注射剂	10mg	160mg*
	培美曲塞二钠注射剂	200mg	800mg*
	平消胶囊	0.23g	1.84g*
	平阳霉素注射剂	8mg	8mg*
	羟基脲片	500mg	4800mg*
	羟喜树碱注射剂	10mg	12.8mg*
	曲妥珠单抗注射剂	440mg	240mg*
	去甲斑蝥酸钠注射剂	10mg	30mg*
	柔红霉素注射剂	20mg	120mg*

续表

类别	名称	规格	单次最大剂量
静脉用中度镇静药物	沙利度胺片	50mg	50mg*
	顺铂冻干粉	10/30mg	192mg*
	丝裂霉素冻干粉	2mg	30mg*
	索拉非尼片	0.2g	0.4g*
	替加氟片	50mg	400mg*
	替加氟注射液	0.2g：5ml	1.2g*
	替尼泊苷注射液	50mg：5ml	96mg*
	鸦胆子油口服乳液	20ml	20ml*
	鸦胆子油注射液	10ml	30ml*
	亚叶酸钙冻干粉	3/100/200/300mg	320mg*
	伊班膦酸钠注射液	1mg：1ml	4mg*
	伊达比星注射剂	10mg	19.2mg*
	伊立替康注射剂	40mg/0.1g	560mg*
	依托泊苷注射液	5ml：0.1g	0.16g*
	地西泮注射液	10mg	30mg*
神经肌肉阻断药	阿曲库铵冻干粉	25mg	36mg*
	顺苯磺阿曲库铵注射剂	5mg	9mg*
	维库溴铵注射剂	4mg	6mg*
	氯化琥珀胆碱注射液	0.1g：2ml	0.3g*

类别	名称	规格	单次最大剂量
静脉用造影剂	76% 复方泛影葡胺注射液	20ml	100ml*
	荧光素钠注射液	0.6g：3ml	0.5g*
肠外营养	丙氨酰谷氨酰胺注射液	10g/20g	24g*
	复方氨基酸注射液	250ml：5%	500ml*
	复方氨基酸注射液	250ml：8.5%	1000ml/d*
	六合氨基酸注射液	250ml：21.1g	250ml*
	脂肪乳氨基酸 17 葡萄糖 11% 注射液	1440ml	2400ml*
	中 / 长链脂肪乳注射液	20%：100/250ml	600ml*
	20% 脂肪乳注射液	20%：250ml	900ml*
特殊高危药品	甲氨蝶呤片	2.5mg	25mg△○
	甘精胰岛素注射剂	300U：3ml	40U*
	硫酸镁注射液	2.5g：10ml	4.0g*
	缩宫素冻干粉	10U	10U#
	盐酸异丙嗪注射液	50mg	100mg*
	高渗氯化钠羟乙基淀粉 40 注射液	250ml：10.5g	750ml*
	10% 氯化钾注射液	10ml	15ml*

注：*. 药品说明书。

#.《新编药物学（第 17 版）》。

△.《中国国家处方集（第 1 版）》。

○.《实用内科学（第 13 版）》。

若一种药品有多种给药途径，以主要的给药途径为准。据文献报道，药物不良反应（ADR）报告的给药途径以静脉给药为主，分别占 79.77% 和 79.24%，故注射剂有多种给药途径时以静脉给药为准。化疗药因治疗方案的不同而剂量不同，以最常用的治疗方案或指南推荐的治疗方案为准，且其体表面积以身高 160cm、体重 60kg 计算。10% 氯化钾注射液以 15ml 为限，因常用的输液容量为 500ml（＜ 0.3%）。另外，还有一小部分高危药品的剂量未进入警示系统，如胰岛素制剂、吗啡类麻醉药品、丙泊酚、多巴胺、多巴酚丁胺、间羟胺重酒石酸盐、低分子肝素钙、50% 葡萄糖注射液、咪达唑仑注射剂、米力农注射剂、硝普钠、硬膜外和鞘内注射的品种等，剂量因其个体化治疗的需要，不便确定。表 7-1 列出了兰州大学第一医院高危药品目录及单次最大剂量，可供医师、药师和护理人员参考和查阅，指导临床用药。

3. 高危药品单次最大剂量警示系统的开发　医院高危药品管理除了制订相应的制度、监管措施外，进一步的管理还应贯穿于医师开具处方、电脑录入，药师调剂、交付药物，护理人员或患者给药等整个医疗过程。Meta 分析显示药品差错可发生在各个环节，如药物采购、开具处方、调剂、使用和监测等，而处方开具差错和给药差错约占药品差错的 75%。随着社会的信息化和国内医疗机构 HIS 的上线，利用电子医嘱的信息平台，开发计算机辅助医嘱系统——高危药物单次最大剂量警示系统，从处方的开具环节上创造一个安全的用药环境，成为一种必需。

笔者所在的医院为集医疗、教学、科研为一体的综合性三级甲等医院，HIS 包括门诊、住院系统全面上线，且已稳定运行多年。利用电子病历和电子处方的信息平台，采用 Oracle 数据库管理剂量信息（表 7-1 中的剂量限制），嵌入医师工作站，成功开发了高危药品单次最大剂量警示系统。当医师开具医嘱进入剂量选项时，系统会对高危药品剂量进行比对，若超过最大剂量限制，电脑出现警示画面，请医师修改处方或再确认，在高危药品剂量方面设置了安全屏障，且此系统为非强制性，易于操作。如吉西他滨注射剂所处方的剂量为 2.1g 时，系统会出现警示界面：此剂量已超过最大剂量，建议修改或再确认。

4. 讨论　药物治疗是最普遍、最便捷的医疗行为，给药是一项非独立的治疗性的综合工程。大多数研究表明计算机辅助医嘱系统-临床决策支持系统（CPOE-CDSS）能够显著降低药品差错发生率、改善处方行为、降低可预防的或严重的药物不良事件、降低不合理的给药剂量及不正确的给药频率等。就目前国内药物安全事件频频发生的现状，电子医嘱逐渐普及的医院环境下，利用计算机系统实现高危药物警示功能还可从给药途径、溶剂选择、日最大剂量、给药频率等环节进行警示，进一步从禁忌证、药物不良反应等环节和妊娠期、哺乳期、儿童、老年人、肝肾功能不全患者等特殊生理、病理状态下进行实时提醒，从计算机系统上设置安全屏障，避免或减少处方开具差错。从而有效降低由于药物使用不当带来的严重医疗后果，有利于提升医院药物治疗的安全性，降低医疗风险。

【总结】

本文参考美国医疗安全协会高危药品目录制订我院高危药品目录，依据药品说明书、《中国国家处方集（第 1 版）》《新编药物学（第 17 版）》《实用内科学（第 13 版）》等研究确定每种药品的单次最大剂量，基于医院信息系统探索高危药品有效的风险防范措施，以保证患者的用药安全。采用 Oracle 数据库管理剂量信息，嵌入医生师工作站，开发了高危药品单次最大剂量警示系统，以减少用药差错的发生。

（何忠芳　陈志雄　光　奇
王燕萍　张国荣　武新安）

二、高危药品计算机辅助医嘱系统的设计和开发

高危药品是指使用不当会对患者造成严重伤害或死亡的药物，其特点是出现的差错可能不常见，而一旦发生则后果非常严重。2008 年，ISMP 公布了最新的高危药品目录，包括 19 类高危药品及 13 种特殊高危药品。在国内，CHA 2007 ～ 2010 年连续 4 年的患者安全目标中均包含误用风险药品（高危药品）的管理制度和规范的内容，同时也有学者提出要加强高危药品的管理。随着社会的信息化和国内医疗机构医院信息系统（HIS）的应用，将药学、计算机软件等多学科知识融合，利用电子医嘱的信息平台，开发计算机辅助医嘱系统，从处方的开具环节上创造一个安全的用药环境成为一种必需。

计算机辅助医嘱系统（Computerized Physician Order Entry，CPOE）是基于计算机系统的自动化给药医嘱处理系统，采用资源共享的多种形式确保医嘱标准化、清晰化和完整化。Hollister 等研究报道了 CPOE 在美国社区医院的实施效果：减少了药品差错率，缩短了医嘱在药房的审核时间，提高了对医师的信任度。Kaushal 等对符合纳入标准的 CPOE 的 5 个研究进行了 Meta 分析，结果表明，CPOE 显著降低了严重的药品差错，改善了处方行为，提高了肾毒性药物在使用剂量和频次方面的合理性。

1. *设计思路*　Meta 分析显示，药品差错可发生在各个环节，如药物采购、处方开具、调剂、使用和监测等，而处方开具差错和给药差错约占药品差错的 75%。Bates 等对 1817 例成年住院患者的回顾性分析显示，通过 CPOE 的干预，药品剂量的差错减少了 81%（$P < 0.001$），未拦截的严重药品差错降低了 86%（$P < 0.001$），其中药品差错主要包括剂量错误、途径错误、频次错误、给药错误和变态反应等。国内的管理软件主要是针对高危药品医嘱审核的系统管理，但对医嘱开具是事后管理。鉴于药品差错以剂量错误和途径错误为主，笔者基于 HIS、采用 PowerBuilder 编程语言和 Oracle（10g）数据库，开发可维护和升级的计算机辅助医嘱系统。这样建立高危药品管理的信息支撑体系，对医嘱开具进行实时干预，从根源上减少药品差错的发生。

2. *高危药品单次最大剂量和给药途径的确定*　参考 ISMP 高危药品目录，依据国家药品监督管理局核准或最新修改的药品说明书、《中国国家处方集（第 1 版）》《中国药典 - 临床用药须知（化学药和生物制品卷）》2010 版、《新编药物学（第 17 版）》、《实用内科学（第 13 版）》等确定高危药品的单次最大剂量和给药途径。

3. *计算机辅助医嘱系统的开发*

（1）维护模块：首先在药品字典库中设置高危药品标识、单次最大剂量和给药途径选项，然后逐一录入品种标识、最大剂量和给药途径信息，见图 7-1 和图 7-2。

（2）业务处理：用 Oracle 数据库管理单次最大剂量和给药途径信息，嵌入医师工作站，实现了医师在开具医嘱时单次最大剂量和给药途径的实时警示功能。当医

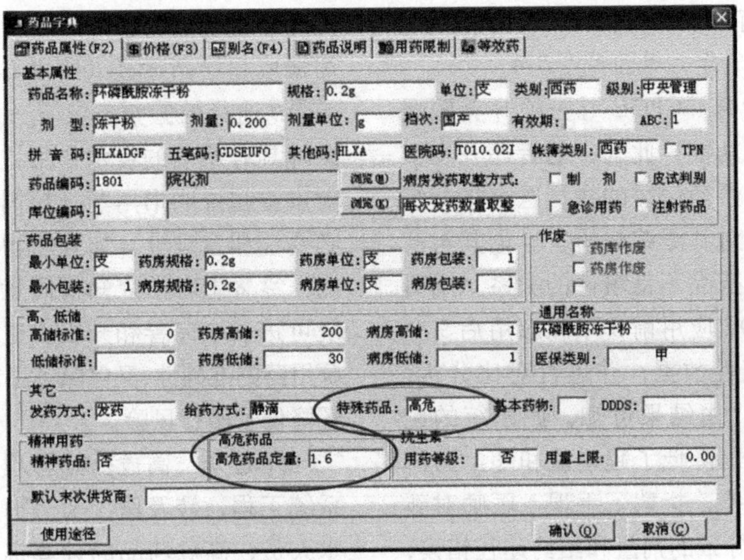

图 7-1　高危药品标识和最大剂量维护界面

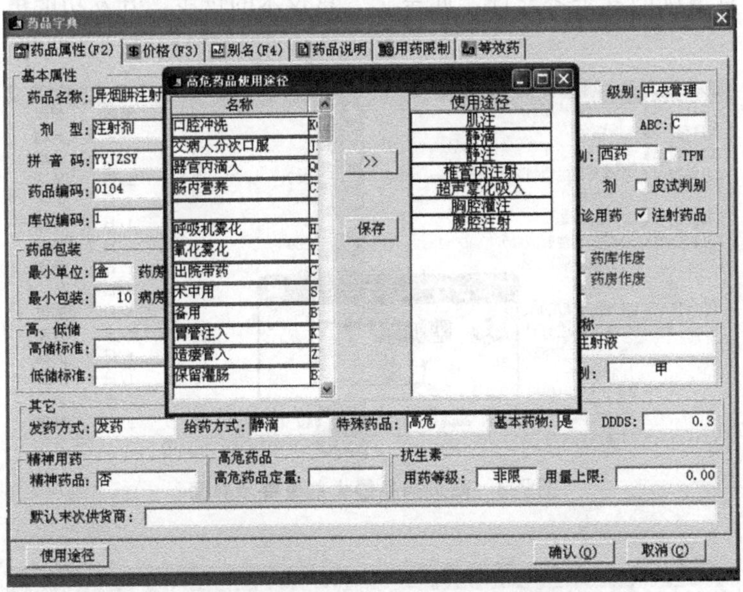

图 7-2　高危药品使用途径维护界面

师开具医嘱进入剂量选项时，系统会对高危药品剂量进行比对，若超过最大剂量限制，系统会出现警示窗口，请医师再次确认。开具医嘱进入给药途径选项时，系统会对高危药品给药途径进行判断，若为限制给药途径，系统会出现警示界面，请医师再次确认。如环磷酰胺注射剂所处方的剂量为 2.0g 时，系统会出现警示界面：该高危药品单次最大剂量为 1.6g，请确定，界面见图 7-3。当吡柔比星的给药途径为膀胱内注射时，系统允许，不会出现警示界面。而当甲氨蝶呤注射液的给药途径为膀胱内注射时，系统经过判断，会出现警示界面：该药品不建议使用此途径，推荐使用肌内注射、静脉滴注、静脉注射、动脉注射、鞘内注射，请确定，界面见图 7-4。

4. *应用效果* CPOE 对医师开具医嘱具有实时警示功能。此外，笔者还开发了对超剂量和超给药途径的执行医嘱进行统计的功能，可对其跟踪分析，讨论其与药物不良反应或药品不良事件的关系。本研究统计了 CPOE 应用前 3 年和应用后 9 个月的部分代表性数据，并进行对比分析，结果见表 7-2。由结果可知，此系统的应用在一定程度上降低了超剂量和超给药途径的医嘱发生率，拦截了手误、医师对新药的不熟悉等导致的剂量和给药途径错误，体现了本系统的警示功能和拦截效果。但鉴于临床和患者情况的复杂多变性，此系统为非强制性，在特殊情况下允许医嘱超剂量或超给药途径（所以 CPOE 应用后超剂量 / 途径的医嘱条数不一定为 0），但对医师具有明确的警示作用，如提醒医师重新审查超说明书用药（超剂量或途径）的必要性和合理性、加强药物不良反应的监测、签署患者治疗知情同意书等，且该系统可进一步完善和升级。这样既提高了医师用药的准确性，又保障了患者的用药安全，还降低了医疗风险。

5. *讨论* 高危药品管理是一个巨大的系统工程，涉及医、药、护及其他卫生技术人员，高危药品的计算机管理是其重要组成部分。随着药物治疗理论的发展及信息技术的进步，开发功能更完善的 CPOE，

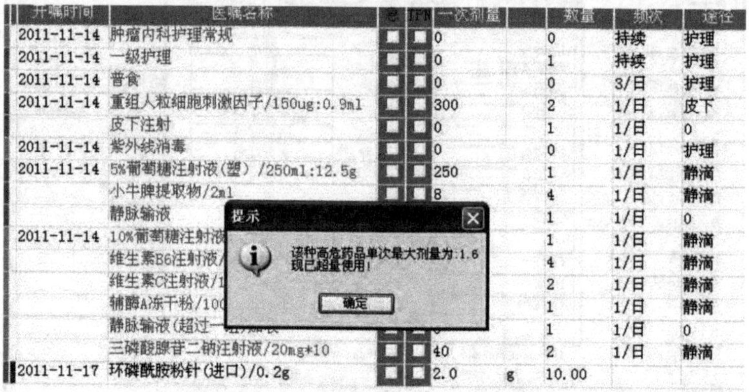

图 7-3 高危药品最大剂量警示界面

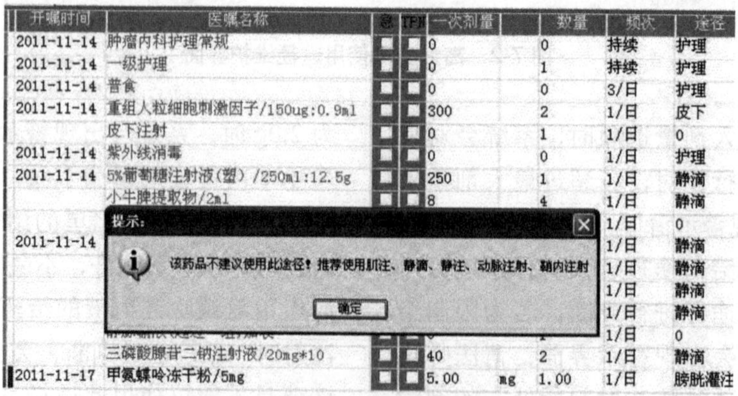

图 7-4 高危药品给药途径警示界面

表 7-2　CPOE 应用前后超剂量和超给药途径医嘱的对比分析

药名	CPOE 应用前 3 年（2008 年 9 月至 2011 年 8 月）			CPOE 应用后 9 个月（2011 年 9 月至 2012 年 5 月）		
	执行医嘱条数	超剂量 / 途径条数	百分率（%）	执行医嘱条数	超剂量 / 途径条数	百分率（%）
替加氟注射液	3933	17	0.43	651	0	0.00
环磷酰胺注射液	3291	15	0.46	1014	1	0.10
奥沙利铂注射液	2261	32	1.42	952	5	0.53
紫杉醇注射液	1980	30	1.52	676	5	0.74
甲氨蝶呤注射液	5795	47*	0.81	1130	5	0.44
吉西他滨注射液	1872	52*	2.78	555	8	1.44

注：*. 表示超途径用药，其他为超剂量用药。

其可提供有关药物相互作用检查、药物 - 实验室数据检查、药物过敏检查等提醒，以及提供一些关于医嘱的提醒（如给予胰岛素后，提醒医师进行葡萄糖检查）或药物治疗指南等。其中，相互作用检查如 2 种药物为同一种药物代谢酶的底物、同一种药物转运体或 P 糖蛋白的底物时，进行实时警示，以便于医师选择更优化的药物治疗方案；药物 - 实验室数据检查可从特殊病理状态下进行实时提醒，如对肾功能不全的患者进行肌酐值的判断，进一步计算肌酐清除率，从而计算药物的合理剂量和给药频次等。总之，从计算机系统上设置安全屏障，避免或减少处方开具差错，有利于提升医院药物治疗的安全性，降低医疗风险。

【总结】

本文探索了高危药品的信息化管理模式，以保证患者的用药安全。通过参考美国医疗安全协会公布的高危药品目录，依据说明书等确定高危药品的单次最大剂量和给药途径。基于医院信息系统，采用 Oracle 数据库管理剂量和给药途径信息，嵌入医师工作站。开发了高危药品单次最大剂量和给药途径的计算机辅助医嘱系统，减少了用药差错的发生。

（何忠芳　陈志雄　光　奇　武新安）

参考文献

干铁儿，占伟江，蒋旭宏，等，2019. 信息化临床决策支持系统对住院患者抗菌药物合理使用的影响 [J]. 中华医院感染学杂志，29(13): 2041-2047.

何忠芳，陈志雄，光奇，等，2011. 高危药品单次最大剂量确定及其警示系统开发 [J]. 中国医院药学杂志，31(20): 1733-1735.

何忠芳，陈志雄，光奇，等，2012. 高危药品计算机辅助医嘱系统的设计和开发 [J]. 中国现代应用药学，29(11): 1058-1060.

李慧博，翟所迪，2021. 质子泵抑制剂合理用药中临床支持决策系统的作用 [J]. 临床药物治疗杂志，19(4): 67-71.